SCHLANK WERDEN, FIT BLEIBEN!

MARK HUGHES

SCHLANK WERDEN, FIT BLEIBEN!

DAS HERBALIFE ERNÄHRUNGSPROGRAMM

Projektleitung und Redaktion: Lisa van de Fen, Dipl. oec. troph.
Buchgestaltung: Umberto d'Orsini

Printed in Germany

ISBN 3-576-10385-6

INHALT

7 *Editorial*

10 *Schlank werden – Fit bleiben*

Die berechtigten Forderungen der Ernährungswissenschaft und die Folgen des Übergewichtes

16 *Diäten*

Versprechungen, Erfolge und Risiken

20 *Das Formula-Ernährungsprogramm*

Der einfache und daher erfolgreiche Weg

24 *Das Herbalife Betreuungskaufsystem*

Hilfestellung auf dem Weg zum Erfolg

26 *Was der Körper täglich braucht*

30 *Was der Körper ohne weiteres entbehren kann*

32 *Die Praxis – Erste Phase*

Formula 1 und Formula 2 als Mahlzeitenersatz

34 *Shake-Variationen*

42 *Bewegung und mentales Training*

Unterstützende Maßnahmen

48 *Die Praxis – Zweite Phase*

Formula 1 und ausgewogene Mischkost · Ernährungspläne zur Gewichtskontrolle

66 *Leichte Küche*

Rezepte zum Ernährungsprogramm · Vom Frühstück bis zum Abendessen

178 *Damit der Erfolg auf Dauer sicher ist*

Grundlagen für ein dauerhaft verändertes Ernährungsverhalten

182 *Kleine Kräuterkunde*

190 *Register*

EDITORIAL

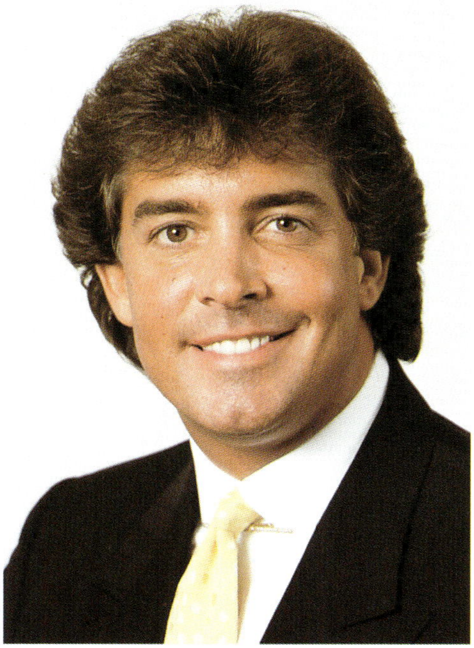

Sehr geehrte Leserin,
sehr geehrter Leser,

gute Ernährung und eine gesunde Lebensweise tragen wesentlich dazu bei, daß wir im Beruf erfolgreich sein können und auch unsere persönlichen und familiären Ziele erreichen.

Wir bei Herbalife sind der Überzeugung, daß eine Formula-Diät von einer allgemeinen Ernährungsinformation begleitet sein muß, die ein günstiges Umfeld für den Erfolg der Diät schafft. Wir sehen uns hier in einer großen Verantwortung.

Für dieses Buch haben wir erfahrene Experten beauftragt, Ihnen die umfangreichsten Informationen, die heutzutage verfügbar sind, zugänglich zu machen. Das macht dieses Buch einmalig.

Als Präsident und Gründer eines der führenden Unternehmen im Bereich Formula-Diäten glaube ich, daß wir die Pflicht haben, beim Schaffen eines seriösen, aber gleichzeitig allgemein verständlichen Grundwissens über gute Ernährung und gesunde Lebensweise mitzuwirken.

Dies soll kein Buch sein, das man einmal liest und dann in das Bücherregal stellt. Vielmehr soll es ein täglicher Ratgeber sein, der Sie darin unterstützt, in Sachen Ernährung »auf dem rechten Weg« zu bleiben. Dabei hat Herbalife auf der ganzen Welt schon Millionen von Menschen geholfen.

In diesem Sinne wünsche ich Ihnen eine gewinnbringende Lektüre.

Ihr

Mark Hughes
Präsident und Gründer
Herbalife International

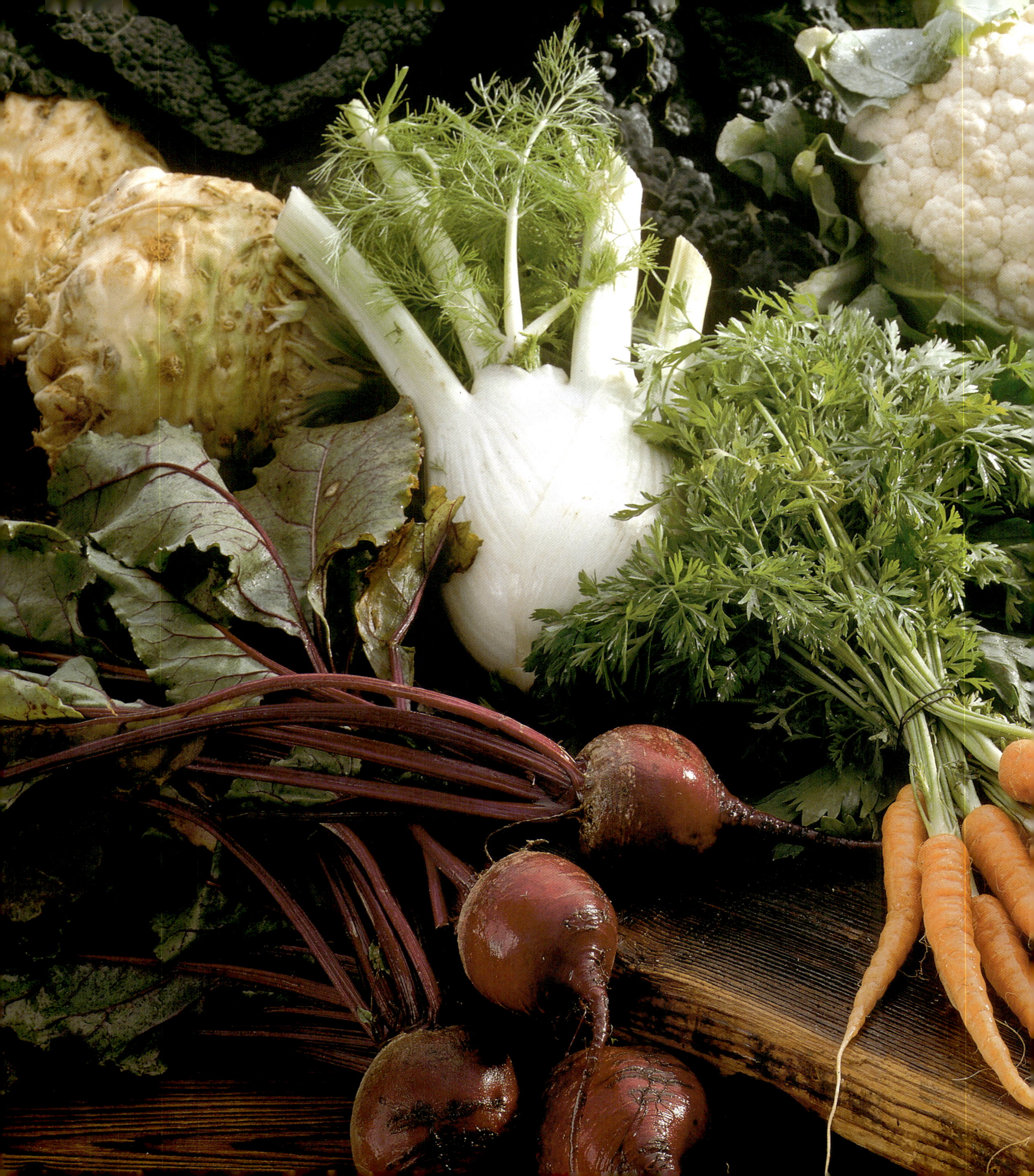

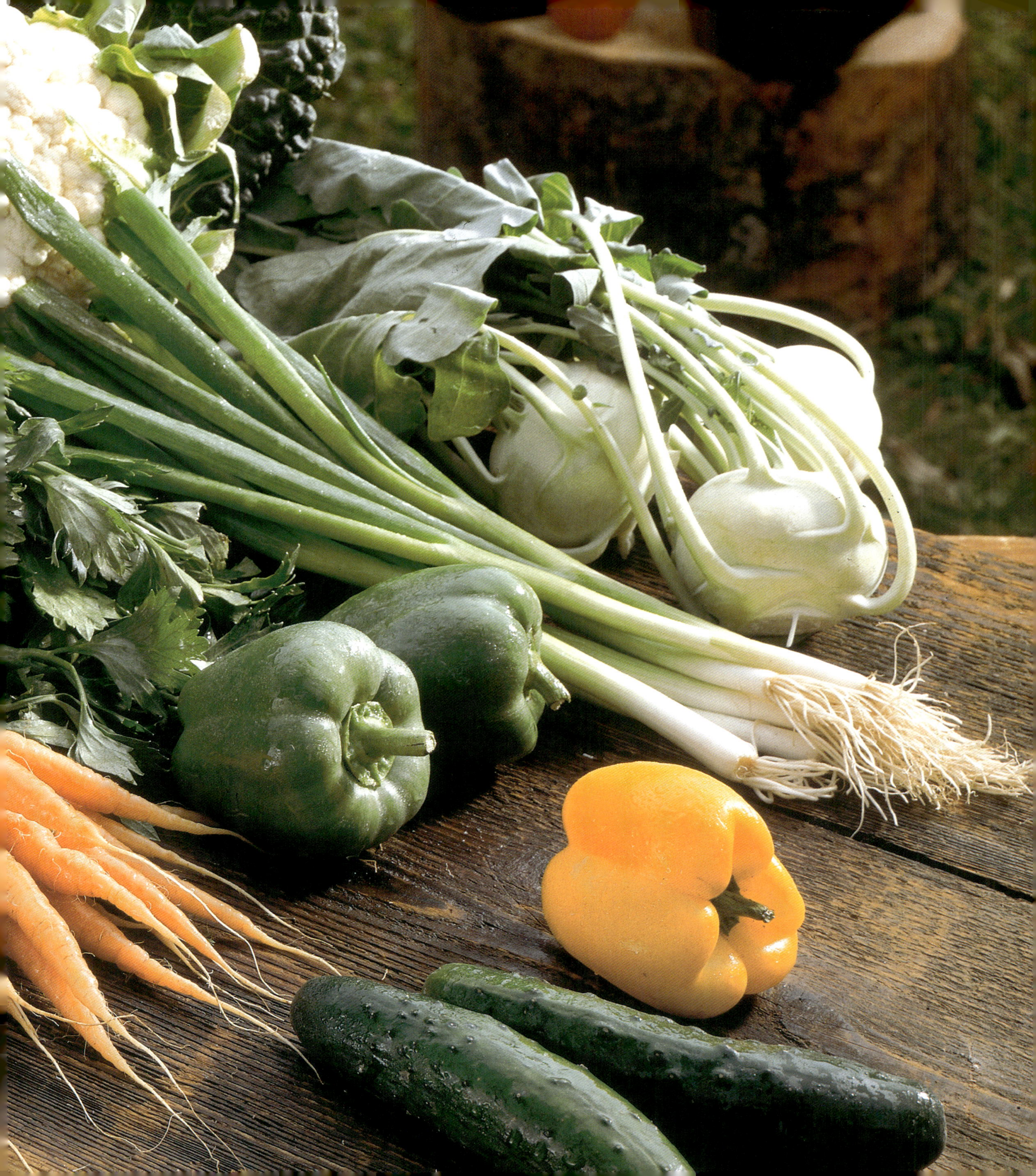

SCHLANK WERDEN – FIT BLEIBEN

Die berechtigten Forderungen der Ernährungswissenschaft und die Folgen des Übergewichts

Wer möchte nicht schlank und schön sein? Wer möchte nicht alt werden und dabei gesund und fit bleiben? Folgt man den statistischen Zahlen, so werden die Menschen heutzutage immer älter. Im Durchschnitt sind das zur Zeit schon 70 bis 80 Jahre. Viele werden aber auch erheblich älter. Das Alter genießen kann man allerdings nur so richtig, wenn man dann noch zu den »Rüstigen« unter den Senioren zählt. Wie wird man so alt und bleibt dabei gesund und fit?

Essen und Trinken spielen nach den Erkenntnissen der Forschung neben der Bewegung, dem Gesundheitszustand – zum Beispiel dem Übergewicht –, der Vererbung und dem allgemeinen Lebensstil nicht nur eine wichtige Rolle für das erreichbare Lebensalter, sondern auch dafür, wie leistungsfähig und fit man im täglichen Leben ist.

Das richtige Gewicht zu erreichen und zu halten und sich dabei vernünftig zu ernähren und zu bewegen ist die Voraussetzung, um schlank zu werden und fit zu bleiben.

Wie man schlank wird, sich geistig und körperlich fit hält und sich dabei wohl fühlt und gesund aussieht, erfahren Sie in den folgenden Kapiteln.

Beginnen wir mit dem »Geheimnis des richtigen Gewichts«.

Das »Geheimnis des richtigen Gewichts«

oder:

Über das wünschenswerte Gewicht und was man für seine Gesundheit dabei gewinnen kann

Schlank zu sein ist in unserer heutigen Zeit nicht immer einfach. Zur Zeit unserer Großeltern diente das Essen und Trinken noch in erster Linie der Nahrungsaufnahme. Heute dagegen ist man den ständigen Verlockungen des Lebensmittelüberflusses ausgesetzt.

Keine Feier und kein geschäftliches Treffen findet ohne ein opulentes Mahl statt. Die Kühlschränke sind voll, und am Abend verführen leckere Naschereien und Getränke beim gemütlichen Zusammensein, beim Lesen oder Fernsehen. Daneben entlasten im Haushalt und Beruf vielerlei hilfreiche Maschinen. Aufzüge, Rolltreppen, Autos schränken ebenfalls die körperliche Bewegung ein.

Wenig körperliche Bewegung in Beruf und Freizeit kombiniert mit Essen und Trinken im Übermaß sind die Hauptursachen für den starken Anstieg des Übergewichts in den Industriestaaten.

Übergewicht ist zum Dauerthema in unserer Gesellschaft geworden. Nicht nur bei Kaffeekränzchen und Festen, sondern überall in Beruf, Freizeit und Alltag wird über Abnehmen, Zunehmen, über Diäten, kurz über »das Gewicht« gesprochen. Manche Fragen sind dabei allerdings für viele Beteiligten völlig unklar:

- Wann spricht man überhaupt von Übergewicht?
- Was ist denn eigentlich das »richtige« Gewicht?
- Wie entsteht Übergewicht?

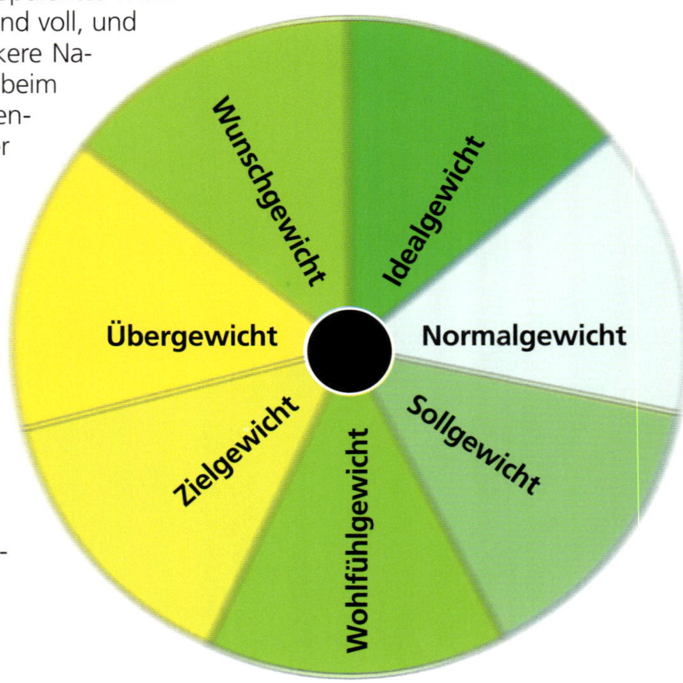

○ Wieviel Energie bzw. Kalorien braucht ein Mensch am Tag?
○ Warum sollte man sein Übergewicht abbauen?
○ Welche Vorteile hat das Abnehmen?

Die vielen Begriffe, die wir täglich in Zeitungen lesen und im Fernsehen oder Rundfunk hören, stiften hauptsächlich Verwirrung. Eigentlich scheint dabei nur eines klar zu sein:
Übergewicht muß man abbauen.

Im Durchschnitt sind etwa 45 bis 50 % der deutschen Bevölkerung in den alten und neuen Bundesländern übergewichtig. Das sind über 30 Millionen übergewichtige Erwachsene in Deutschland. Eine erstaunlich hohe Zahl. Wer übergewichtig ist, befindet sich also in bester Gesellschaft. Angesichts der hohen Risikofaktoren, die Übergewicht mit sich bringt, ist das jedoch kein Grund, stolz zu sein.

Wann beginnt eigentlich das Übergewicht, und wie berechnet man das »richtige Gewicht«?

Die Deutsche Gesellschaft für Ernährung, kurz DGE genannt, hält für die Berechnung des »richtigen Körpergewichts« (das Normalgewicht nach BROCA) eine einfache Formel parat:

Normalgewicht = Körpergröße (cm) – 100

In einem Bereich von 10 % über und 10 % unter dem Normalgewicht entstehen in der Regel keine gesundheitlichen Nachteile, so daß man zugunsten einer einfacheren Handhabung einen akzeptablen Gewichtsbereich festgelegt hat. Innerhalb dieses akzeptablen Gewichtsbereichs kann jeder individuell sein *Wohlfühlgewicht* finden.

Beispiele für das Normalgewicht, den akzeptablen Gewichtsbereich und Übergewicht bei verschiedenen Körpergrößen:

Körpergröße	Normalgewicht	Akzeptabler Gewichtsbereich	Übergewicht
1,60 m	60 kg	54,0 – 66,0 kg	> 66 kg
1,65 m	65 kg	58,5 – 71,5 kg	> 72 kg
1,70 m	70 kg	63,0 – 77,0 kg	> 77 kg
1,75 m	75 kg	67,5 – 82,5 kg	> 83 kg
1,80 m	80 kg	72,0 – 88,0 kg	> 88 kg
1,85 m	85 kg	76,5 – 93,5 kg	> 94 kg
1,90 m	90 kg	81,0 – 99,0 kg	> 99 kg

Übergewicht beginnt bei mehr als 10 % über dem Normalgewicht.

In der Tabelle oben sind einige Beispiele für das Normalgewicht, den akzeptablen Gewichtsbereich und die Grenze zum Übergewicht bei unterschiedlichen Körpergrößen aufgezeigt:

Das Normalgewicht nach BROCA kann für Personen über 1,90 m (Normalgewicht wäre dann zu hoch) und für Personen unter 1,60 m (Normalgewicht wäre dann zu niedrig) nur eingeschränkt angewandt werden. Für Kinder und Jugendliche ist es nicht gültig. Für diese Gruppe gelten Spezial-Tabellen, sogenannte Somatogramme.

Ein Übergewicht von mehr als 20 % über dem Normalgewicht gilt als starkes bzw. behandlungsbedürftiges Übergewicht und sollte immer abgebaut werden, da es die Gesundheit gefährdet.

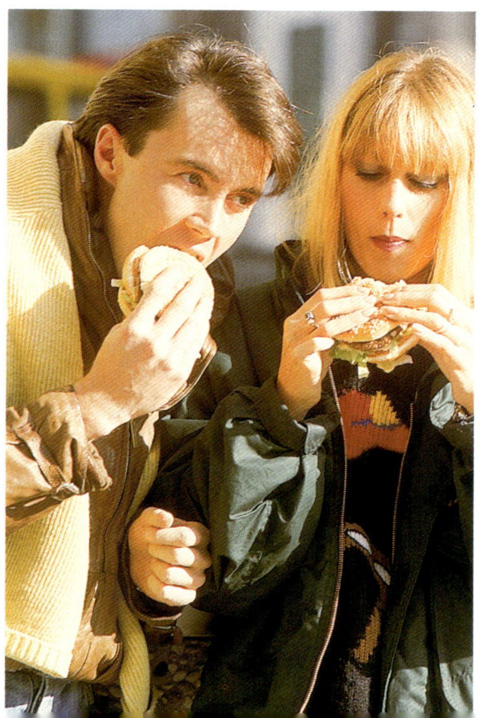

Wie entsteht Übergewicht?

Mit der Antwort auf die Frage, wie Übergewicht entsteht, kann man es sich leichtmachen:

○ Wer mehr Kalorien ißt und trinkt, als sein Körper verbraucht, wird auf Dauer dick.

Was für den einen allerdings gerade richtig ist, kann beim anderen schon Übergewicht verursachen. Doch schauen wir uns zunächst einmal die 10 »Sün-

Fast food – nichts für die, die gezielt abnehmen wollen

den« an, die zu Übergewicht führen können:

10 »Sünden«, die zu Übergewicht führen

1. Wir essen zuviel
2. Wir trinken zuviel vom Falschen
3. Wir naschen zuviel
4. Wir essen zu fett und zu süß
5. Wir ernähren uns zu einseitig
6. Wir machen zu viele Diäten
7. Wir essen falsch
8. Wir bewegen uns zuwenig im Alltag
9. Wir treiben zuwenig Sport in der Freizeit
10. Wir werden im Beruf meist nicht mehr körperlich gefordert

Betrachten wir die 10 »Sünden« einmal kurz im einzelnen

1. Wir essen zuviel

Gerade am Abend, an Wochenenden und an Feiertagen und bei Geschäftsessen schlagen die meisten von uns nach Aussagen der Forscher zu. Sie essen mehr, als sie eigentlich wollen. Wer denkt dabei nicht an die alljährlich wiederkehrende Völlerei an den Festtagen wie Weihnachten, Ostern und Pfingsten, an die Hochzeit oder Kommunion, den Geburtstag oder einfach nur an das Stück Torte am Nachmittag oder die Tafel Schokolade nach dem Abendessen? Auch die Praline am Tag zuviel führt am Ende des Jahres zu mehr Kilos auf der Waage.

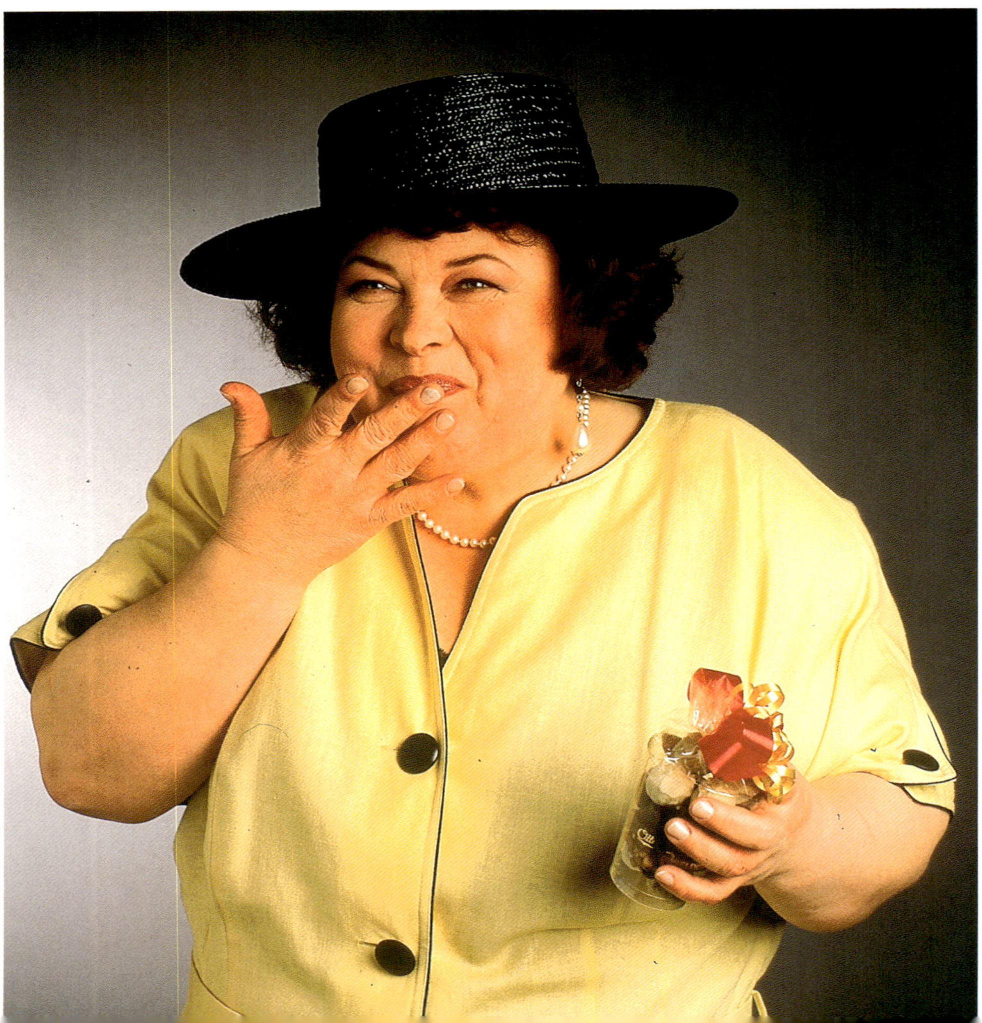

2. Wir trinken zuviel vom Falschen

Vor allem in Alkohol und zuckerhaltigen Getränken und Limonaden sind die Kalorien versteckt, die die Pfunde wachsen lassen. Das Gefährliche daran ist, daß das Trinken meist unbewußt geschieht. Gerade Alkohol aber ist extrem kalorienhaltig. Schnell sind drei Gläser Bier oder zwei Gläser Wein getrunken, und die haben es mit 300 bis 400 Kalorien wirklich in sich.

3. Wir naschen zuviel

Das Stückchen Kuchen am Nachmittag, die Chips beim Fernsehen, die Gummibärchen im Büro bei der Arbeit fallen kaum auf und liefern doch »so nebenbei« Kalorien, die eine Hauptmahlzeit ersetzen könnten. Auch aus Langeweile greifen viele Leute unbewußt auf Naschereien zurück und vergessen dabei ihre Kalorienbilanz.

4. Wir essen zu fett und zu süß

Der Schweinebraten mit Knödeln am Sonntag, Hamburger mit Pommes am Mittag, Schwarzwälder Kirschtorte am Nachmittag, Eisbombe mit Sahne als Nachtisch, die leckere Crème-fraîche-Sauce zum Fleisch liefern reichlich Kalorien in Form von Fett, das nicht nur zu Übergewicht, sondern auch zu vielen Erkrankungen führen kann. Nebenbei machen fetthaltige Mahlzeiten müde und vermindern die Leistungsfähigkeit. Fett versteckt sich in vielen Lebensmitteln wie Wurst, Fleisch, Käse und besonders auch in Knabbereien wie zum Beispiel Nüssen und Chips.

Auch der Verzehr von Süßigkeiten hat in den letzten Jahren ständig zugenommen und erschreckt nicht nur die Zahnärzte. Zucker in Süßigkeiten, Ku-

Täglich 100 Kalorien (2 Pralinen) zuviel – macht im Jahr 4 Kilo mehr

Das tut der Familie gut: Bewegung in frischer Luft

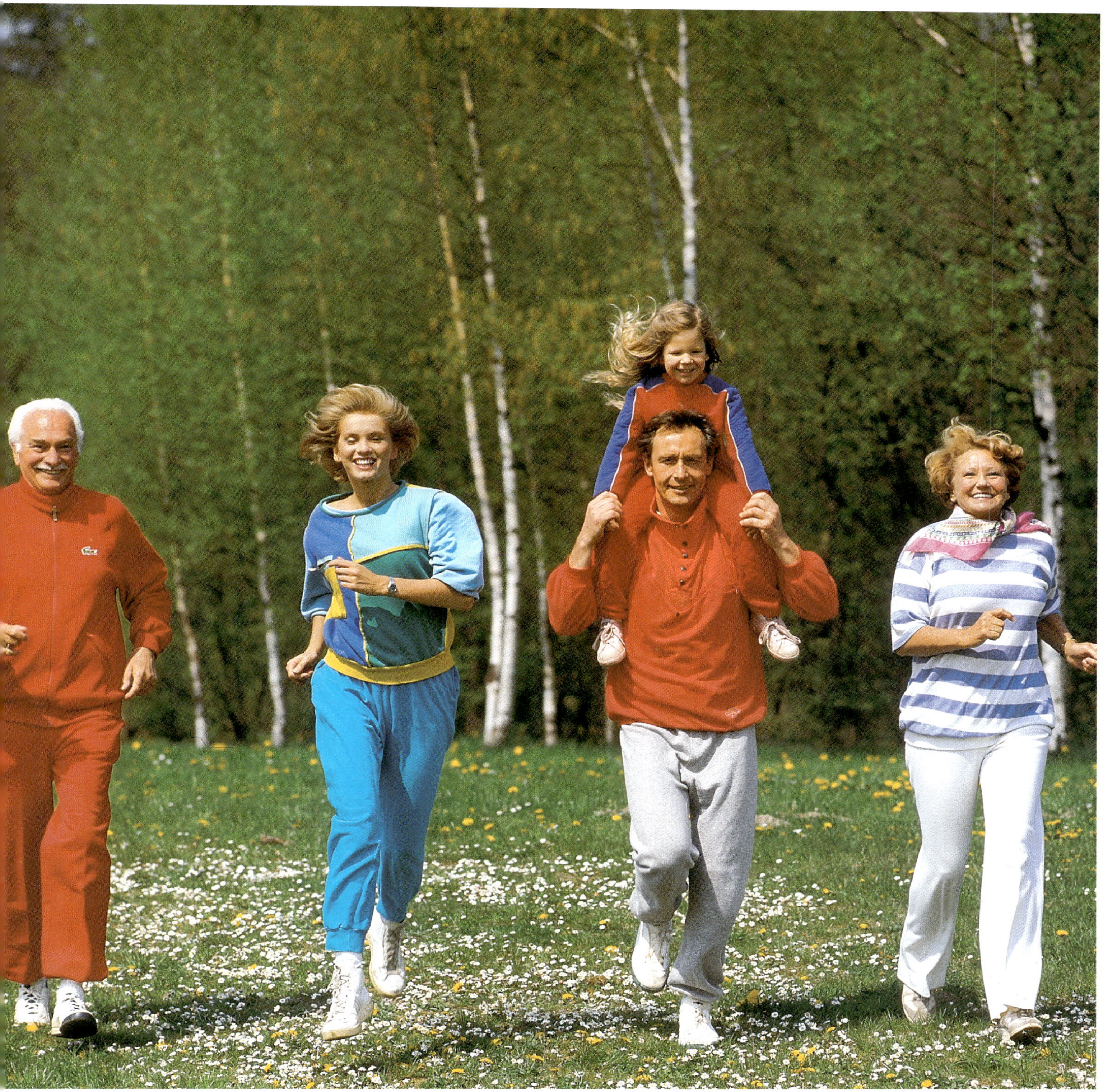

chen, Plätzchen und zuckerhaltigen Getränken liefert einen großen Teil der übermäßig aufgenommenen Kalorien.

5. Wir ernähren uns zu einseitig
Fett und zuckerhaltige Lebensmittel haben neben der hohen Kalorienmenge noch einen weiteren wesentlichen Nachteil. Sie enthalten meist zuwenig lebenswichtige Vitamine und Mineralstoffe. Diese bekommt man in erster Linie in einem ausgewogenen Verhältnis über die Auswahl von Lebensmitteln aus verschiedenen Lebensmittelgruppen (siehe Seite 23).

6. Wir machen zu viele Diäten
Einseitige Diäten machen nach Aussagen der Forscher auf Dauer nicht schlank, sondern dick. Da das Thema Diäten so wichtig ist, wird es im nachfolgenden Kapitel ausführlich behandelt.

7. Wir essen falsch
Beruflicher Termindruck, Überlastung im Haushalt oder Freizeitstreß tragen dazu bei, daß wir zu unregelmäßig, zu unkontrolliert, zu schnell, zu schlecht verteilt, zu spät und damit oftmals zu einseitig essen. Wie man richtig ißt und worauf man dabei achten soll, wird im Laufe des Buches noch umfassend besprochen.

8.- 10. Wir bewegen uns zuwenig im Alltag, in der Freizeit und im Beruf
Früher war das Leben geprägt durch körperliche Arbeit. Die Arbeit auf dem Feld, in Fabriken oder im Haushalt führte damals zu weniger Problemen mit Übergewicht als heute. Maschinen nehmen uns körperliche Arbeit ab. Autos, Aufzüge und Rolltreppen verhindern, daß wir unsere Beine benutzen müssen. In der Freizeit sitzen wir zu lange vor dem Fernseher. Trotz der eingeschränkten Bewegung essen wir aber noch wie unsere Großeltern, und daher ist es nicht verwunderlich, daß die Zahl der Übergewichtigen so hoch ist.

Bei der Entstehung des Übergewichts muß man allerdings fairerweise sagen, daß nicht nur die falsche Ernährungsweise und die mangelnde Bewegung einen Einfluß haben. Auch eine vererbbare Neigung zur Gewichtszunahme wurde in den letzten Jahren von den Forschern erkannt. Um so mehr müssen daher erblich vorbelastete Personen auf die richtige Ernährung und Bewegung achten, um nicht zuviel Energie in Form von Kalorien aufzunehmen.

Damit stellt sich eine weitere Kernfrage für die Entstehung des Übergewichts:

Wieviel Energie braucht eigentlich der Mensch am Tag?

Die Energie (Kalorien), die man pro Tag zu sich nehmen muß, hängt ab vom jeweiligen Grundumsatz des Menschen und dem sogenannten Leistungsumsatz.

Energiebedarf =
Grundumsatz + Leistungsumsatz

Unter dem *Grundumsatz* des Menschen versteht man dabei die Kalorienmenge, die der Körper täglich braucht, um Atmung, Herztätigkeit, Stoffwechsel und Körpertemperatur in Gang zu halten. Dieser Grundumsatz ist in erster Linie abhängig von Alter, Geschlecht, von Körpergröße und Gewicht.

Der *Leistungsumsatz* wird dagegen in erster Linie von der Muskelarbeit in Beruf und Freizeit bestimmt.

Beide zusammen, der Grundumsatz und der Leistungsumsatz, bestimmen die Kalorienmenge, die der Mensch pro Tag braucht. Sie ist von Mensch zu Mensch sehr unterschiedlich.

Die Tabelle auf Seite 15 gibt einige Richtwerte für den täglichen Kalorienbedarf von Männern und Frauen in Abhängigkeit vom Alter (Quelle: Deutsche Gesellschaft für Ernährung; Empfehlungen für die Nährstoffzufuhr; 1991).

Diese Werte sind jedoch nur als Anhaltswerte zu sehen. Je nach persönlichem Grund- und Leistungsumsatz sind

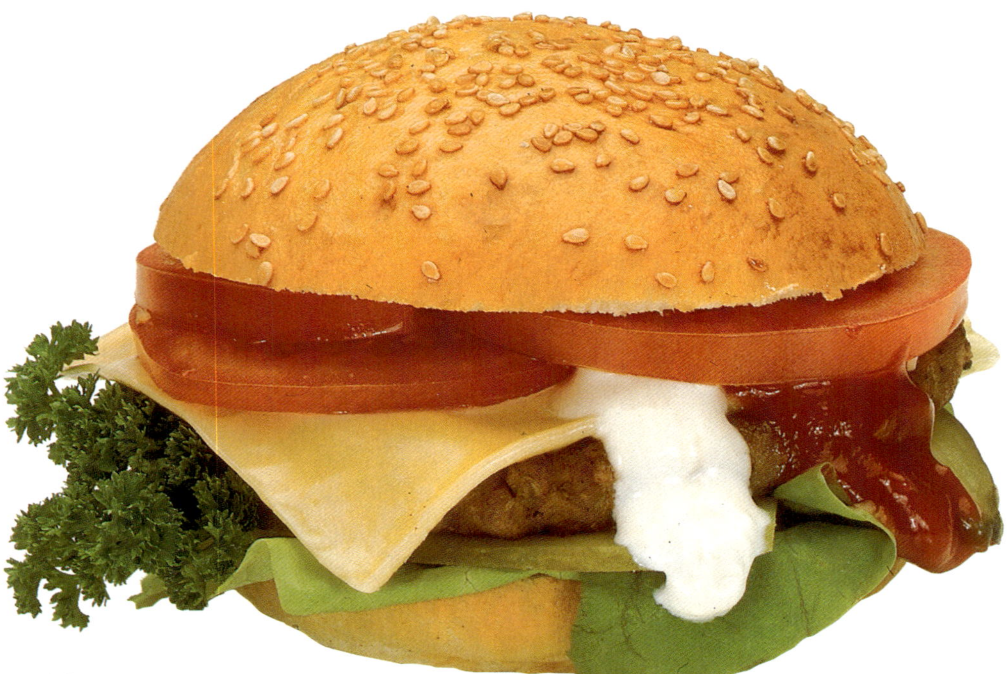

Ein Hamburger: Viele Kalorien, aber wenige wichtige Inhaltsstoffe

Richtwerte für die Kalorienzufuhr von Männern und Frauen

Alter	Männer (kcal)	Frauen (kcal)
19 – 24	2500	2200
25 – 50	2400	2000
51 – 65	2200	1800
über 65	1900	1700

sie entsprechenden Schwankungen unterworfen. Ob man mehr Kalorien zu sich genommen hat als man braucht, sieht man am schnellsten und einfachsten auf der Waage.

Warum sollte man Übergewicht abbauen?

Es gibt sicherlich eine Menge guter und überzeugender Gründe abzunehmen. Während bei »nur« einigen wenigen Kilos zuviel wohl in erster Linie das bessere Aussehen und ein gesteigertes Wohlbefinden eine Rolle spielen werden, entstehen bei starkem Übergewicht gravierende gesundheitliche Probleme (siehe Kasten rechts oben).

Dies alles sind Folgen von zu vielen Kilos. Die Lebenserwartung ist ebenfalls verringert. Neben den genannten medizinischen Problemen und Folgen gibt es eine Reihe von Auswirkungen, die das tägliche Leben beeinträchtigen. Forschungsstudien haben gezeigt, daß stark Übergewichtige eher

- zu Depressionen neigen,
- weniger selbstbewußt sind,
- Schwierigkeiten im Beruf und
- Schwierigkeiten mit Partnern haben
- und sich somit insgesamt weniger des Lebens freuen als »Normalgewichtige« Personen.

Nicht nur der »Schönheit und Fitness« wegen lohnt es sich also, auf sein Gewicht zu achten. Wer mehr vom Leben haben will, sollte nicht zu gewichtig sein.

Welche Vorteile hat das Abnehmen?

In vielen wissenschaftlichen Studien wurde mittlerweile bewiesen, daß sich durch eine Gewichtsabnahme bzw. Gewichtskontrolle – wie es mit dem Formula-Ernährungsprogramm möglich ist – eine Verbesserung der Gesundheit und des Wohlbefindens zu erreichen ist. Die Grafik unten zeigt die wichtigsten medizinischen und psychischen Vorteile einer Gewichtsabnahme:

Die Vorteile einer Gewichtsabnahme sind überzeugend, so daß die Forderung der Ernährungswissenschaft berechtigt ist, zu viele Kilos abzubauen und somit schlank zu werden und fit zu bleiben!

Gesundheitliche Risikofaktoren und Folgen von Übergewicht

- Bluthochdruck
- Gicht
- Gelenk- und Wirbelsäulenprobleme
- Schwierigkeiten mit der Atmung
- Hohe Blutfettwerte
- Herzkreislauferkrankungen
- Herzinfarkt

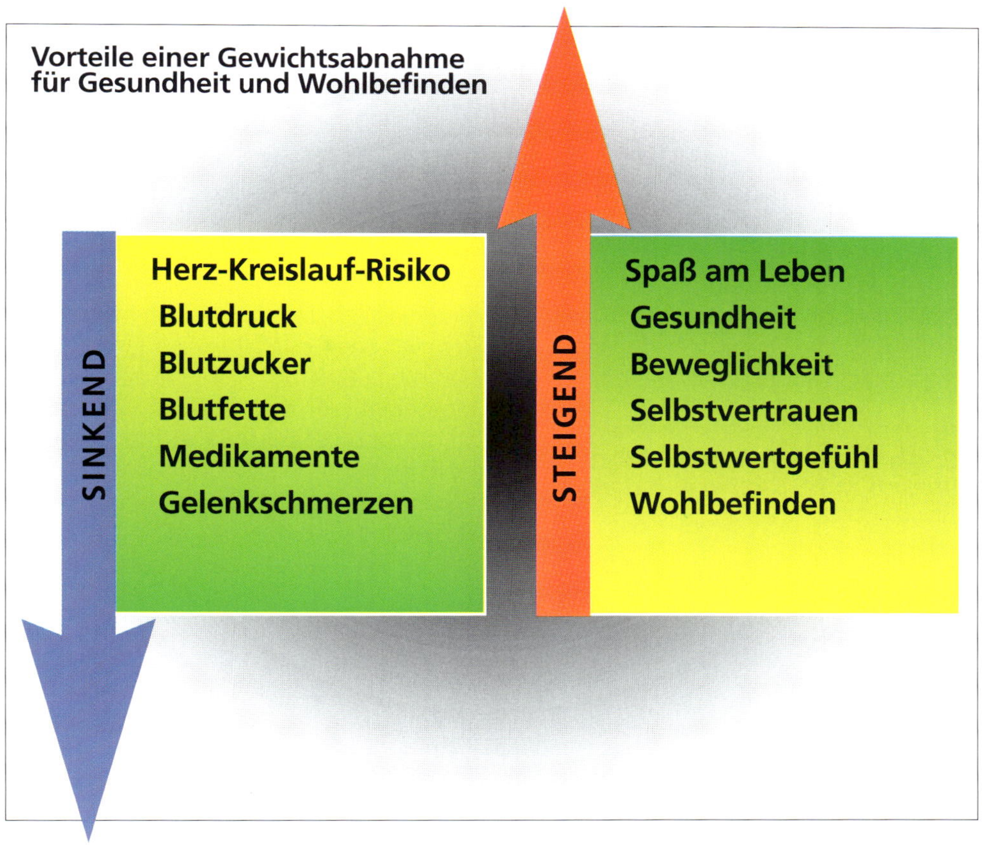

Quelle: Dr. G. Schmitt, Bensheim, 1993

DIÄTEN

Versprechungen, Erfolge und Risiken

Frühling, Sommer, Herbst und Winter. So regelmäßig, wie die Jahreszeiten kommen, erscheinen immer neue Diäten im deutschen Blätterwald der Zeitschriften und Magazine.

- ○ Hollywood-Diät
- ○ Mayo-Diät
- ○ California-Diät
- ○ Köhnlechner-Trenn- Diät
- ○ Fit for Life
- ○ FDH
- ○ Schlankheitstropfen
- ○ Ananas-, Papaya-, Pasta-, Eier-, Kartoffel- und und und -Diät

Wer soll sich da noch zurechtfinden im Dschungel der immer neuen und besseren Wunderdiäten und Mittelchen zum Abnehmen? Die Hoffnung auf die schlagende Wirkung der neuesten Diät keimt allerdings immer wieder auf. Wer will nicht schnell und problemlos von seinen Pfunden loskommen und dabei möglichst weiteressen wie bisher? Der Traum von der dauerhaften Schlankheit und Schönheit wird somit oftmals zu einem Alptraum. Besonders Frauen sind im Gegensatz zu Männern wahre Diätspezialisten, wie eine Studie des Iglo Forums 1991 zeigt (siehe links unten).

Erfahrungen von deutschen Frauen mit Schlankheitsdiäten
(alte Bundesländer)

1 – 3 Diäten	18,4 %
4 – 8 Diäten	11,5 %
9 – 15 Diäten	2,4 %
mehr als 15 Diäten	3,5 %
so gut wie immer Diät	4,7 %

Quelle: Iglo Forum 1991

Frauen über 54 Jahre haben nach der gleichen Studie dabei erheblich weniger Erfahrung mit Diäten als Frauen im Alter von 34 bis 54 Jahren. Gerade die jüngeren Generationen sind anscheinend besonders anfällig für Schlankheitsideale. Die Erfahrung von Männern mit Diäten nimmt sich dagegen bescheiden aus und liegt um ein Vielfaches niedriger als bei den Frauen.

Neben Diäten werden allerdings noch eine Vielzahl von Maßnahmen angewendet, um das Gewicht in den Griff zu bekommen und zu kontrollieren. Greift man auch hier die Grupppe der Frauen heraus und schaut man einmal genauer, welche Methoden Woche für Woche einerseits und nur ab und zu andererseits angewandt werden, so ergibt sich folgendes Bild (siehe Seite 17 oben).

Bemerkenswert erscheint dabei, daß Wiegen und Sport häufiger angegeben wurden als Diäthalten und von mehr Personen wöchentlich angewendet werden. Diäten dagegen werden von der Mehrzahl als gelegentliche Methode zur Gewichtskontrolle durchgeführt.

Die Versprechungen, die die meisten Diäten machen, ähneln sich immer wieder:

Diätversprechen

- ○ Die 3-Tage Diät – und Sie sind 10 kg leichter
- ○ Spielend in einer Woche 15 kg abnehmen
- ○ Abnehmen und essen wie bisher
- ○ Schlank und schön in wenigen Tagen
- ○ … nie wieder dick, ein Leben lang
- ○ ganz gezielt an den Problemzonen abnehmen
- ○ Geheilt durch die neue x-y-Diät

Auch diese Liste der Diätversprechen läßt sich beliebig fortsetzen. Bei solchen Aussagen sollten Sie allerdings hellhörig werden, denn sie sind nichts anderes als leere Versprechen. Das Wundermittel für die schnelle, leichte, gezielte und dauerhafte Gewichtsabnahme ist leider noch immer nicht gefunden worden und wird es wahrscheinlich auch so schnell nicht geben. Als Regel bei der Beurteilung von Diätversprechen gilt sicherlich:

Je größer die Versprechen, desto unseriöser die Diät!

Der Weg zum dauerhaften Erfolg geht aber nur über eine Umstellung der Lebensgewohnheiten. In diesem Punkt sind

Methoden zur Gewichtskontrolle 1990 (Frauen)

Methoden	wöchentlich	gelegentlich/seltener
Diäthalten	8,4 %	31,6 %
Wiegen	36,3 %	16,1 %
Sport	26,8 %	16,9 %
Body-Building	4,2 %	5,2 %
Sauna/Tiefenwärme	11,1 %	12,8 %
Entwässerungstabletten	3,4 %	10,2 %
Abführmittel	6,9 %	17,3 %
Appetitzügler	6,0 %	9,9 %
Erbrechen	1,3 %	3,8 %

Quelle: DGE, Ernährungsbericht 1992

sich die Wissenschaftler und Ernährungsberater einig. Herbalife hilft Ihnen, mit seinen Produkten diesen Weg zu erleichtern. Wie das praktisch funktioniert, wird im nächsten Kapitel ausführlich beschrieben.

Eines sei aber hier vorweggenommen:

Eine dauerhafte Gewichtsabnahme erfordert Zeit und auch den Willen, an seinen Gewohnheiten etwas zu ändern:

Die vielen Versprechungen der meisten Diäten erwecken bei den Abnahmewilligen hohe Erwartungen. Man stürzt sich voller Hoffnung in die 365. Diät und ist danach genauso enttäuscht wie vorher.

Woran liegt es denn, daß so viele Diäten fehlschlagen? Betrachten wir einmal die 5 wichtigsten Gründe für den Mißerfolg der Diäten:

5 Gründe für den Mißerfolg der meisten Diäten

1. Die Diäten sind zu einseitig. Sie konzentrieren sich nur auf wenige Lebensmittel und sind daher auf Dauer nicht durchzuhalten (Eier-, Kartoffel-Ananas-Diät).

2. Die Versprechungen sind größer als die Wirkung. Die Diät wird aus Enttäuschung abgebrochen.

3. Der Gewichtsverlust in der Anfangsphase dauert zu lange.

4. Produkte und Mittel aus Supermärkten, Drogerien und Apotheken liefern meist keine persönliche Betreuung und Beratung. Man ist auf sich alleine gestellt.

5. Die Diäten lassen sich nicht in den Alltag einbauen und sind zu teuer (aufwendiges Kochen und teure Lebensmittel).

Mißerfolg und Enttäuschungen sind aber nur zwei Folgen einer nicht funktionierenden Diätmaßnahme. Der Frust ist groß, wenn man sich voller Hoffnung in ein neues Diätabenteuer eingelassen und Mühe und Entbehrungen auf sich genommen hat, und dann die Pfunde schneller wieder auf der Waage und an den Hüften auftauchen, als man denkt.

Häufig sind mit solchen Maßnahmen auch ernsthafte gesundheitliche Risiken verbunden. Mediziner und Psychologen,

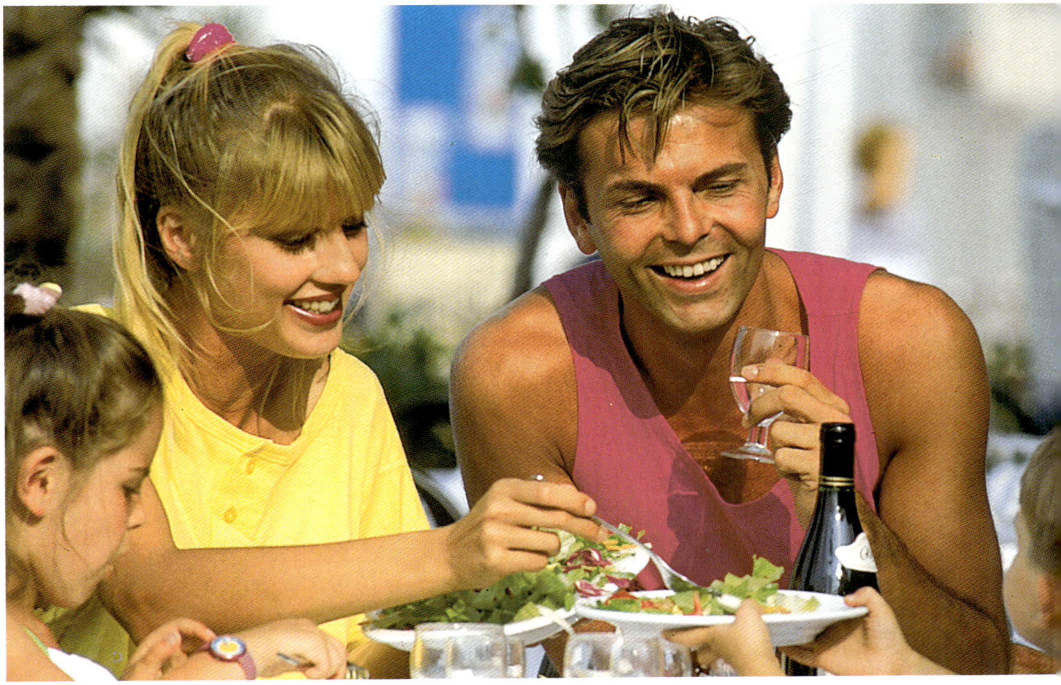

Bewußte Ernährung heute: Wichtig sind Frische und beste Qualität

Ernährungsberater und Bewegungstherapeuten warnen daher immer wieder vor den Gefahren, die von vielen Diätmaßnahmen ausgehen.

Risiken von Diäten

- Einseitige Diäten führen auf Dauer zu Mangelerscheinungen bei verschiedenen Nährstoffen wie Vitaminen und Mineralstoffen.
- Mit der Anzahl der Diäten nimmt nach dem Iglo-Forumsbericht 1991 auch die Zahl der Eß-Störungen zu.
- Crash-Diäten, d.h. zu schneller Gewichtsverlust in zu kurzer Zeit, belasten den Körper und die Gesundheit.
- Diäten auf Basis von Appetitzüglern, Abführmitteln und Entwässerungstabletten haben ernsthafte medizinische Nebenwirkungen.
- Mit der Zahl der Diäten steigt das Übergewicht. Bei jedem neuen Diätversuch mit einer Extrem-Diät liegt das Gewicht kurze Zeit danach höher als vorher. Dieses Phänomen wird auch als JO-JO-Effekt bezeichnet.

Bei allen Problemen mit Übergewicht und Diäten sollte man nicht vergessen, daß das Leben auch noch Spaß machen soll.

Diäten und Maßnahmen, die auf Dauer die Freude am Leben nehmen, sind von vorneherein zum Scheitern verurteilt.

Maßnahmen zur Gewichtsabnahme und Gewichtskontrolle, die langfristig erfolgreich sein sollen, müssen daher folgende Kriterien erfüllen:

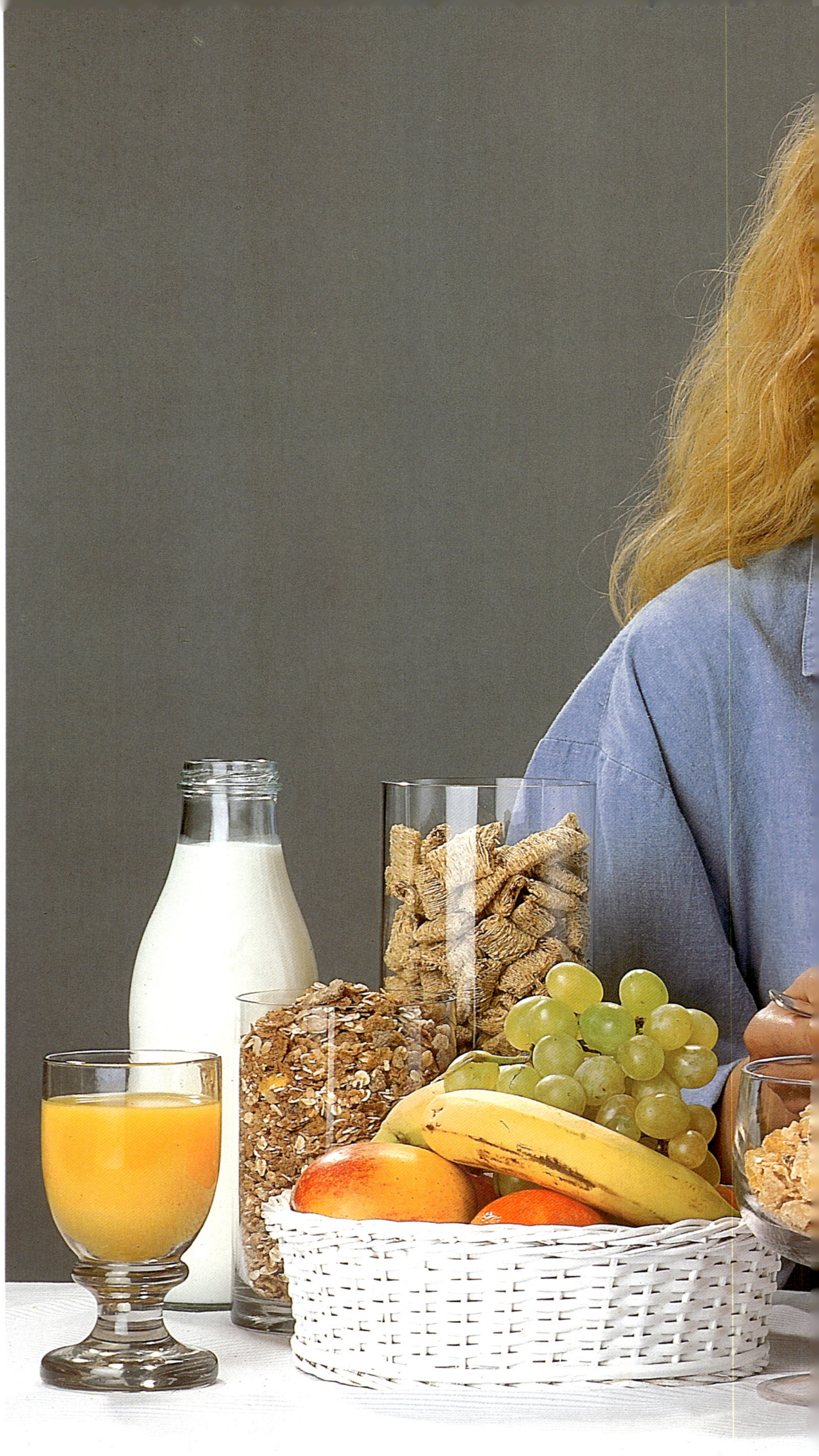

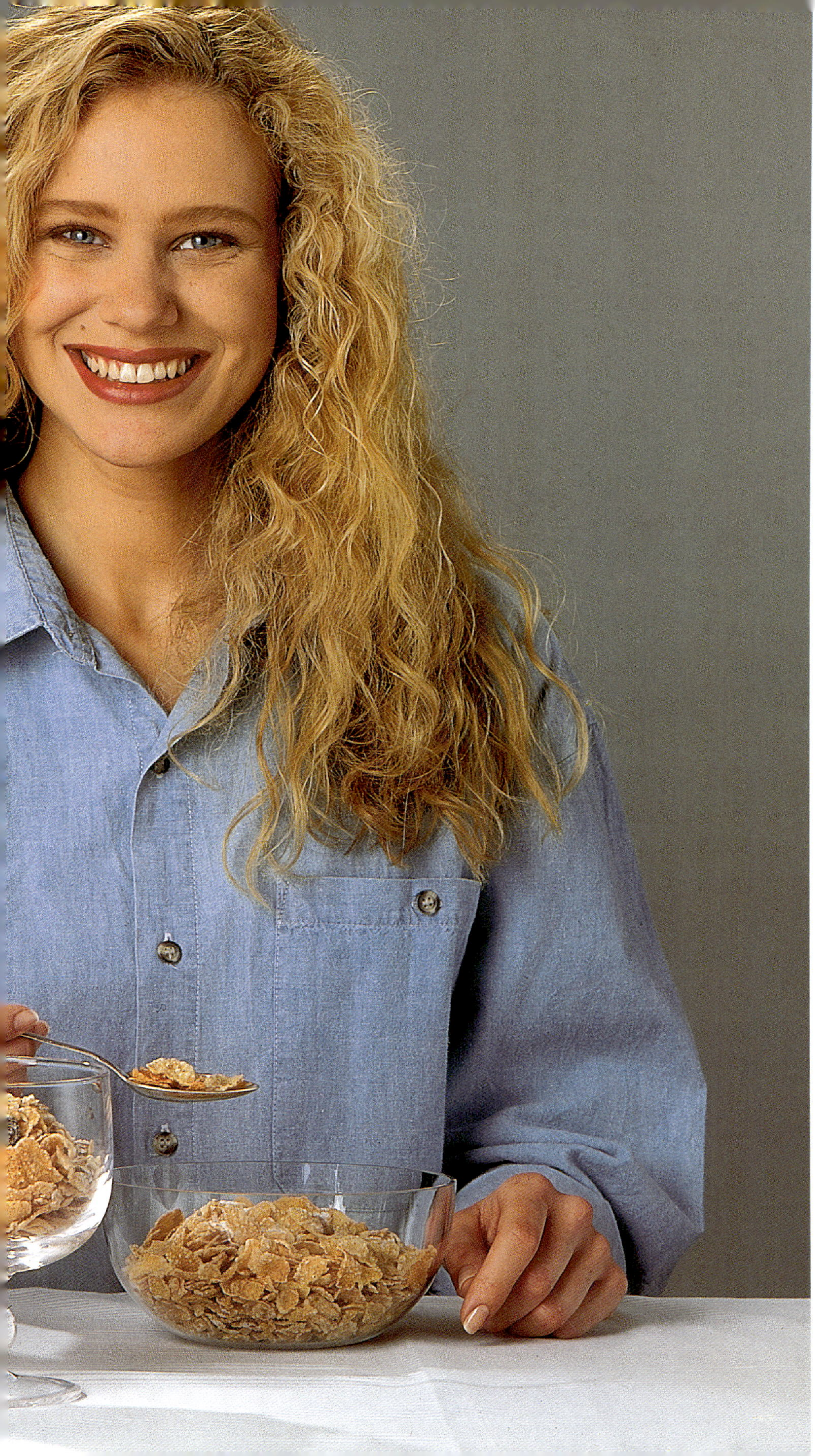

Kriterien für eine erfolgreiche Gewichtsabnahme und Gewichtskontrolle

- ○ Einfache Durchführung im Alltag und Beruf muß gewährleistet sein
- ○ Essen muß dabei noch Spaß machen
- ○ Alle lebensnotwendigen Nährstoffe müssen enthalten sein
- ○ Die Gesundheit darf durch Appetitzügler oder andere Inhaltsstoffe nicht gefährdet sein
- ○ Die Grundlage muß eine ausgewogene Ernährung sein
- ○ Die Gewichtsabnahme am Anfang sollte motivierend sein, um sich langfristig umzustellen
- ○ Eine Änderung des Ernährungsverhaltens muß das Ziel sein
- ○ Die Diätmaßnahme darf nicht zu teuer und muß für jedermann erschwinglich sein
- ○ Eine dauerhafte Betreuung und Beratung sollte erfolgen

Das Herbalife-Ernährungsprogramm erfüllt alle diese von Forschern aufgestellten Kriterien. Sicher sind Sie jetzt schon gespannt, wie das Herbalife-Formula-Ernährungsprogramm im einzelnen ausschaut. Im folgenden Kapitel möchten wir es Ihnen ausführlich vorstellen. Sie können es dann mit den obengenannten Kriterien vergleichen und danach selbst beurteilen.

Gesund abnehmen heißt: ein Gewicht anstreben, bei dem man sich wohlfühlt

Das Formula-Ernährungsprogramm

Der einfache und daher erfolgreiche Weg

Über 40 lebenswichtige Grundsubstanzen braucht unser Körper jeden Tag in der richtigen Menge, damit wir auf Dauer gesund und leistungsfähig leben können. Hinter diesen Grundsubstanzen verstecken sich die sogenannten Eiweiße, Kohlenhydrate, Fette, Vitamine, Mineralstoffe, Ballaststoffe und viele mehr.

Wie soll man aber aus dem reichhaltigen Nahrungsangebot gerade diejenigen Lebensmittel herausfinden, die alle lebensnotwendigen Nährstoffe in der ausgewogenen Menge enthalten? Wie soll man dabei auch noch auf sein Gewicht achten?

Nicht zuletzt ist Übergewicht eine Folge der Fehlernährung, wie es in den vorhergehenden Kapiteln ja bereits ausführlich besprochen wurde, die in unserer Gesellschaft weit verbreitet ist und unter anderem zu Bluthochdruck, Stoffwechselstörungen und weiteren Gesundheitstörungen führen kann.

Das Herbalife-Formula-Ernährungsprogramm will Ihnen dabei helfen, sich ausgewogen zu ernähren und somit gesünder zu leben.

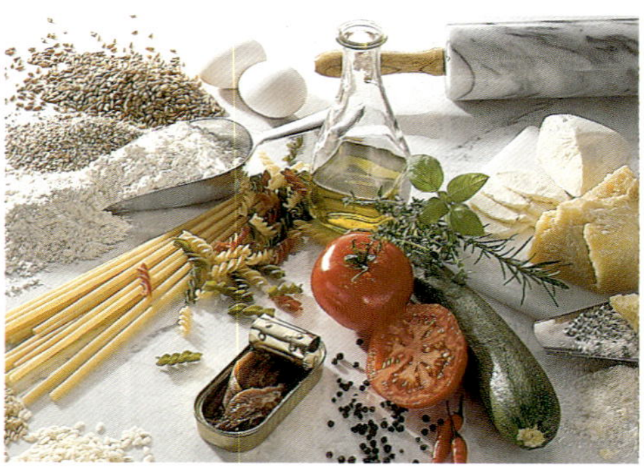

Auf die richtige Lebensmittelauswahl kommt es an

Wie sieht das Formula-Ernährungsprogramm im einzelnen aus? Es setzt sich aus zwei Phasen zusammen, die im folgenden kurz beschrieben werden:

Formula-Ernährungsprogramm: Erste Phase

In der ersten Phase des Herbalife-Ernährungsprogramms wird Formula 1 zur deutlichen Gewichtsreduktion über einen begrenzten Zeitraum als ausschließliche Ernährung eingenommen.

Formula 2 dient in dieser Phase der Ballaststoffergänzung.

Wichtig in dieser Phase ist die ausreichende Flüssigkeitszufuhr und die vorschriftsmäßige Einnahme der Produkte.

Ziel ist, wie bereits erwähnt, eine deutliche Gewichtsabnahme.

Formula-Ernährungsprogramm: Zweite Phase

In der zweiten Phase des Herbalife-Ernährungsprogramms wird Formula 1 im Austausch mit 1 bis 2 Mahlzeiten auf der Basis einer ausreichenden Mischkost eingenommen.

Formula 2 dient auch hier als Ballaststoffergänzung.

Die zweite Phase hat eine längerfristige Gewichtskontrolle zum Ziel.

Betrachten wir einmal die einzelnen Bestandteile des Formula-Ernährungsprogramms etwas genauer:

- ○ Was versteht man überhaupt unter Formula-Diäten?
- ○ Wie setzt sich Formula 1 zusammen, und welche Merkmale hat es?
- ○ Was versteckt sich hinter Formula 2, und welche Bedeutung hat dieses Produkt?
- ○ Wie sieht eine ausgewogene Mischkost aus?

Beginnen wir der Reihe nach erst einmal mit den Formula-Diäten allgemein, die diesem Programm seinen Namen gegeben haben.

Zusammensetzung von Formula 1

Ein mit Magermilch angerührter Formula-1-Shake (250 ml) enthält durchschnittlich folgende Nährstoffe:

Eiweiß	16,82 g
Fett	5,40 g
Essentielle Fettsäuren	1,77 g
Kohlenhydrate	25,30 g
Ballaststoffe	1,00 g
Kalorien	213 kcal

Vitamine (zugesetzt)

Vitamin A	0,225 mg
Vitamin E	3,00 mg
Vitamin D	0,625 µg
Vitamin C	18,75 mg
Vitamin B 1	0,40 mg
Vitamin B 2	0,50 mg
Vitamin B 6	0,45 mg
Vitamin B 12	1,50 µg
Folsäure	0,10 mg
Biotin	56,25 µg
Nicotinsäureamid	0,80 mg
Panthotenat	2,50 mg

Mineralstoffe

Kalium	649 mg
Calcium	519 mg
Phosphat	491 mg
Natrium	218 mg
Magnesium	80 mg
Eisen	4,16 mg

1 g = 1000 mg, 1 mg = 1000 µg

Was versteht man unter Formula-Diäten?

Formula-Diäten wurden entwickelt, um bei Gewichtsabnahmeprogrammen eine ausreichende Versorgung des Körpers mit allen lebensnotwendigen Nährstoffen zu gewährleisten.

Bei einer Kalorien-/Energiezufuhr unter 1500 kcal ist es für Laien nahezu unmöglich, alle essentiellen d.h. lebensnotwendigen Nährstoffe in die Tagesmenüpläne einzubauen. Fasten, FDH oder andere einseitige Ernährungsprogramme reduzieren zwar die Kalorienaufnahme, aber leider auch gleichzeitig die Zufuhr der lebensnotwendigen Nährstoffe, was längerfristig zu Gesundheitsstörungen führt.

Die Zusammensetzung und somit Sicherheit von Formula-Diäten wird in Deutschland durch die Deutsche Diätverordnung (§14a) geregelt. Formula 1 entspricht dem §14a der Diätverordnung.

Wie setzt sich Formula 1 zusammen, und welche Merkmale hat es?

Formula 1 enthält, wie man in der Tabelle oben erkennen kann, eine Vielzahl von Inhaltsstoffen, die der Mensch pro Tag zum Leben benötigt. Deutlicher werden die Bedeutung und die Vorteile von Formula 1 noch, wenn man die Merkmale dieses Produktes betrachtet.

- Formula 1 ist ein hochwertiges diätetisches Lebensmittel.
- Es enthält ausreichend Aminosäuren, um den Eiweißbedarf des Körpers voll zu decken. Dadurch wird gewährleistet, daß der Körper beim Abnehmen in erster Linie wünschenswertes Fett und nicht Körpereiweiße wie z.B. Muskeln abbaut.
- Formula 1 enthält weiterhin viele essentielle, d. h. lebensnotwendigen Fettsäuren, Vitamine und Mineralstoffe, die der Mensch pro Tag braucht.
- Durch die enthaltenen Kohlenhydrate wird u.a. gewährleistet, daß man auch in einer Gewichtsabnahmephase leistungsfähig bleibt, da z.B. unser Gehirn nur Kohlenhydrate als Energiequelle nutzen kann.

Was versteckt sich hinter Formula 2, und welche Bedeutung hat dieses Produkt?

Bei Formula 2 handelt es sich um ein Nahrungsergänzungspräparat in Form von Komprimaten mit einem hohen Ballaststoffanteil. Dieser Ballaststoffanteil wird durch die Verwendung von besonders ballaststoffreichen, fein gemahlenen Haferspelzen sichergestellt.

Die Einnahme von zusätzlichen Ballaststoffen ist als Ergänzung bei der Einnahme von Formula 1 zu empfehlen, da im §14a der Diätverordnung die Ballaststof-

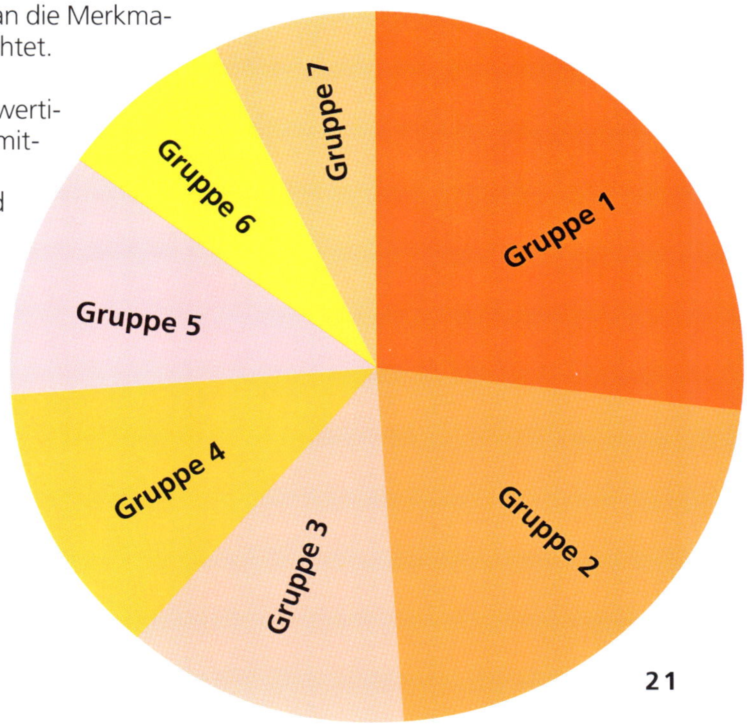

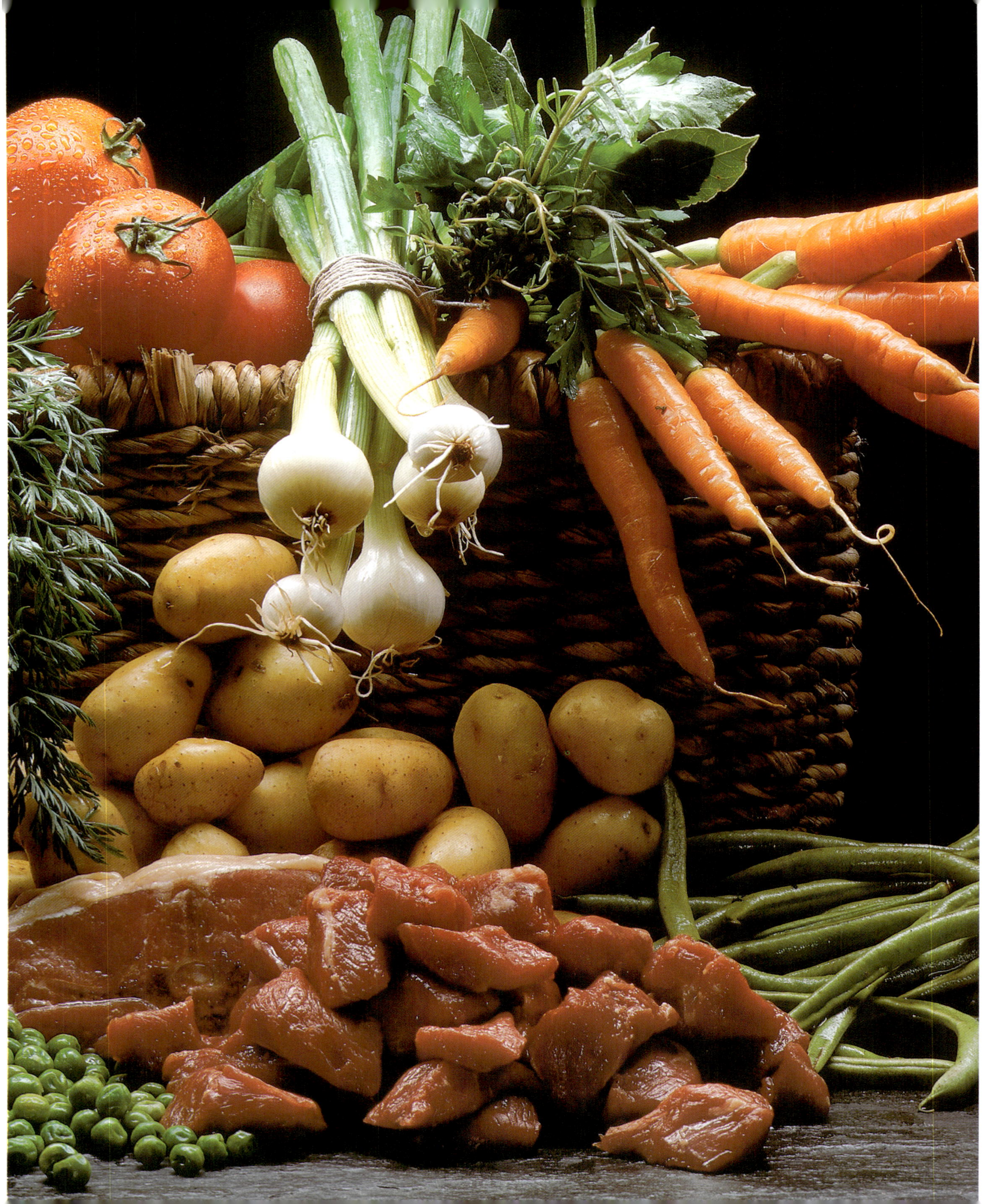

fe noch nicht endgültig geregelt sind. Ballaststoffe sind wichtig für eine funktionierende Darmtätigkeit (gesunde Verdauung) des Menschen.

Die Ballaststoffe in Formula 2 vermindern weiterhin das Hunger- und Sättigungsgefühl beim Ersatz einer Mahlzeit durch einen Herbalife-Shake.

Formula 2 besteht aus Haferspelzkleie mit Apfelessig, verschiedenen Kräutern und Papaya.

Die dritte wichtige Komponente des Formula-Ernährungsprogramms ist eine ausgewogene Ernährung.

Wie sieht eine ausgewogene Ernährung aus?

Bei den verschiedenen Phasen des Herbalife-Ernährungsprogramms war schon häufig der Begriff »ausgewogene Ernährung« gefallen. Das klingt zunächst gar nicht so einfach:

- alle lebenswichtigen Nährstoffe
- bei der Vielzahl der angebotenen Lebensmittel
- in der richtigen Menge
- täglich zuzuführen.

Um uns diese Aufgabe zu erleichtern, hat die Deutsche Gesellschaft für Ernährung den *Ernährungskreis* (Quelle: Deutsche Gesellschaft für Ernährung e. V., Feldbergstr. 28; 60323 Frankfurt/Main) entwickelt.

In diesem Ernährungskreis (siehe Seite 21) sind die verschiedenen Lebensmittel in 7 Gruppen zusammengefaßt. Dazu gibt es Empfehlungen, wie oft man welche Lebensmittel aus welcher Lebensmittelgruppe zu sich nehmen soll. Hält man sich an diese Empfehlungen, kann man sich ausgewogen ernähren, ohne sich ständig um einzelne Nährstoffe wie Eiweiß, Vitamine oder Mineralstoffe Gedanken machen zu müssen.

Der neue Trend im Eßverhalten: viel Gemüse, weniger Fleisch

Gruppe 1: Getreide und Kartoffeln
Getreide, Vollkornbrot, Kartoffeln, Reis, Nudeln, Müsli
Zufuhr: täglich

Gruppe 2: Gemüse, Hülsenfrüchte, Salate
Zufuhr: täglich mindestens 2 Portionen

Gruppe 3: Obst
Zufuhr: täglich mindestens 1 – 2 Portionen / Stück (frisches Obst verwenden)

Gruppe 4: Getränke
Mineralwasser, Tee, verdünnte Obstsäfte und Gemüsesäfte
Zufuhr: mindestens 1 1/2 bis 2 Liter täglich

Gruppe 5: Milch und Milchprodukte
Milch, Joghurt, Quark, Käse, Buttermilch
Zufuhr: täglich

Gruppe 6: Fleisch, Wurst, Fisch, Eier
Zufuhr: 2-3 mal pro Woche eine Portion Fleisch und Wurst;
max. 3 Eier pro Woche;
1-2 Portionen Seefisch wöchentlich

Gruppe 7: Fette und Öle
Zufuhr: so sparsam wie nur irgend möglich verwenden (Pflanzenöle bevorzugen)

Als Faustregel für eine ausgewogene Ernährung gilt:

Versuchen Sie jeden Tag, Ihre Ernährung mit Lebensmitteln aus den Gruppen 1 bis 5 zusammenzustellen. Essen Sie weniger Lebensmittel aus den Gruppen 6 und 7.

Jetzt haben Sie das Formula-Ernährungsprogramm und seine einzelnen tragenden Säulen kennengelernt. Haben Sie jetzt nicht auch gleich Lust, selbst teilzunehmen?

Vielleicht lassen Sie auch nur noch folgende Fragen zögern:

Kann jeder am Formula-Ernährungsprogramm teilnehmen?

Bis auf wenige Ausnahmen wie Kinder, Schwangere oder Stillende, Personen mit Nierenerkrankungen und Diabetiker kann jeder am Formula-Ernährungsprogramm teilnehmen. Diese sollten, wie eigentlich grundsätzlich alle Personen vor Beginn einer Gewichtsreduktionsmaßnahme, mit ihrem Hausarzt Rücksprache halten.

Enthalten Herbalife-Produkte irgendwelche Appetitzügler oder Hormone?

Nein! Formula 1 ist, wie oben dargestellt, ein hochwertiges diätetisches Lebensmittel, das dem §14a der deutschen Diätverordnung entspricht. Es enthält ausschließlich Nährstoffe, die unser Körper pro Tag braucht, wie z.B. Vitamine, Mineralstoffe, Eiweiße, Kohlenhydrate, essentielle Fettsäuren.

Bei Formula 2 handelt es sich um ein Nahrungsergänzungsprodukt mit hohem Ballaststoffgehalt in Form von fein gemahlenen Haferspelzen. Formula 2 enthält Haferspelzenkleie mit Apfelessig, verschiedene Kräuter und Papaya.

Beide Produkte enthalten garantiert keine Appetitzügler oder Hormone!

Na dann! Viel Spaß mit dem Formula-Ernährungsprogramm.

Das Herbalife Betreuungskaufsystem

Hilfestellung auf dem Weg zum Erfolg

Das Herbalife Ernährungsprogramm ist bereits seit mehr als 13 Jahren weltweit erfolgreich. Millionen von Verbrauchern in bisher 17 Ländern auf der ganzen Welt haben an Gewicht verloren oder konnten ihr gewünschtes Gewicht halten. Dieser enorme Erfolg ist auf drei Ursachen zurückzuführen: die Produkte, die dahinter stehenden Menschen und das Betreuungskaufsystem.

Was bedeutet nun der Begriff Betreuungskaufsystem? Der Name sagt es eigentlich schon: persönlicher Service und Betreuung vor, während und nach dem Kauf macht den Unterschied zu anderen Vertriebsformen aus. Menschen, die Herbalife-Produkte benutzen, kaufen sie von Beratern in ruhiger, friedlicher Atmosphäre oder in bekannter Umgebung. Die Konsumenten werden nicht vor den Verkaufsregalen allein gelassen. Dies zeigt, daß der Betreuungskauf gerade in einem so sensiblen Bereich wie dem der diätetischen Lebensmittel unerläßlich ist.

Jeder Mensch ist einzigartig, hat ganz spezielle Präferenzen und reagiert unterschiedlich auf bestimmte Produktangebote. Zudem ist das Thema Ernährung so komplex, daß für den Verbraucher gewöhnlich viele Fragen entstehen. »wie soll ich das Produkt einnehmen?«, »wie oft?«, »wofür ist Formula 2 gut?«.

Fragen, die einer individuellen Beantwortung bedürfen, stellen für Herbalife kein Problem dar. Herbalife-Kunden kaufen die Produkte von zufriedenen Anwendern, die persönliche Erfahrungen mit den Produkten gemacht haben. Sie geben Rat, wenn es Probleme gibt, und unterstützen die Kunden, falls sie in alte Ernährungsgewohnheiten zurückfallen. Gerade bei Gewichtsverlust ist moralische Unterstützung nötig. Die Erfolge geben Herbalife recht.

Zusätzlich zu den Vorteilen einer permanenten individuellen Betreuung, dem Kauf in angenehmer Umgebung und der Diskussion des Angebots in Ruhe, weist das Herbalife Betreuungskaufsystem noch viele entscheidende Vorteile auf. Fragen können beispielsweise sofort oder später persönlich oder am Telefon geklärt werden.

Der Herbalife-Berater steht immer zur Verfügung, um dem Konsumenten zu dienen. Enger Kontakt mit dem Konsumenten und daraus resultierendes Feedback ermöglichen es Herbalife, seine Produkte ständig zu verbessern. Schließlich bietet Herbalife eine 30-Tage Geldrückgabe Garantie, selbst wenn die Verpackung angebrochen oder fast aufgebraucht ist. Es besteht also kein Risiko für den Verbraucher.

Deshalb heißt es bei Herbalife: Betreuungskauf uns sonst nichts.

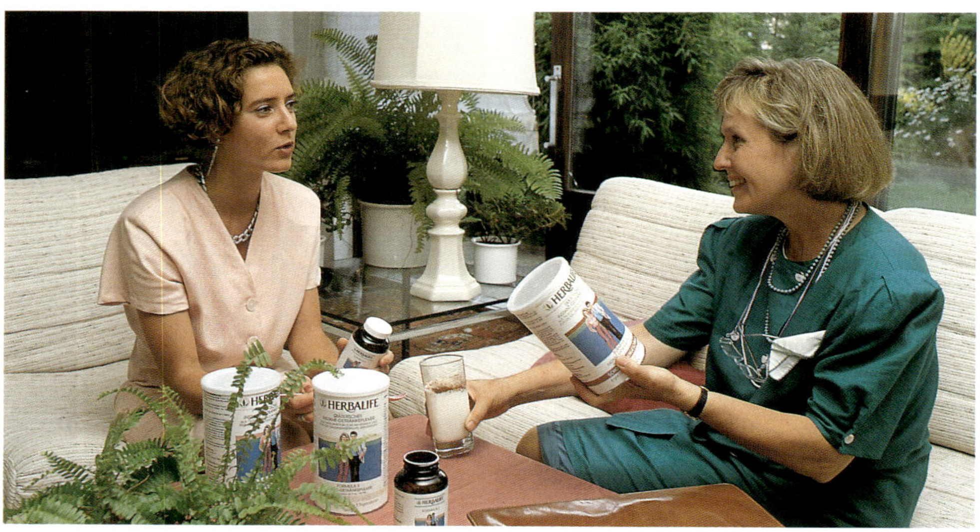

Persönliche Beratung beim Betreuungskaufsystem

Formula 1 und 2: die Produkte des Herbalife Programms

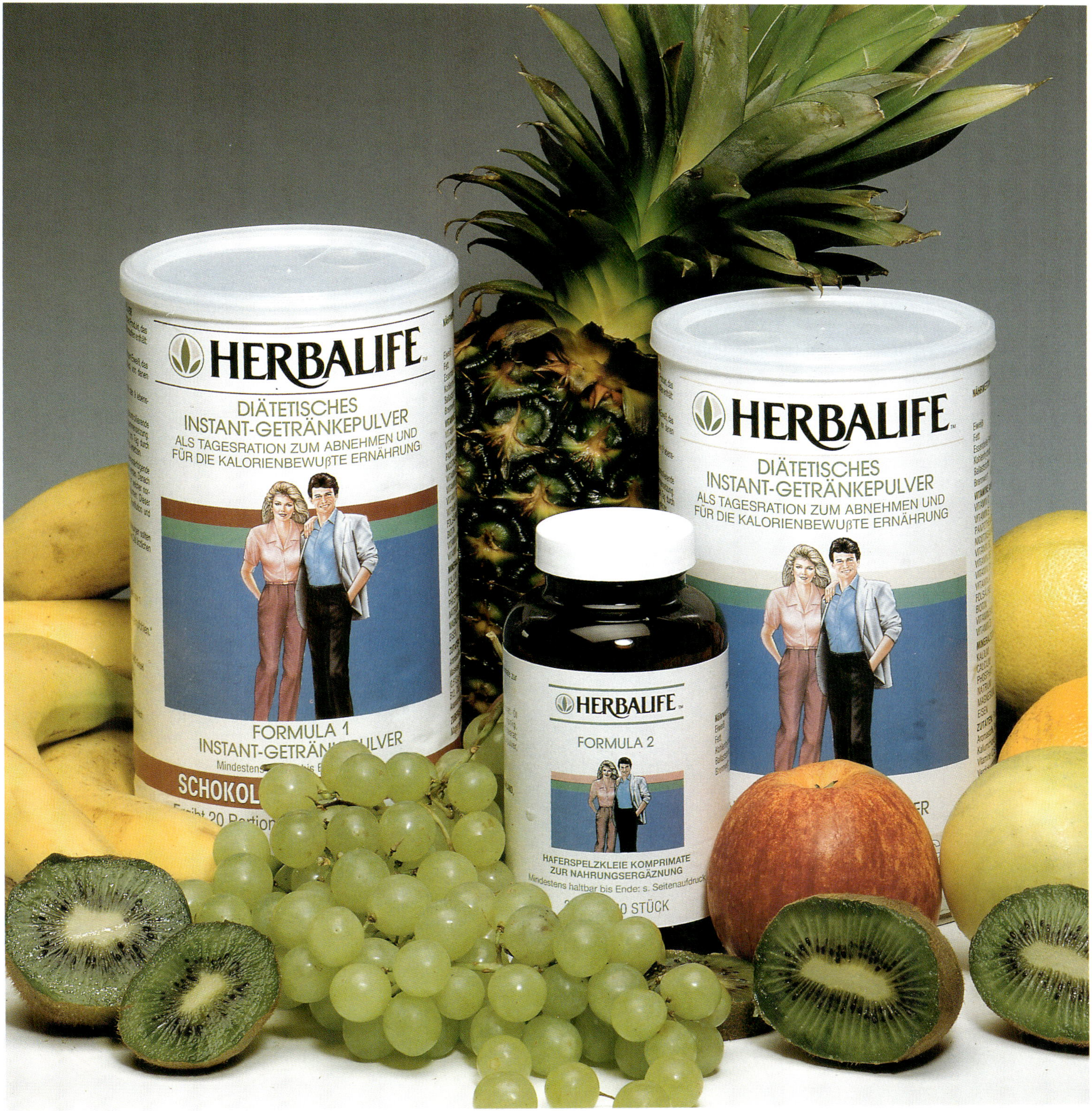
HERBALIFE
DIÄTETISCHES
INSTANT-GETRÄNKEPULVER
ALS TAGESRATION ZUM ABNEHMEN UND
FÜR DIE KALORIENBEWUßTE ERNÄHRUNG
FORMULA 1
HERBALIFE
FORMULA 2
HAFERSPELZKLEIE KOMPRIMATE
ZUR NAHRUNGSERGÄNZUNG
Mindestens haltbar bis Ende: s. Seitenaufdruck
HERBALIFE
DIÄTETISCHES
INSTANT-GETRÄNKEPULVER
ALS TAGESRATION ZUM ABNEHMEN UND
FÜR DIE KALORIENBEWUßTE ERNÄHRUNG

Was der Körper täglich braucht

Bei der Einleitung zum Formula-Ernährungsprogramm wurde ja bereits erwähnt, daß unser Körper jeden Tag über 40 lebenswichtige Grundsubstanzen braucht, um gesund und leistungsfähig zu sein. Es kommt dabei allerdings nicht nur auf das »WAS« an, sondern auch darauf, in welcher Menge diese Nährstoffe zugeführt werden.

Fehlt eine dieser Grundsubstanzen, so können daraus Nährstoffmangelerscheinungen wie zum Beispiel schlechteres Sehen, mangelnde Leistungsfähigkeit, Konzentrationsschwäche bis hin zu schwerwiegenden Gesundheitsstörungen entstehen.

Neben den lebensnotwendigen Aminosäuren – das sind die einzelnen Bausteine des Eiweiß – und den lebensnotwendigen Fettsäuren sind es vor allem die Vitamine, Mineralstoffe und Spurenelemente, die unser Körper fortlaufend in ausreichender Menge braucht. Gerade bei den Vitaminen, Mineralstoffen und Spurenelementen gibt es häufiger Mangelerscheinungen, so daß diese in den folgenden Tabellen genauer vorgestellt werden.

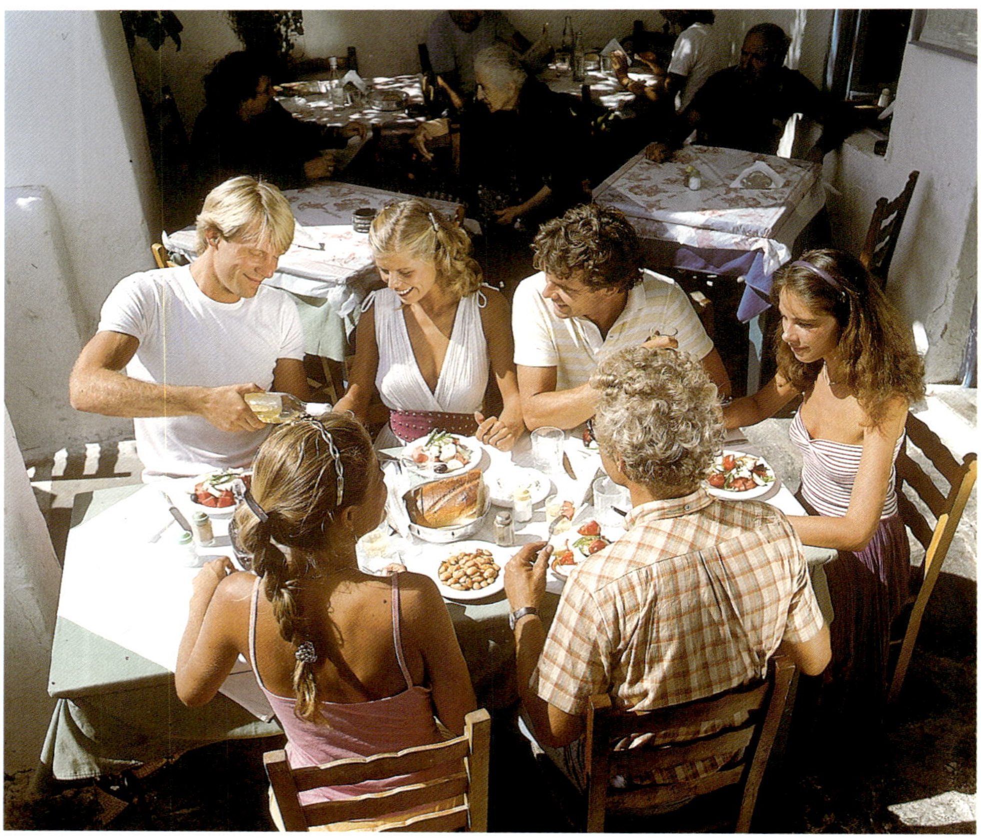

Schauen wir uns zunächst einmal die Vitamine an:

- ○ In welchen Lebensmitteln kommen sie vor?
- ○ Welche Funktion haben sie in unserem menschlichen Körper?

Gerade Vitamine können vom menschlichen Körper nicht selbst hergestellt werden und müssen so täglich zugeführt werden. Vitamine werden unterteilt in fettlösliche und wasserlösliche Vitamine. Es gibt kein Lebensmittel, das alle Vitamine in ausreichender Menge enthält. Aus diesem Grund ist eine abwechslungsreiche und vielseitige, d.h. ausgewogene Ernährung so wichtig.

Es gibt 13 Stoffe, die als Vitamine bezeichnet werden. Trotz des gleichen Na-

Der wichtige Aspekt der Lebensfreude sollte beim Essen nie fehlen

Die Vitamintabelle		
	Vitaminreiche Lebensmittel	*Funktionen im Körper*
Fettlösliche Vitamine		
Vitamin A Carotinoide (=Provitamin A)	Leber, Käse, Karotten, Grünkohl, Tomaten, Spinat	Bedeutung für das Sehvermögen, die Haut, Schleimhäute und die Haare
Vitamin D	Fische, Eigelb, Lebertran, Margarine	Bedeutung für Knochen und Knorpelbildung
Vitamin E	Pflanzenöle, Butter, Margarine, Haferflocken ,Ei	Wichtig für den Fettstoffwechsel
Vitamin K	Geflügel, Rindfleisch, Kohl, Spinat	Einfluß auf die Blutgerinnung
Wasserlösliche Vitamine		
Vitamin B1	Vollkornprodukte, Schweinefleisch, Hülsenfrüchte, Bierhefe	Sichert Zuckerabbau im Stoffwechsel, Funktion im Nervensystem
Vitamin B2	Leber, Niere, Milch und Milchprodukte	Wichtig für die Energiegewinnung, für die Haut und Schleimhäute
Vitamin B6	Fisch, Leber, Vollkornprodukte, Geflügel	Bedeutung im Eiweißstoffwechsel und bei der Blutbildung
Vitamin B12	Fleisch und Fleischprodukte, Milch und Milchprodukte	Wichtig für die Blutbildung und für das Wachstum
Folsäure	Leber, Sojabohnen, grüne Gemüse, Bierhefe, Vollkornprodukte	Wachstum und Blutbildung
Vitamin C	Alle Obst und Gemüsearten, vor allem Zitrusfrüchte, Paprika, Broccoli, Kohl	Wundheilung, Immunstärkung, Eisenaufnahme

mens erfüllen sie ganz unterschiedliche Funktionen im Körper (s. Tabelle oben).

Die Mineralstoffe sind ebenso wie die Vitamine lebensnotwendig. Sie liefernebenfalls keine Kalorien, haben aber wichtige Funktionen in unserem Organismus. Die Mineralstoffe werden unterteilt in Mengen- und Spurenelemente.

Empfohlene Vitamin- und Mineralstoffzufuhr pro Tag
(Erwachsene; 25 bis 51 Jahre; Quelle: DGE; Empfehlungen für die Nährstoffzufuhr 1991)

Nährstoff	Männer	Frauen
Eiweiß (g)	59	48
essentielle Fettsäuren (% der Energie)	3,5	3,5
Vitamin A (mg)	1,0	0,8
Vitamin D (µg)	5	5
Vitamin E (mg)	12	12
Vitamin K (µg)	80	65
Vitamin B1 (mg)	1,3	1,1
Vitamin B2 (mg)	1,7	1,5
Vitamin B6 (mg)	1,8	1,6
Vitamin B12 (µg)	3,0	3,0
Folsäure (µg)	300	300
Vitamin C (mg)	75	75
Calcium mg)	900	900
Magnesium (mg)	350	300
Eisen (mg)	10	15
Jod (µg)	200	200
Zink (mg)	15	12

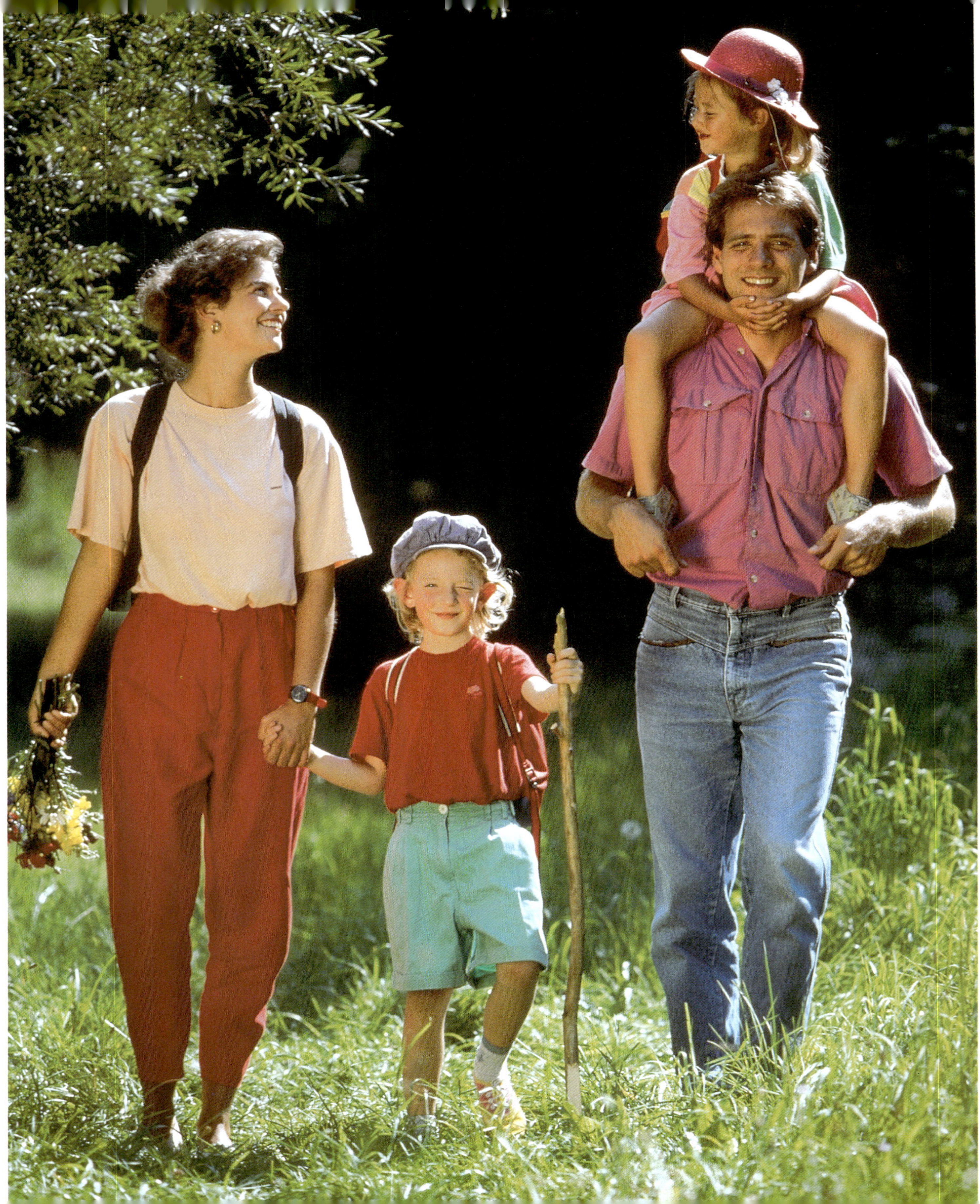

Von den Mengenelementen werden größere Mengen benötigt, von den Spurenelementen nur geringe Mengen (siehe Tabelle rechts).

Nachdem Sie jetzt erfahren haben

- welche Nährstoffe der Mensch pro Tag benötigt,
- welche Bedeutung diese Nährstoffe für unser Wohlbefinden haben und
- wo d.h. in welchen Lebensmitteln sie vorkommen,

zeigt die Tabelle auf Seite 27, rechts, eine Übersicht über die Menge dieser Nährstoffe, die wir als Erwachsene jeden Tag zu uns nehmen sollten, um gesund und leistungsfähig zu bleiben.

Die Empfehlungen für die Nährstoffzufuhr in den anderen Altersgruppen liegen nur minimal über bzw. unter den vorgestellten der Gruppe der 25 bis 51jährigen Erwachsenen.

Schwangere und stillende Frauen, Raucher, Personen mit hohem Alkoholkonsum und andere Risikogruppen haben allerdings einen erheblich höheren Bedarf an bestimmten Nährstoffen.

Nachdem nun ausführlich dargestellt wurde, was wir täglich brauchen, handelt das nächste Kapitel von den »Stoffen«, auf die wir ohne weiteres verzichten können.

Die Mineralstofftabelle

	Mineralstoffreiche Lebensmittel	*Funktionen im Körper*
Mengenelemente		
Natrium	Kochsalz, Wurst, Käse nahezu alles	Wasserhaushalt und Verdauungssäfte
Kalium	Obst, Kartoffeln, Gemüse	Muskelfunktion, Wasserhaushalt
Magnesium	Vollkornprodukte, Milch und Milchprodukte, Hülsenfrüchte	Bedeutung für die Erregbarkeit von Muskeln und Nerven und für den Knochenaufbau
Calcium	Milch und Milchprodukte, Gemüse (Grünkohl)	Aufbau von Knochen und Zähnen, Blutgerinnung, Nerven- und Muskelerregung
Phosphor	Milch und Milchprodukte Fleisch und Wurst	Baustoff für Knochen, Energiestoffwechsel
Spurenelemente		
Eisen	Leber, Fleisch, Vollkornprodukte, Hülsenfrüchte	Bestandteil des roten Blutfarbstoffs, Sauerstofftransport
Jod	Seefisch, Milch und Milchprodukte, Jodsalz	Bedeutung für die Funktion der Schilddrüse
Fluor	Seefisch, Vollkornprodukte, schwarzer Tee	Bedeutung für die Bildung und Härte des Zahnschmelzes

Wandern ist Fitneßtraining und Familiensport zugleich

Was der Körper ohne weiteres entbehren kann

Bei der Vorstellung des Ernährungskreises wurden in den 7 Lebensmittelgruppen diejenigen Lebensmittel empfohlen, die wir täglich essen und trinken sollten. Diese Lebensmittel liefern die lebensnotwendigen Nährstoffe und enthalten meist viele Nährstoffe im Verhältnis zu den damit aufgenommenen Kalorien.

Das Verhältnis von Nährstoffen zu der mitgelieferten Energie, das heißt den Kalorien, bezeichnet man auch als *Nährstoffdichte*. Lebensmittel mit einer hohen Nährstoffdichte sind wünschenswert bei einer ausgewogenen Ernährung.

Wo es wünschenswerte Lebensmittel gibt, sind weniger wünschenswerte natürlich nicht weit. Da Lebensmittel mit einer niedrigen Nährstoffdichte den Erfolg einer Gewichtsabnahme und Gewichtskontrolle behindern können, werden in der Tabelle rechts einige davon dargestellt.

Auch wenn die aufgelisteten Lebensmittel weniger geeignet sind, so heißt das nicht, daß Sie darauf völlig verzichten müssen. Man sollte nur darauf achten, diese Lebensmittel und Getränke sparsam in den Tagesplan einzubauen, um den Gewichtsabnahmeerfolg nicht zu gefährden.

Besonderes Augenmerk gilt dabei vor allem den alkoholischen Getränken und den fettreichen Speisen. Alkohol und Fett sind wahre Kalorienkonzentrate. Fett z.B. liefert mehr als doppelt soviel Energie wie Kohlenhydrate und Eiweiße.

Weniger geeignete Lebensmittel

(Quelle: Dr. G. Schmitt; Arbeitskreis Ernährung und Sport der Universität Gießen, 1989)

Lebensmittelgruppe	**weniger geeignet**
Brot und Backwaren	Weißbrot, Weißbrötchen, Toast, fettreiche Backwaren, Blätterteig, Pasteten, Creme- und Sahnetorten
Nährmittel und Teigwaren	wenn fettreich zubereitet
Kartoffeln	Pommes frites, Chips, Röst- und Bratkartoffeln
Gemüse, Salate	Gemüsekonserven
Obst	zuckerhaltige Obstkonserven
Süßigkeiten	alle (viele Kalorien und keine Nährstoffe)
Milch und Milchprodukte	Kondensmilch, fertige Milchmixgetränke (Zucker), fettreiche Käsesorten
Eier und Eierspeisen	hartgekochte Eier, Eiersalate mit Mayonnaise
Fleisch	fettreiche Fleischsorten und Fleisch in fettreicher Zubereitung (gebacken, fritiert, paniert)
Fleischwaren	fettreiche Wurst wie Salami, Blut-, Leber-, Tee-, Bratwurst, Wurstsalat
Fisch	panierte, gebackene und fritierte Fischspeisen, fettreiche Fische wie Aal, Makrele, Hering, Fischsalate in Mayonnaise
Suppen und Soßen	fette Brühen, Mehlschwitzen, Mayonnaisen, Remouladen-Sauce, Sauce Hollandaise
Getränke	Alkohol (wenig Nährstoffe, aber viel Kalorien), zuckerhaltige Limonaden, Fruchtsaftgetränke und -nektar

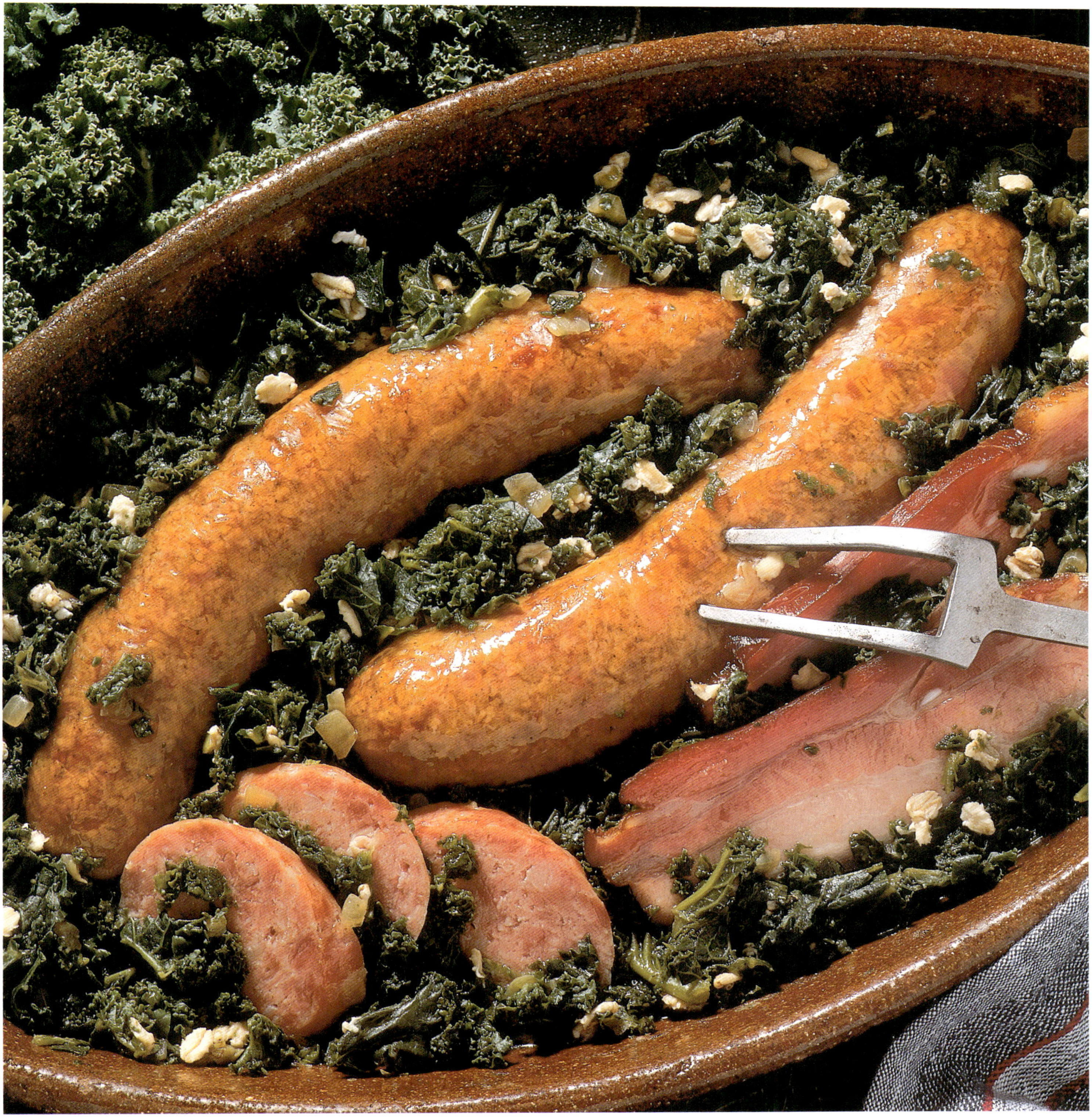

DIE PRAXIS –

Erste Phase: Formula 1 und Formula 2 als Mahlzeitenersatz

Das Formula-Ernährungsprogramm wurde ja bereits schon in groben Zügen vorgestellt. Im folgenden Abschnitt wird speziell die erste Phase unter die Lupe genommen.

Sie erinnern sich noch?

In der ersten Phase des Formula-Ernährungsprogramms wird Formula 1 zur deutlichen Gewichtsreduktion über einen begrenzten Zeitraum als ausschließliche Ernährung eingenommen.

Formula 2 dient in dieser Phase der Ballaststoffergänzung.

Wichtig in dieser Phase ist die ausreichende Flüssigkeitszufuhr und die vorschriftsmäßige Einnahme der Produkte.

Ziel ist, wie bereits erwähnt, eine deutliche Gewichtsabnahme.

Zur deutlichen Gewichtsabnahme sollte über einen begrenzten Zeitraum von maximal 4 Wochen ausschließlich Formula 1 eingenommen werden. Dies entspricht einer Kalorienzufuhr von 852 Kcal pro Tag. Bei dieser Energiezufuhr ist eine gute Gewichtsabnahme bei geringen Nebenwirkungen zu erwarten.

Es empfiehlt sich, 4 Shakes über den Tag verteilt zu trinken, um so eine bestmögliche Sättigung zu erreichen.

Mit Shakes und viel kalorienarmer Flüssigkeit kommen Sie dem Wunschgewicht immer näher

Wie bereitet man einen Shake zu?

Vermischen Sie 2 Eßlöffel (29 g) Formula 1 mit 250 ml Magermilch zu einem leckeren Shake.

Formula 1 ist so zusammengesetzt, daß Sie damit Ihren Körper mit allen wichtigen Kohlenhydraten, essentiellen Fettsäuren, Vitaminen und Mineralstoffen versorgen.

Zur Abwechslung gibt es Formula 1 in 3 verschiedenen Geschmacksrichtungen:

Schokolade, Erdbeere und Vanille

Shakevariationen und andere raffinierte Rezepte finden Sie ab Seite 34.

Wichtig für eine medizinisch sichere Gewichtsabnahme ist die Einnahme aller empfohlenen Shakes (4 pro Tag) und eine

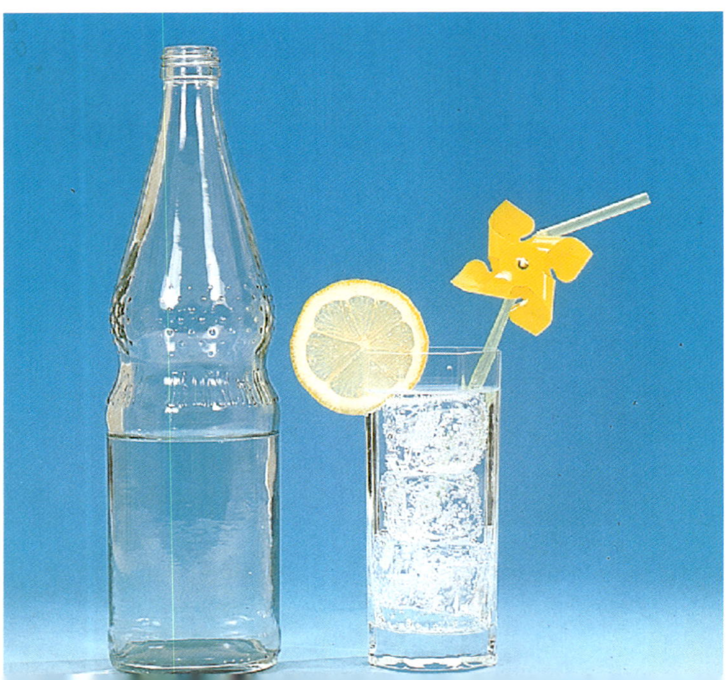

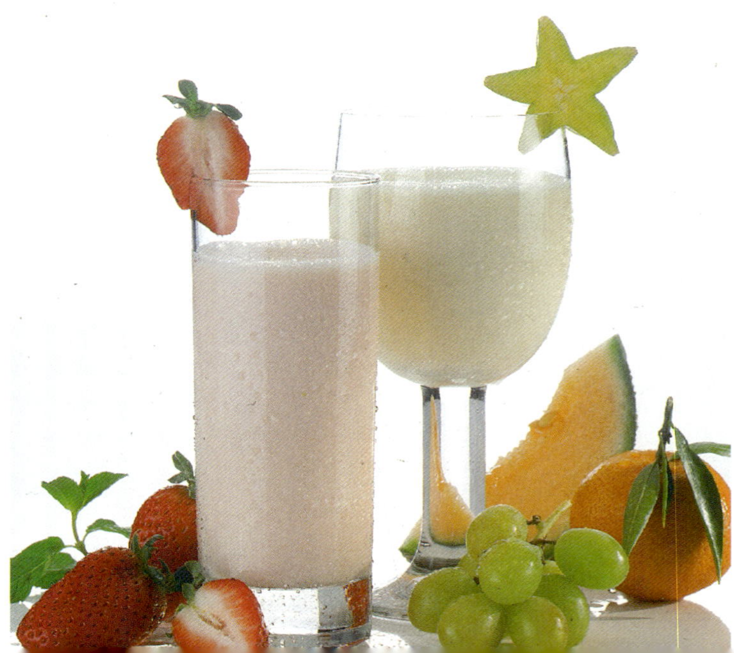

ausreichende Flüssigkeitszufuhr (mindestens 2 ½ Liter pro Tag), da nur dann dem Körper alle lebensnotwendigen Nährstoffe zugeführt werden und allgemeine Fastennebenwirkungen wie Konzentrationsschwäche, Kreislaufstörungen oder Kopfschmerzen vermieden werden können.

Vor einer längeren ausschließlichen Ernährung mit Formula 1 ist außerdem eine ärztliche Beratung und Betreuung empfehlenswert.

Dies gilt besonders dann, wenn bereits medizinische Risikofaktoren oder Begleiterkrankungen vorhanden sind. Auch Kinder, Schwangere, Personen mit Nierenerkrankungen und Diabetiker sollten grundsätzlich vor dem Beginn einer kalorienreduzierten »Diät« ihren Arzt befragen.

Nach einer ausschließlichen Ernährung mit Formula 1 sollte in einer Übergangsphase stufenweise pro Tag ein Herbalife-Shake durch eine Mahlzeit aus ausgewogener Mischkost ersetzt werden.

Nahrungsergänzung mit Formula 2 in der ersten Phase

In der ersten Phase des Formula-Ernährungsprogramms sollte Formula 2 als nahrungsergänzendes Mittel eingesetzt werden. Die Einnahme der Ballaststoffkomprimate dient nicht nur der notwendigen Ballaststoffzufuhr, sondern verhindert auch ein allzu großes Hungergefühl und sorgt für eine gut funktionierende Verdauung.

Beispiel eines Ernährungsplans zu Beginn der zweiten Phase:

- ○ 2 Wochen 4 x täglich Formula 1
- ○ + 2 ½ bis 3 Liter kalorienfreie Flüssigkeit pro Tag
- ○ + Nahrungsergänzung über Formula 2
- ○ allmählicher Start mit der zweiten Phase: ca. 1 Woche stufenweiser Austausch von jeweils einem Shake durch eine Mahlzeit ausgewogener Mischkost; einschließlich Nahrungsergänzung über Formula 2

Zur Unterstützung der Gewichtsabnahme und zur Vorbereitung auf die Gewichtskontrolle sollte die erste Phase durch Bewegung und mentales Training begleitet und unterstützt werden. Mehr darüber erfahren Sie in einem der nächsten Kapitel.

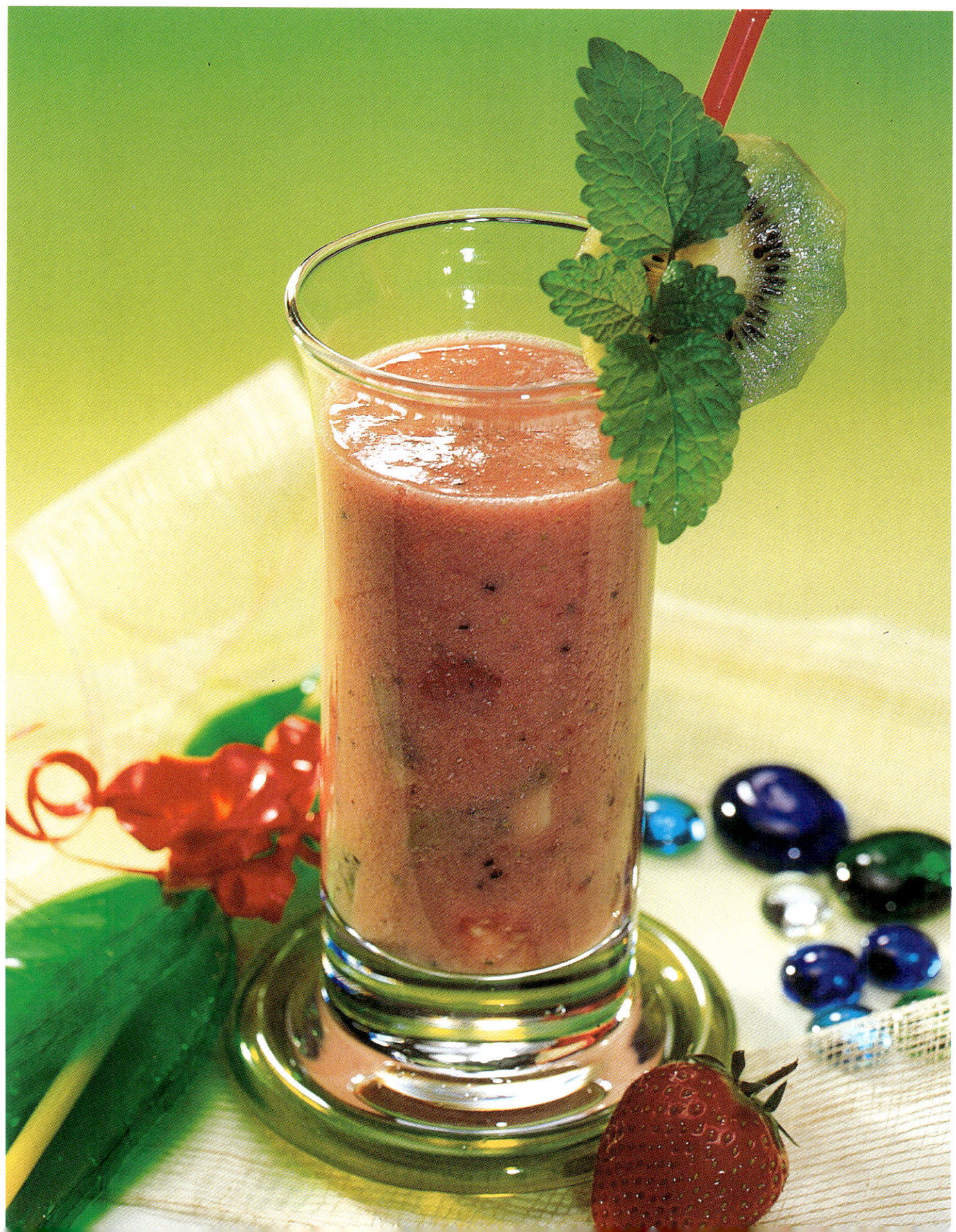

Der Shake enthält alle wichtigen Nährstoffe, die der Körper braucht

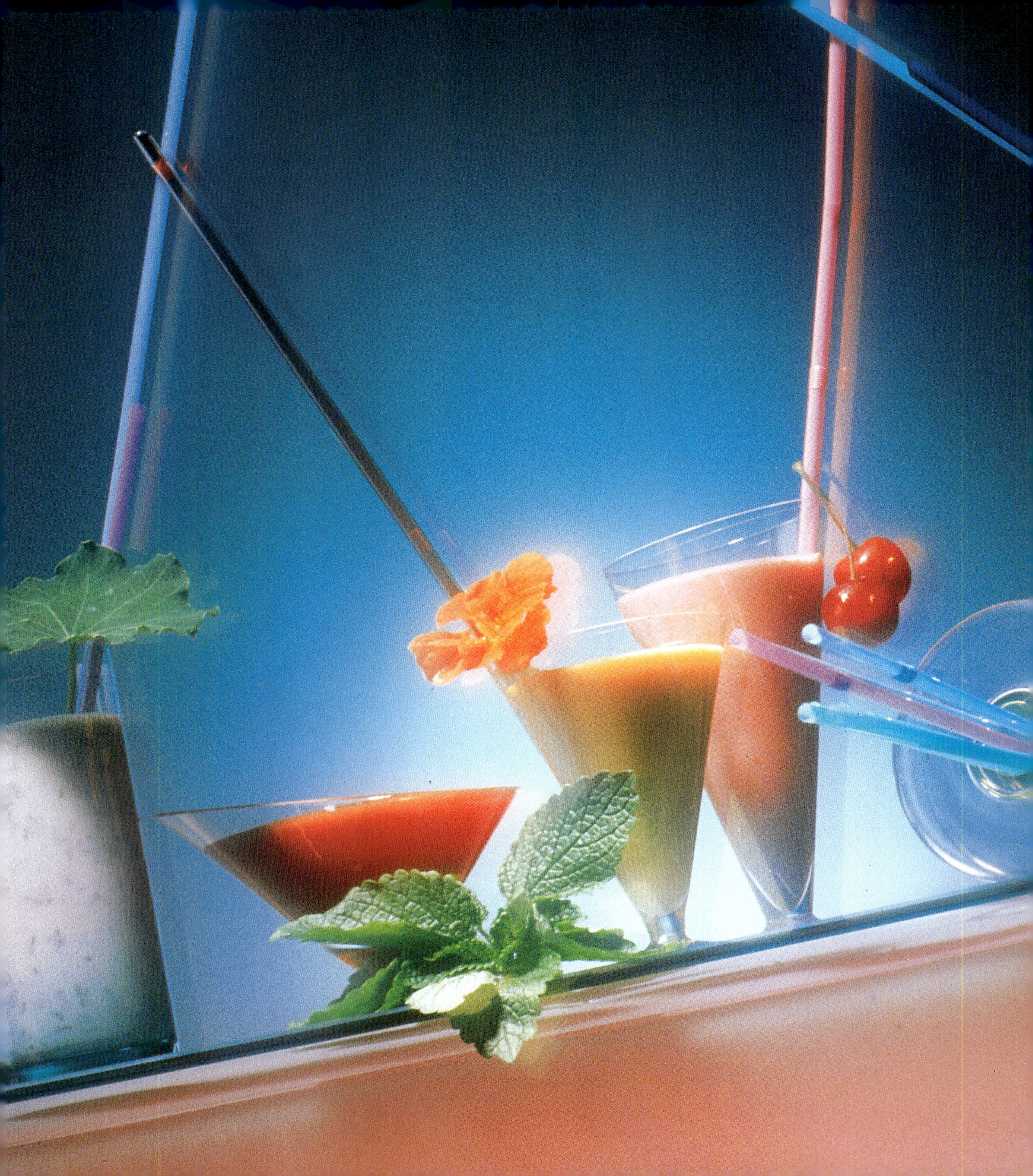

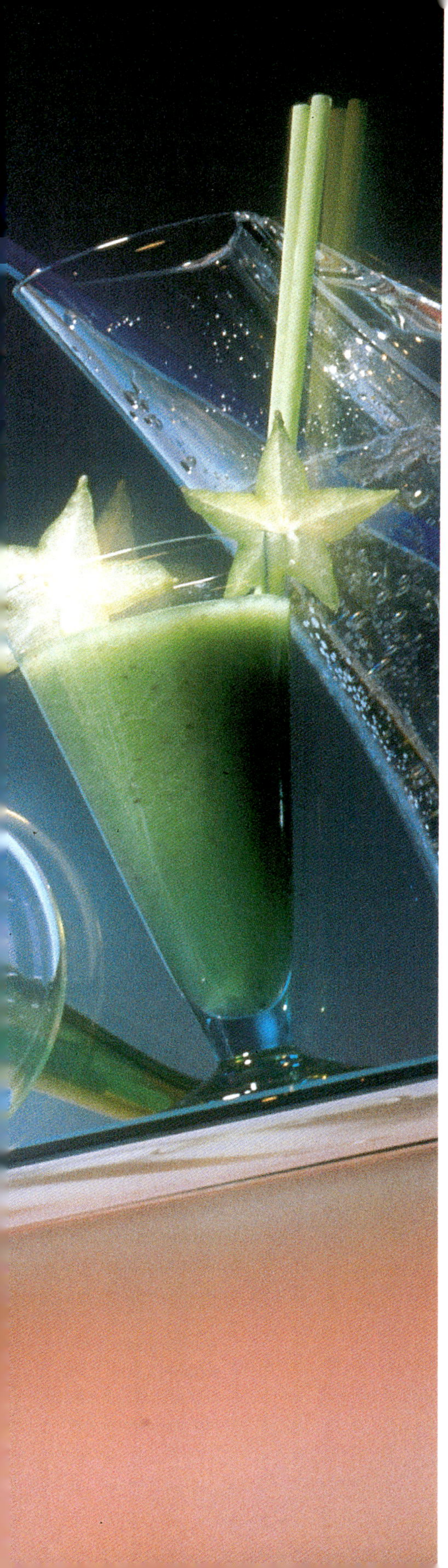

SHAKE-VARIATIONEN

Die drei Geschmacksrichtungen von Formula 1 – Schokolade, Erdbeere und Vanille – kennen Sie bereits. Wie wär's mit etwas Abwechslung? Denn nicht nur mit Milch kann man damit leckere Shakes aufschlagen. Eine sehr erfrischende Variante erhalten Sie, wenn Sie das Pulver mit anderen fettarmen Milchprodukten, etwa Kefir, Buttermilch, Dickmilch oder Joghurt, mixen. Sie können es auch mit frischen Früchten der Saison und mit raffinierten Gewürzen verfeinern. Ja sogar Eis und lockere Cremes lassen sich damit wunderbar zubereiten. Alle Varianten gelten für 1 Person und sind von den Nährstoffen her so zusammengesetzt, daß Sie beliebig alle Tagesmahlzeiten durch einen dieser Drinks oder Desserts ersetzen können. Probieren Sie die folgenden Rezepte einfach aus – vielleicht kommen Ihnen dabei eigene, neue Ideen. Auf jeden Fall die Zutaten immer so lange verrühren, bis sich das Pulver vollständig gelöst hat. Die Mix-Getränke am besten gleich nach dem Anrühren trinken, sonst trennen sich die Zutaten wieder voneinander. Und wenn Sie zerstoßene Eiswürfel oder tiefgekühlte Früchte untermischen, geraten die Drinks besonders spritzig.

Abnehmen und genießen – mit diesen Shakes gehts garantiert

Vanille-Brombeer-Shake

▷ 230 kcal ○ 15 g E, 6 g F, 18 g K

2 EL Formula 1 Vanillepulver
Saft von ½ Zitrone
50 g Brombeeren (frisch oder tiefgekühlt)
200 ml Buttermilch

1. Pulver mit Zitronensaft, Brombeeren und Buttermilch im Mixer aufschlagen.
2. In ein hohes Glas füllen, mit einer Zitronenscheibe garnieren.

Vanille-Beeren-Kaltschale

▷ 260 kcal ○ 14 g E, 8 g F, 31 g K

2 EL Formula 1 Vanillepulver
1 EL Zitronensaft
½ Banane
1 EL Sauerrahm
150 ml Magermilch
1 Msp. gemahlener Kardamom
2 EL Beerenmischung (tiefgekühlt oder frisch)
Zitronenmelisse-Blättchen

1. Vanille-Pulver mit Zitronensaft, Banane, Sauerrahm und Milch im Mixer aufschlagen, mit Kardamom würzen.
2. In einen Suppenteller gießen. Beerenmischung dazugeben, mit Melisse-Blättchen garnieren.

Vanille-Pfirsichcreme

▷ 280 kcal ○ 15 g E, 7 g F, 37 g K

1 reifer Pfirsich (oder 1 Birne)
2 EL Formula 1 Vanillepulver
150 ml Dickmilch (1,5 % Fett)
1 TL Puderzucker
1 EL Zitronensaft
1 Waffelröllchen

1. Pfirsich waschen, putzen, entsteinen. 3/4 davon in Stücke schneiden.
2. Mit Vanillepulver, Dickmilch, Zucker und Zitronensaft im Mixer verquirlen.
3. Creme anrichten und mit Pfirsichspalten und Waffelröllchen garnieren.

E = Eiweiß, F = Fett, K = Kohlenhydrate

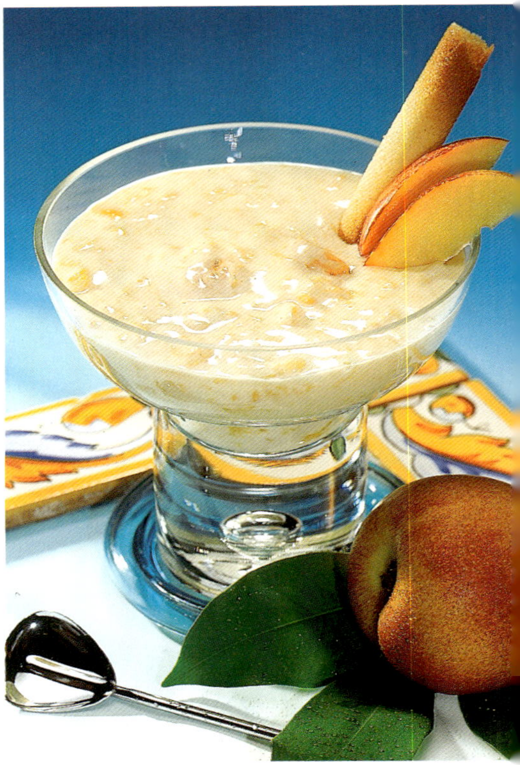

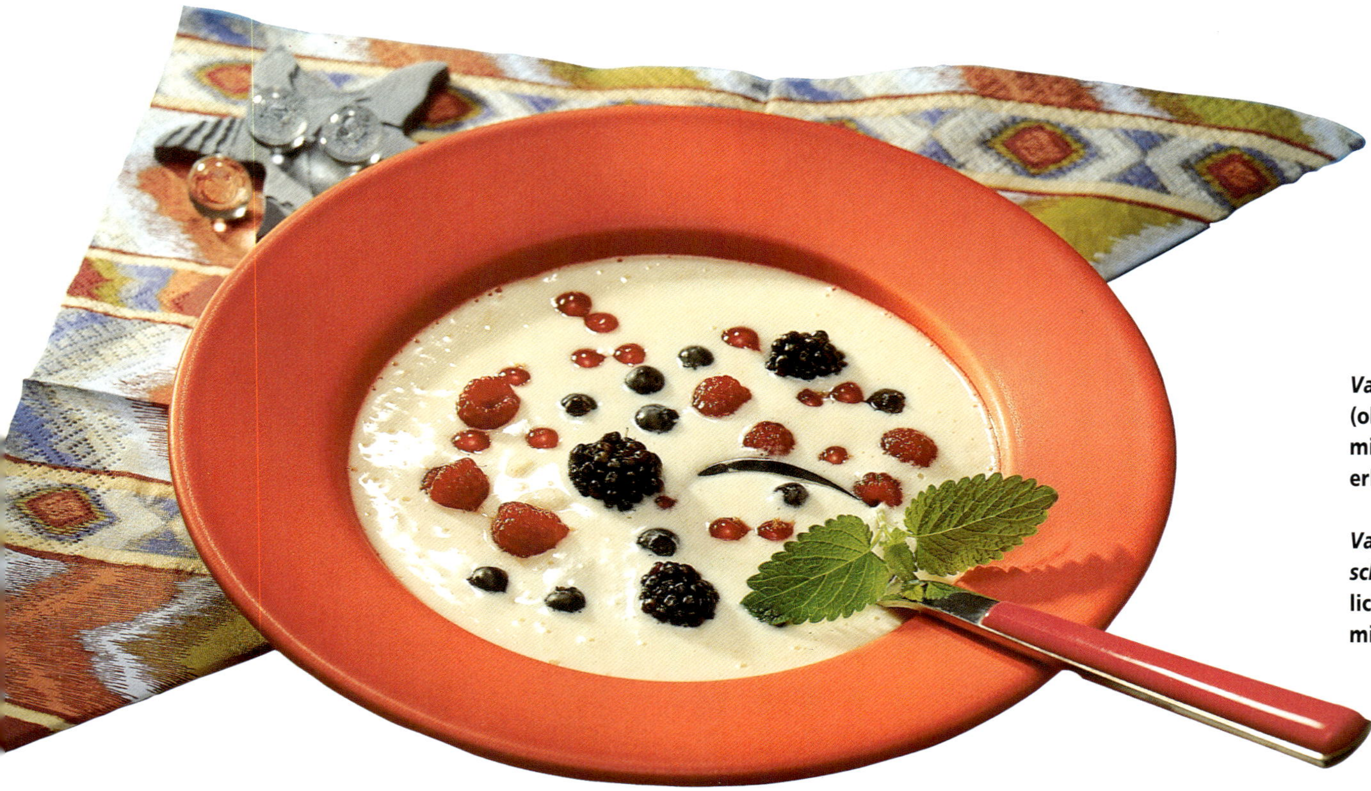

Vanille-Pfirsichcreme **(oben): Fruchtiges mit einer feinen säuerlichen Note**

Vanille-Beeren-Kaltschale **(links): Köstlich erfrischend auch mit anderem Obst**

Vanille-Heidelbeer-Quark

▷ 200 kcal ○ 15 g E, 6 g F, 33 g K

1 EL Formula 1 Vanillepulver
2 EL Magerquark
1/2 TL Puderzucker
1 EL Zitronensaft
50 ml Magermilch
50 g Heidelbeeren (frisch oder tiefgekühlt)
1 EL Mandelblättchen

1. Vanillepulver mit Quark, Zucker, Zitronensaft, Milch und Beeren mit dem Rührgerät aufschlagen.
2. Mandelblättchen in einr Pfanne ohne Fett rösten.
3. Quark im Dessertschälchen anrichten. Mandeln überstreuen.

Vanille-Erdbeer-Drink

▷ 310 kcal ▷ 18 g E, 9 g F, 42 g K

1/2 kleine Banane (50 g)
1 kleine Orange (100 g)
1 EL Formula 1 Erdbeerpulver
1 EL Formula 1 Vanillepulver
Zitronensaft
200 ml Kefir (1,5 % Fett)

1. Banane schälen, in Stücke teilen. Orange halbieren, 1 dünne Scheibe abschneiden, Rest auspressen.
2. Erdbeer- und Vanillepulver mit Banane, Orangensaft, Zitronensaft und Kefir im Mixer aufschlagen.
3. Drink in ein hohes Glas füllen. Mit Orangenscheibe garnieren.

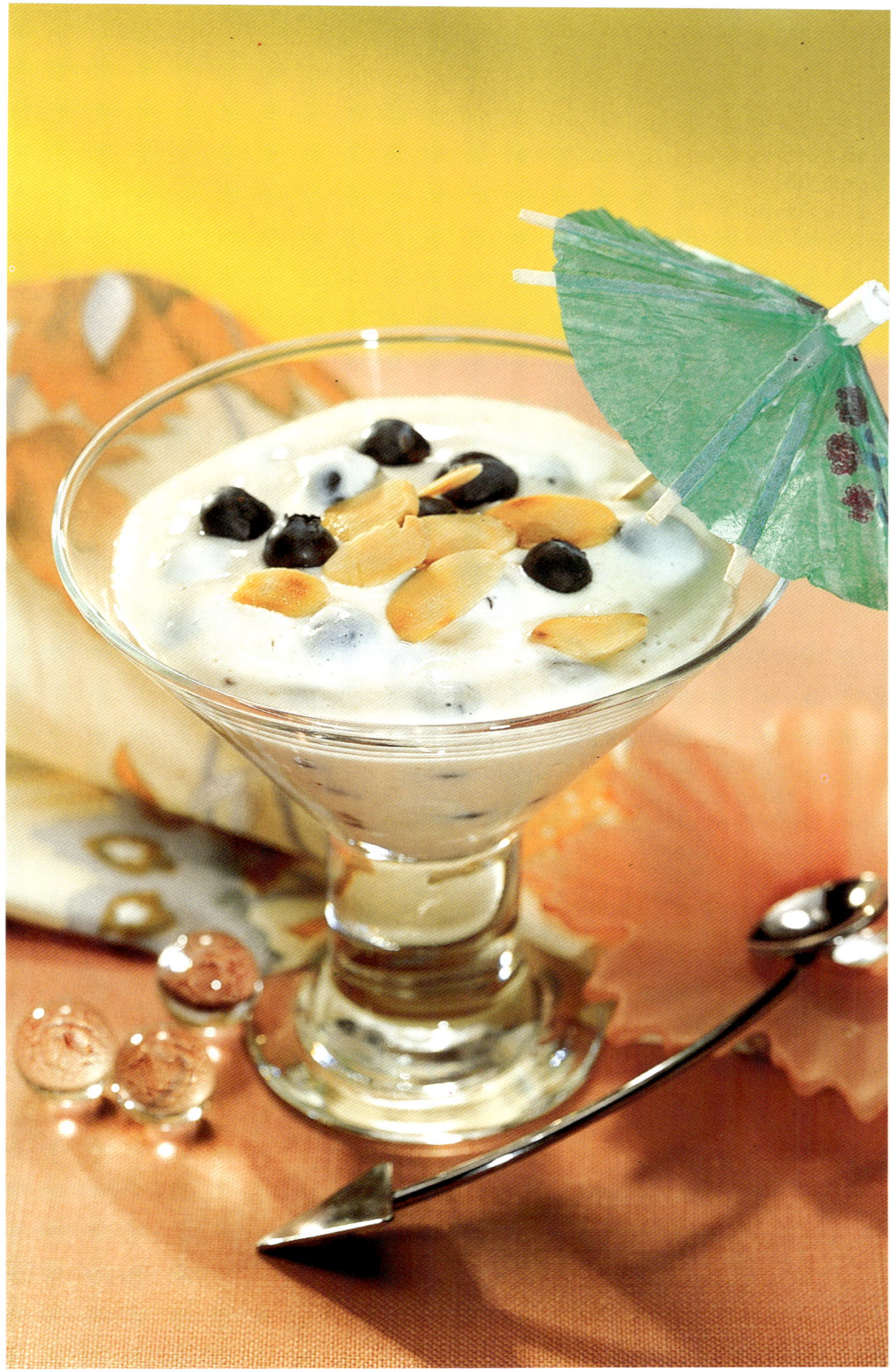

***Vanille-Heidelbeer-Quark*: Gut gekühlt schmeckt er ganz besonders gut**

Vanille-Früchte-Mix

▷ 280 kcal ○ 14 g E, 8 g F, 38 g K

1 kleine Kiwi (50 g)
50 g Himbeeren (frisch oder tiefgekühlt)
2 EL Formula 1 Vanillepulver
100 ml Apfelsaft
150 ml Magermilch

1. Kiwi schälen, eine Scheibe zum Garnieren abschneiden, Rest in Stücke teilen. Frische Himbeeren verlesen, kalt abbrausen.
2. Früchte mit Vanillepulver, Apfelsaft und Milch verquirlen. In ein Glas füllen. Mit Mineralwasser aufgießen. Mit Kiwischeibe verzieren.

Schoko-Kaffee-Getränk

▷ 250 kcal ○ 15 g E, 8 g F, 28 g K

2 EL Formula 1 Schokoladenpulver
50 ml starker kalter Kaffee
200 ml Magermilch
je 1 Msp. Zimt und Kardamom
½ TL Puderzucker

1. Schokoladenpulver mit Kaffee und Milch kräftig aufschlagen.
2. Mit Zimt, Kardamom und Zucker abschmecken. Im hohen Glas servieren.

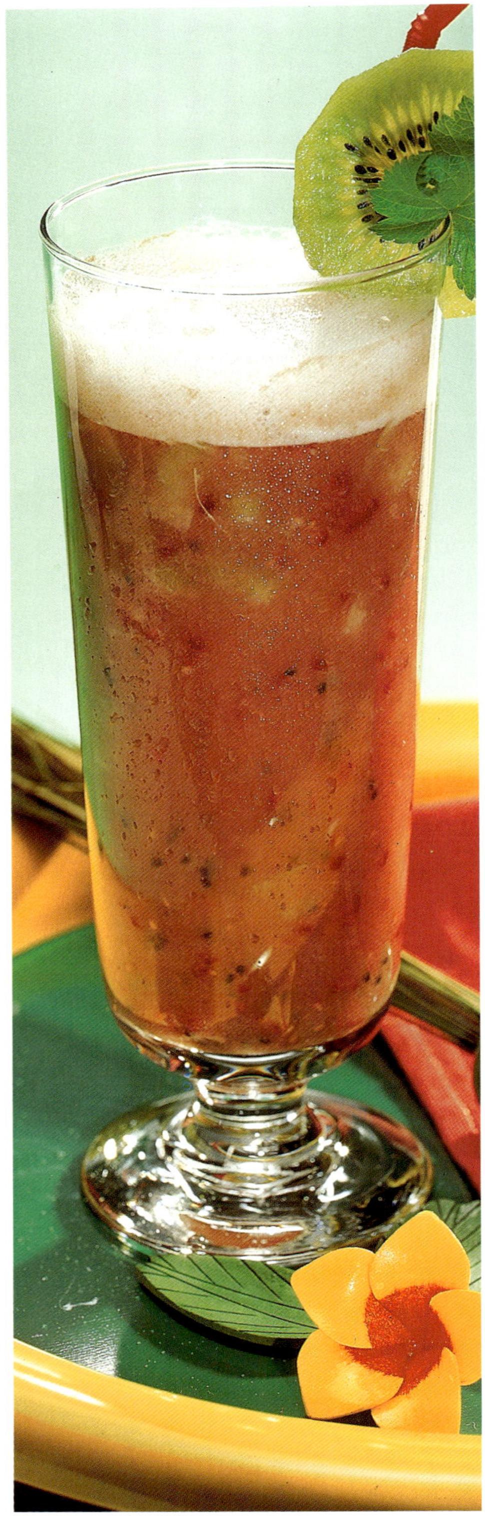

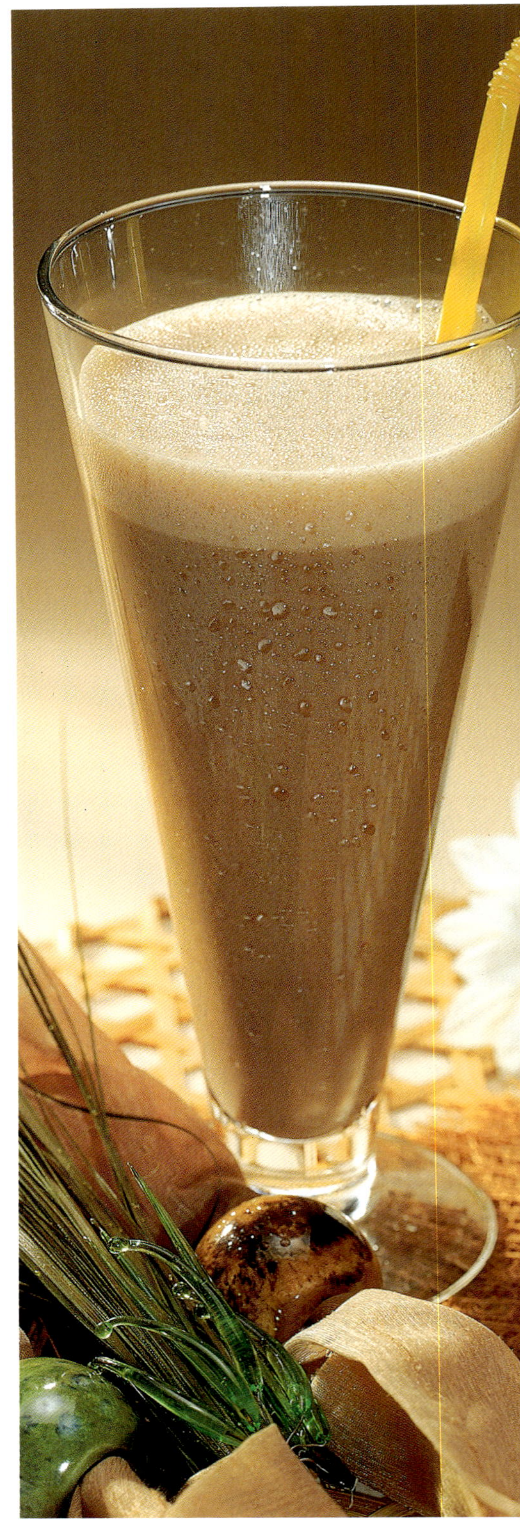

Mal fruchtig, mal herb: *Vanille-Früchte-Mix* (rechts) und *Schoko-Kaffee-Getränk* (ganz rechts)

Schoko-Bananen-Mousse mit Pfirischsauce

▷ 290 kcal ○ 14 g E, 7 g F, 38 g K

1/2 kleine reife Banane (50 g)
1 EL Zitronensaft
2 Blatt weiße Gelatine
2 EL Formula 1 Schokoladenpulver
1 TL Espressopulver
150 ml Magermilch
1 Msp. Zimt
1 kleiner reifer Pfirsich (oder 50 g Tiefkühl-Himbeeren)
Minzeblättchen

1. Banane schälen, in Stücke teilen, mit 1/2 EL Zitronensaft beträufeln.
2. Gelatine in kaltem Wasser 5 Minuten einweichen.
3. Banane mit Schokoladenpulver, Espresso und Milch aufschlagen. Mit Zimt abschmecken.
4. Gelatine bei milder Hitze auflösen, unterrühren. Die Creme etwa 2 Stunden im Kühlschrank fest werden lassen.
5. Pfirsich schälen, entsteinen, in Stücke schneiden. Mit 1/2 EL Zitronensaft fein pürieren.
6. Von der Creme Nocken abstechen und mit Pfirsichsauce anrichten. Mit Minze garnieren.

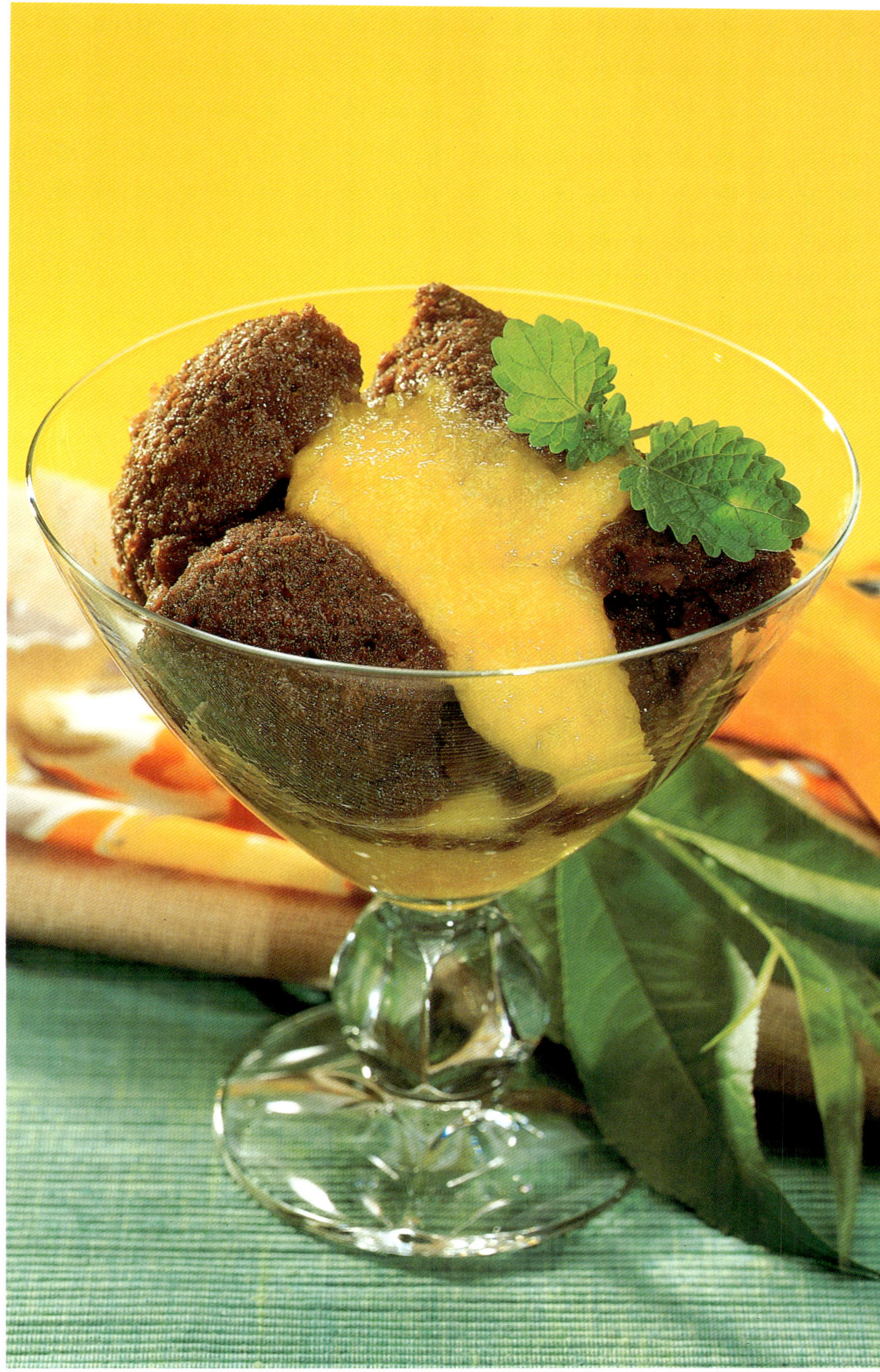

***Schoko-Bananen-Mousse mit Pfirsichsauce*: Locker und cremig – ideal als Süßes für zwischendurch**

Birnen-Schoko-Creme auf marinierten Orangen

▷ 310 kcal ○ 18 g E, 8 g F, 43 g K

1 kleine reife Birne (60 g)
2 EL Formula 1 Schokoladenpulver
200 ml Dickmilch, 1,5 %
2 EL Zitronensaft
1 Msp. gemahlener Kardamom
1 kleine Orange, 1/2 TL Puderzucker
Minzeblättchen

1. Birne schälen, entkernen und in Stücke teilen.
2. Schokoladenpulver mit Birnenstücken und Dickmilch im Mixer verquirlen, mit 1 EL Zitronensaft und Kardamom abschmecken.
3. Orange dick schälen, filetieren. Filets mit Puderzucker und 1 EL Zitronensaft kurz marinieren. Mit der Creme in ein Glas schichten. Mit Minze, Orangen- und Birnenspalten garnieren.

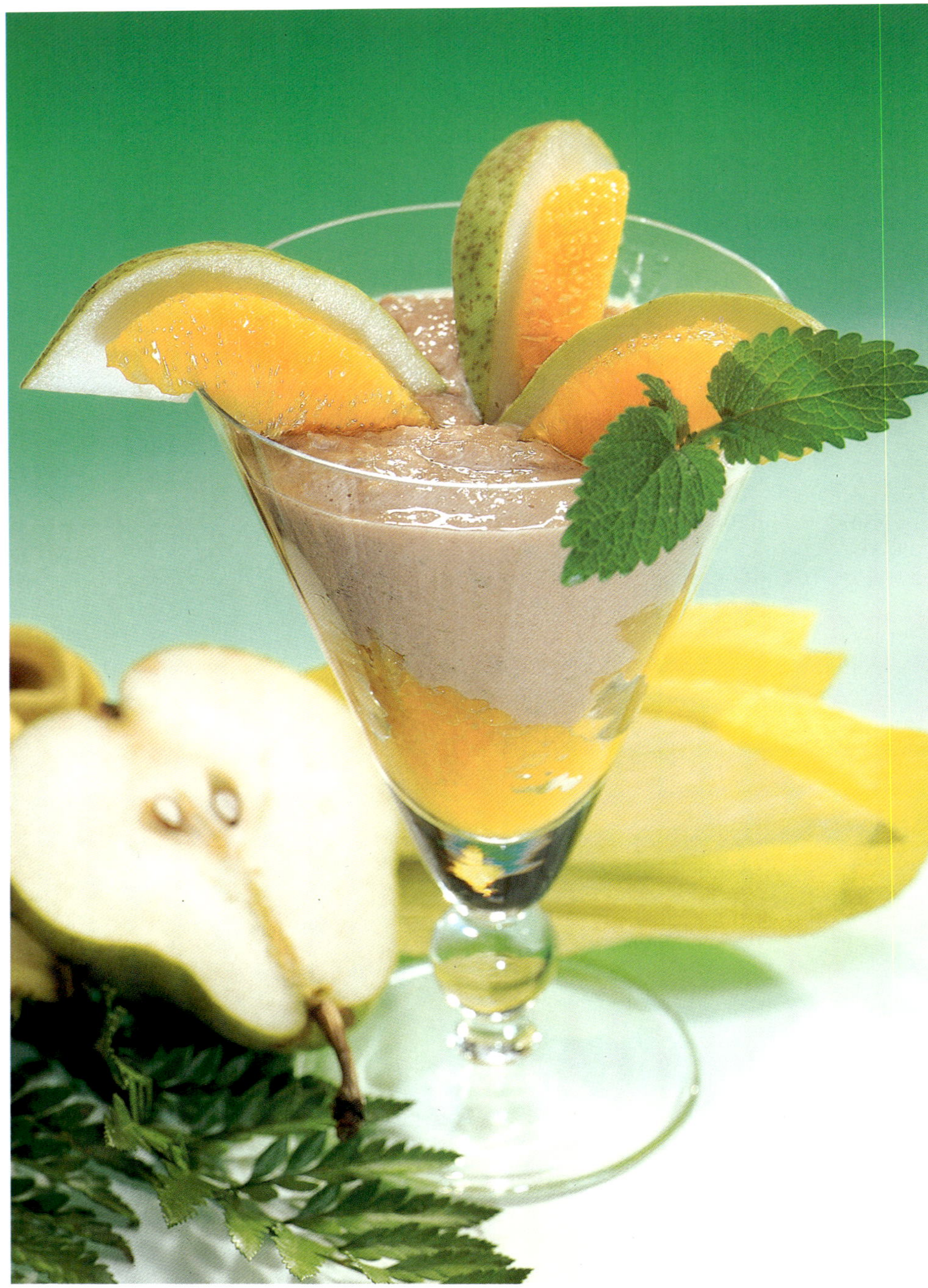

Angenehm herb: Birnen-Schoko-Creme auf marinierten Orangen

Schoko-Vanille-Eis auf Ananas-Kiwi-Salat

▷ 310 kcal ○ 17 g E, 19 g F, 23 g K

1 EL Formula 1 Schokoladenpulver
1 EL Formula 1 Vanillepulver
1 TL gehackte Mandeln
180 ml Magermilch
2 EL Schlagsahne
1 kleine Kiwi
1 frische Ananasscheibe
1 /2 TL Puderzucker

1. Schokoladen- und Vanillepulver mit Mandeln, Milch und Sahne verquirlen. Im Tiefkühler etwa 3 Stunden gefrieren lassen. Dabei mehrmals umrühren, damit sich keine Kristalle bilden.
2. Kiwi und Ananas schälen, klein würfeln, mit Zitronensaft und Zucker marinieren. Mit Eiskugeln anrichten.

Erdbeer-Minz-Drink

▷ 210 kcal ○ 15 g E, 6 g F, 24 g K

2 EL Formula 1 Erdbeerpulver
Saft von 1/2 Zitrone
1 Becher Magermilch-Joghurt
50 ml Magermilch
1-2 Stengel Minze

1. Erdbeerpulver mit Zitronensaft, Joghurt und Milch verquirlen.
2. Minze sehr fein hacken, unterrühren. Im Glas servieren.

Erdbeer-Kiwi-Cocktail

▷ 260 kcal ○ 16 g E, 7 g F, 35 g K

1 Kiwi
100 g Erdbeeren (frisch oder tiefgekühlt)
2 EL Formula 1 Erdbeerpulver
Zitronensaft
200 ml Buttermilch
Mineralwasser, Zitronenmelisse

1. Kiwi schälen, klein schneiden. Frische Erdbeeren putzen, waschen, vierteln.
2. Erdbeerpulver mit Zitronensaft, Buttermilch und Früchten gut aufschlagen. In ein hohes Glas füllen. Mit Mineralwasser aufgießen, mit Melisseblättchen verzieren.

Erdbeer-Orangen-Drink

▷ 270 kcal ○ 18 g E, 9 g F, 47 g K

1 Orange
100 g Erdbeeren (frisch oder tiefgekühlt)
1 EL Formula 1 Erdbeerpulver
200 ml Magermilch
schwarzer Pfeffer

1. Orange auspressen. Frische Erdbeeren putzen, waschen, vierteln.
2. Erdbeerpulver mit Orangensaft, Erdbeeren und Milch aufschlagen, mit Pfeffer abschmecken. Im Glas servieren.

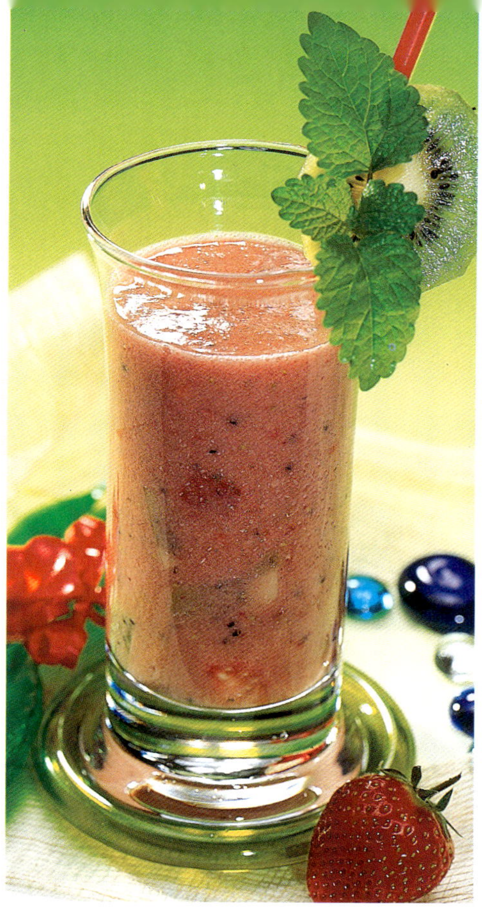

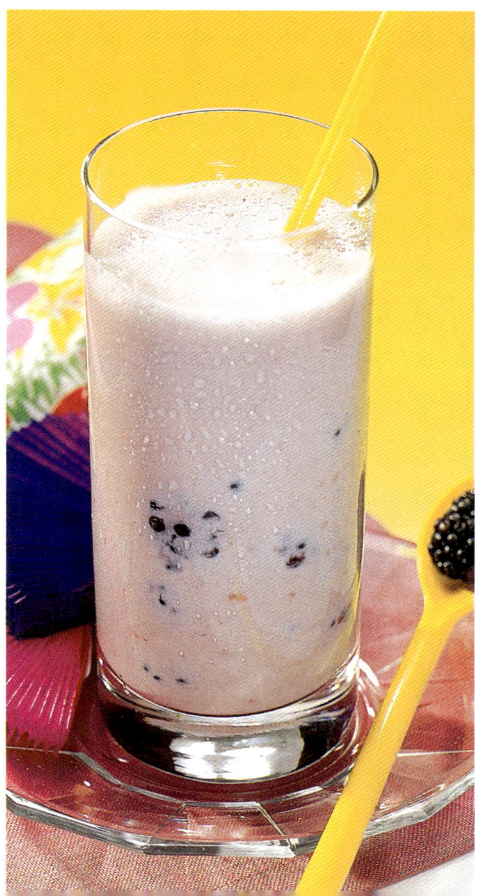

Erdbeer-Grapefruit-Drink

▷ 240 kcal ○ 14 g E, 7 g F, 31 g K

2 EL Formula 1 Erdbeerpulver
100 ml Kefir, 1,5 %
150 ml Grapefruitsaft
1 Msp. gemahlene Muskatblüte

1. Erdbeerpulver mit Kefir und Grapefruitsaft verquirlen.
2. Mit Muskat abschmecken. In ein Glas füllen.

Erdbeer-Brombeer-Shake

▷ 300 kcal ○ 15 g E, 17 g F, 26 g K

50 g Brombeeren (frisch oder tiefgekühlt)
2 EL Formula 1 Erdbeerpulver
80 ml Sauerrahm
120 ml Magermilch
1 Msp. Vanillezucker

1. Frische Beeren verlesen, waschen.
2. Erdbeerpulver mit Sauerrahm, Milch und Vanillezucker aufschlagen. Beeren zugeben, noch mal kurz aufschlagen, daß die Beeren nur leicht zermust werden. Im hohen Glas mit Brombeere garniert servieren.

Süß-säuerlicher Kontrast: *Erdbeer-Kiwi-Cocktail* (oben) und *Erdbeer-Brombeer-Shake* (links)

Bewegung und mentales Training als unterstützende Maßnahmen

Seien wir doch einmal ehrlich, eigentlich sieht doch niemand so richtig ein, warum er sich sportlich betätigen soll, wenn es vor dem Fernseher oder mit einem Buch im Bett, beim Bier in der Kneipe oder im Kino doch so viel bequemer und gemütlicher ist, als sich irgendwo schwitzend abzuquälen.

Doch Vorsicht vor allzuschnellem Kopfnicken. Wir wollen hier nicht von Leistungssport reden, sondern von vernünftiger Bewegung, die Spaß macht und nicht zur Qual wird.

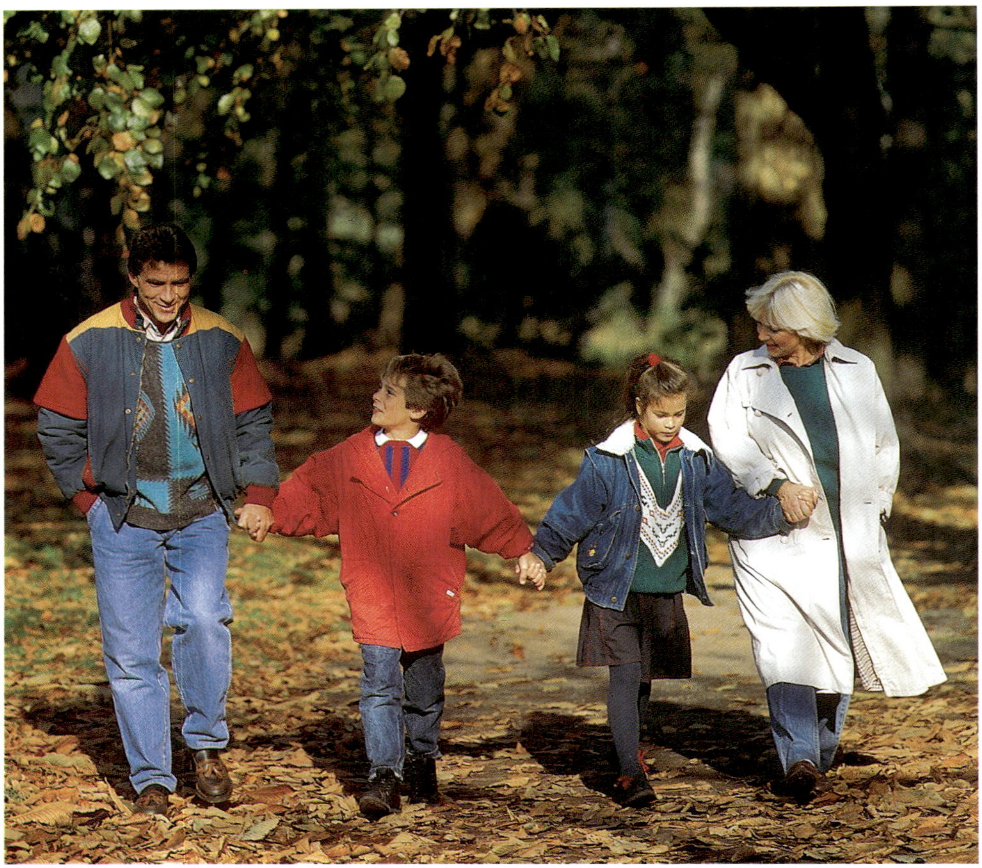

Aktives Leben – vernünftige Bewegung

Unsere Lebensweise und unsere beruflichen Tätigkeiten haben sich in den letzten Jahrzehnten dramatisch verändert. Immer neuere und ausgeklügeltere Methoden und Möglichkeiten werden erdacht, um uns davon abzuhalten unsere Muskeln zu beanspruchen. Das Auto, die Waschmaschine, die Spülmaschine, die Aufzüge und Rolltreppen seien hier nur beispielhaft genannt.

Auch unser Kreislaufsystem und unsere Beweglichkeit verkümmern zunehmends.

Es ist daher auch nicht verwunderlich, daß Bewegungsmangel neben falscher Ernährung und dem alltäglichen Dauerstreß zu den Hauptursachen für den Anstieg an sogenannten Zivilisationskrankheiten gehört. Stellvertretend seien hier nur das Übergewicht und die ständig steigende Zahl von Personen mit Wirbelsäulenproblemen oder Bluthochdruck zu nennen.

Noch immer gibt es kein Medikament oder eine andere Maßnahme, die das körperliche Training mit seinen Vorteilen für unsere Gesundheit ersetzen kann.

Dabei liegen die Vorteile einer vernünftigen Bewegung auf der Hand:

Spazierengehen ist fit werden auf die sanfte Tour

Ideale Ergänzung beim Abnehmen: Ausdauersport

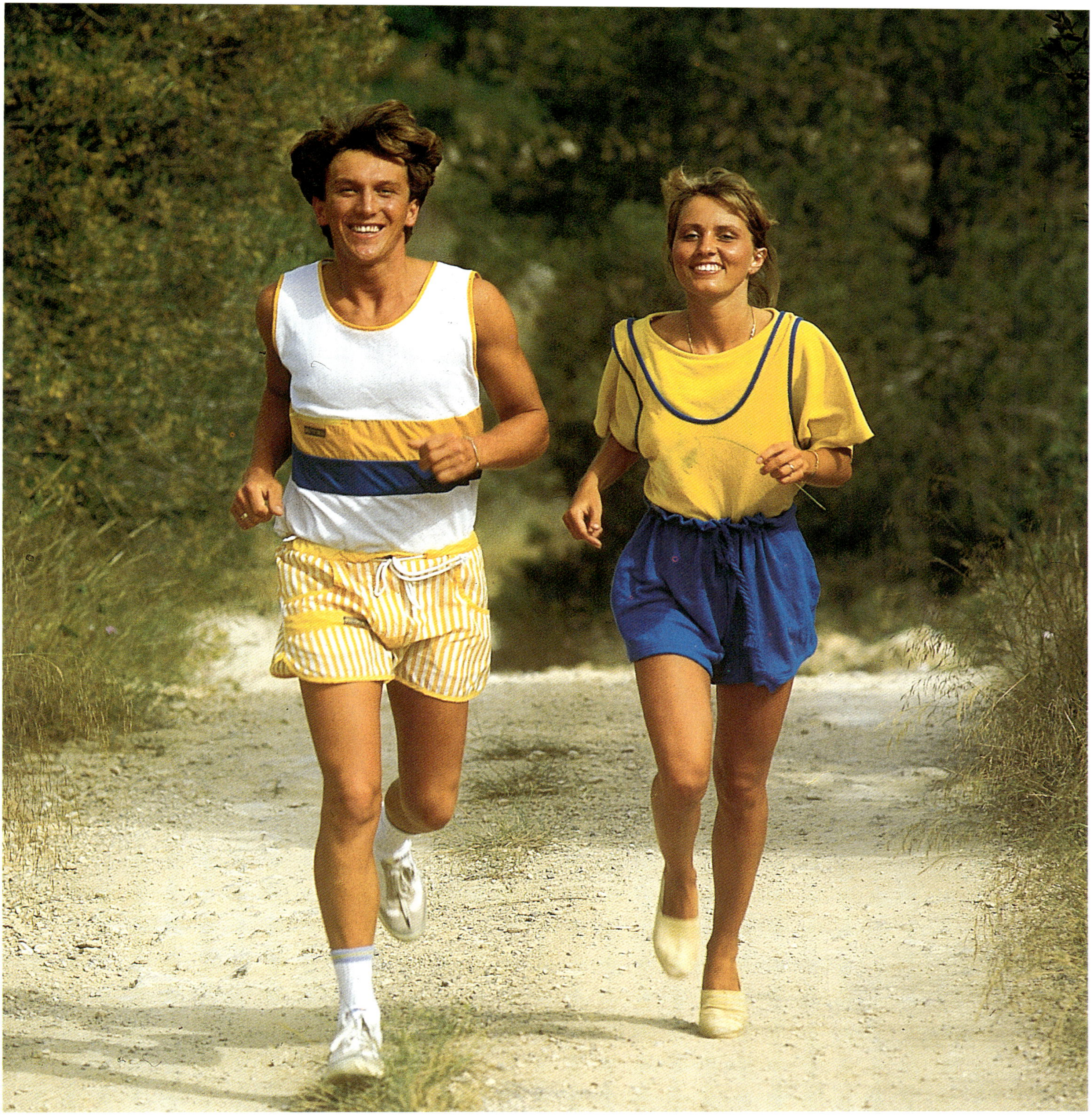

Vorteile einer vernünftigen Bewegung

- ○ Herz und Kreislauf werden entlastet
- ○ Haltung und Figur verbessern sich
- ○ Streß wird abgebaut
- ○ Die Widerstandskraft steigt
- ○ Das allgemeine Wohlbefinden steigt
- ○ Bewegung in der Gruppe schafft neue Kontakte und bringt Abwechslung in den Alltag
- ○ Die Gewichtskontrolle wird erleichtert
- ○ Übergewicht entsteht erst gar nicht mehr so schnell

Gerade bei der Gewichtsabnahme und noch mehr bei der Gewichtskontrolle unterstützt eine vernünftige Bewegungsweise Ihr Formula-Ernährungsprogramm.

Egal ob Sie nur einen Ausgleich zu Ihrer beruflichen Tätigkeit brauchen, Sie mit Ihrer Figur unzufrieden sind, bereits Probleme mit der Atmung oder dem Rücken haben oder Entspannung in einer Runde mit netten Leuten suchen, Bewegung kann für Sie der Schlüssel zu Ihrer Gesundheit und Fitness sein.

Bewegung hat viele Elemente. Viele verstehen unter Bewegung nur Ausdauersport wie Laufen oder Tennis. Bewegung hat allerdings mehr zu bieten:

Die verschiedenen Aspekte der Bewegung

- ○ Die Ausdauerfähigkeit
- ○ Kraft der Muskeln
- ○ Beweglichkeit
- ○ Gewandtheit und Reaktionsfähigkeit
- ○ Koordinationsfähigkeit

Die unterschiedlichen Sport- und Bewegungsarten trainieren diese genannten Aspekte der Bewegung in verschiedenster Art und Weise.

Aller Anfang ist schwer!

Für einen einfachen Start finden Sie darum im Anschluß die wichtigsten Tips für eine vernünftige Bewegung:

1. Beginnen Sie mit mehr Bewegung in Ihrem Alltag, indem Sie
- ○ häufiger einmal die Treppe anstelle des Aufzuges benutzen
- ○ während sitzender Bürotätigkeit regelmäßig einmal aufstehen
- ○ anstelle des Autos öfter einmal das Fahrrad benutzen oder auch größere Strecken einmal zu Fuß gehen (zum Beispiel beim Einkaufen oder auf dem Weg ins Büro)

2. Suchen Sie sich eine Sportart aus, die Ihnen Spaß macht, und beginnen Sie langsam und schonend.

Als Faustregel für die richtige Belastung gilt: Der Pulsschlag bei Belastung sollte sich um 130 Schläge pro Minute bewegen – nicht viel darunter und nicht viel darüber.

3. Bewegen Sie sich regelmäßig 2 bis 3 mal pro Woche für 20 bis 30 Minuten, und planen Sie Ihre Aktivitäten fest in Ihren Wochenplan ein.

4. Ausdauersportarten sind unabhängig vom Alter für das Herzkreislaufsystem und auch für die Gewichtskontrolle am geeignetsten. Dazu gehören:
- ○ Wandern (nicht Spazierengehen)
- ○ Laufen (Joggen)
- ○ Radfahren
- ○ Schwimmen und
- ○ Skilanglauf oder Skiwandern

Ergänzen Sie Ihr Bewegungsprogramm mit einer Ausgleichsgymnastik, um auch etwas für die häufig überstrapazierte Wirbelsäule zu tun.

5. Fragen Sie zur Sicherheit vor Beginn Ihrer sportlichen Aktivitäten Ihren Arzt. Dies gilt besonders dann, wenn Sie längere Zeit keinen Sport getrieben haben, gesundheitliche Einschränkungen vorliegen oder Sie über 40 Jahre alt sind.

Übrigens: Gemeinsam in der Gruppe, egal ob privat oder im Verein, macht es mehr Spaß, und es ist leichter durchzuhalten!

Wie schon erwähnt, unterstützen die Ausdauersportarten am besten die Gewichtsabnahme. Deshalb betrachten wir einmal einige leicht durchzuführende Ausdauersportarten etwas genauer. Welche sind empfehlenswert?

Empfehlenswerte Ausdauersportarten

Spazierengehen, Wandern

Es muß ja nicht gleich ein Marathon am Anfang sein. Zu Beginn hilft Untrainierten auch ein halbstündiger Spaziergang alle zwei Tage. Sie halten Herz und Kreislauf in Schwung und sind dabei noch an der frischen Luft. Vielleicht nehmen Sie noch Ihren Hund mit, dann schlagen Sie gleich zwei Fliegen mit einer Klappe.

Wandern und Spazierengehen kann man auch überall, im Wald, Park oder einfach über die Felder. Eine »Spezialausrüstung« ist nicht erforderlich, denn ein Paar feste Schuhe hat wohl jeder im Schuhschrank stehen.

Zügig gehen sollten Sie beim Wandern und Spazierengehen allerdings schon. Dann haben Ihr Herz und Kreislauf den größten Nutzen davon.

Laufen und Joggen

Wer schon etwas besser trainiert ist, sollte gleich mit dem Laufen oder Joggen beginnen. Dieses sind die besten Bewegungsformen, um Ihre Ausdauer zu verbessern.

Unter Joggen versteht man übrigens ein gleichmäßiges »Dahintrotten«. Beim

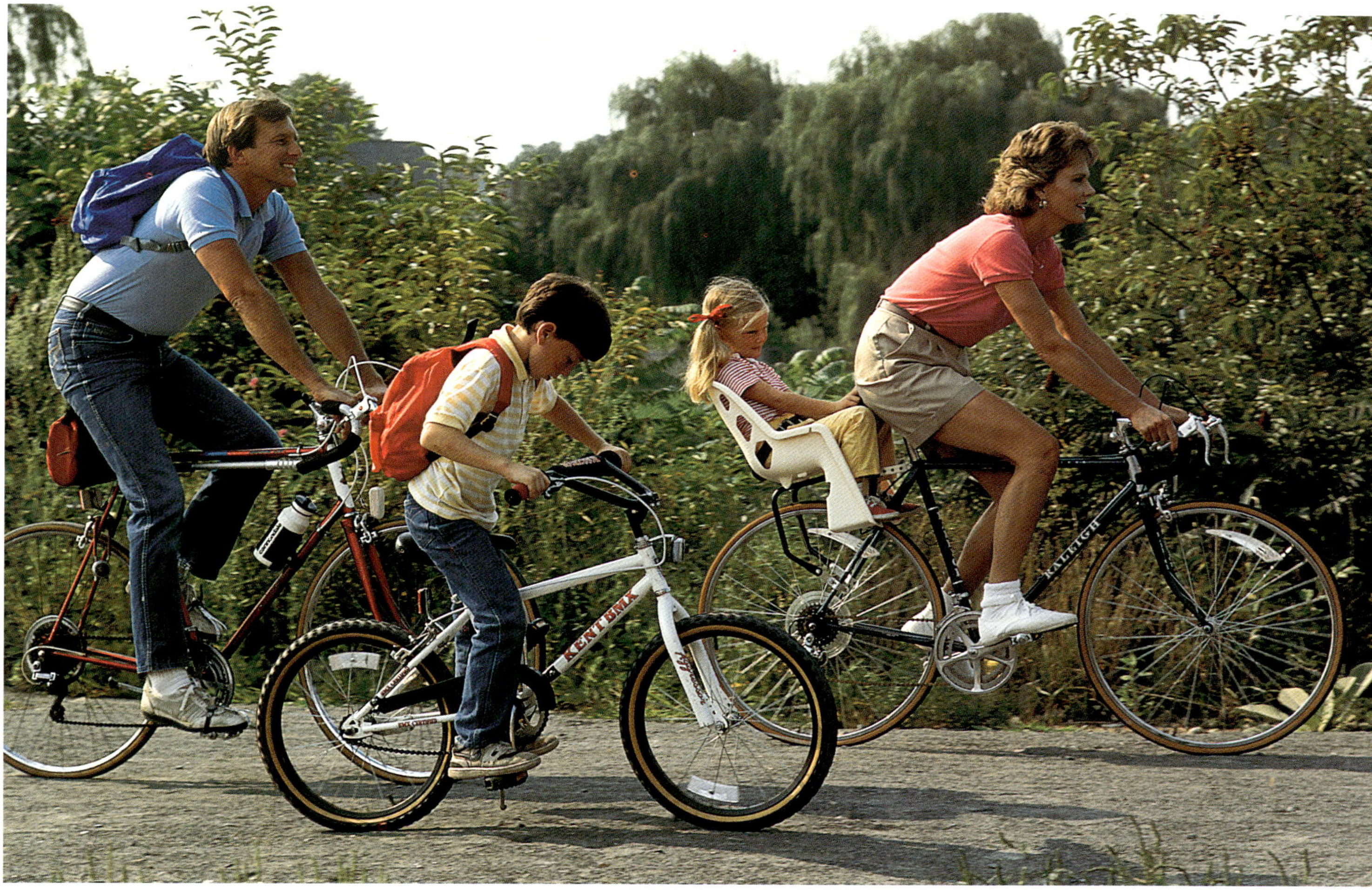

Radfahren – für alle ein gesundes Freizeit-Vergnügen

Joggen läuft man bewußt ruhig und gleichmäßig. Eine Unterhaltung mit einem »Mitjogger« sollte noch problemlos möglich sein. Dann erst überfordert man sich nicht.

Laufen dagegen ist die sportliche Variante zum Joggen und sollte erst als nächste Trainingsstufe eingesetzt werden. Bei beiden Ausdauersportarten sollten Sie die regelmäßige Pulskontrolle nicht vergessen, damit Sie sichergehen, sich nicht zu überfordern. Denken Sie immer an die Faustregel: Puls 130!

Schwimmen

Schwimmen ist ebenfalls zum Trainieren der Ausdauerfähigkeit hervorragend geeignet. Vielleicht macht es gerade Ihnen mehr Spaß, sich im Wasser zu bewegen als zu Fuß?

Schwimmen entlastet sogar durch den Auftrieb des Wassers die Sehnen, Bänder und die Wirbelsäule.

Beim Schwimmen braucht man ebenfalls keine teure Ausrüstung. Eine Badehose bzw. einen Badeanzug und eine Schwimmbrille zum Schutz der Augen hat fast jeder. Wenn nicht, sind beide überall billig zu kaufen.

Beginnen Sie wie beim Wandern, Joggen oder Laufen langsam, und steigern Sie Ihre Belastung allmählich. Auch hier Puls 130 beachten.

Radfahren

Auch beim Radfahren werden unsere Wirbelsäule und Gelenke nicht durch das eigene Körpergewicht belastet. Dies ist besonders wichtig, wenn das Übergewicht etwas stärker ist.

Achten Sie beim Radfahren auf die richtige Einstellung des Sattels und des Lenkers, und beginnen Sie erst einmal im ebenen Gelände. 20 bis 30 Minuten sollten Sie am Anfang schon zügig fahren, um einen Trainingseffekt zu erzielen.

Auch beim Radfahren regelmäßig an das Pulsmessen denken und Puls 130 nicht vergessen.

Eine Lockerungsgymnastik zum Aufwärmen ist vor jedem »Training« sehr empfehlenswert, egal ob Sie joggen, laufen, schwimmen oder radfahren. Sie können dadurch Verletzungen vermeiden, und es geht danach gleich »los wie geschmiert«.

Auch nach dem Ausdauerprogramm ist es ratsam, nicht gleich abrupt aufzuhören, sondern sich mit einer leichten Gymnastik mit vielen Dehnübungen wieder »abzukühlen«.

Kräftigungsübungen und zusätzliche Dehnübungen können das Ausdauerprogramm ergänzen und zu einer weiteren Straffung der »Problemzonen« nach der Gewichtabnahme beitragen. Besuchen Sie doch einmal ein Fitness-Studio in Ihrer Nähe, und vereinbaren Sie ein Probetraining. Vielleicht bietet ja auch ein Sportverein am Ort ein Gymnastik- oder Krafttraining an?

Den Lohn Ihrer Bemühungen in sportlicher Hinsicht haben Sie ja schon dem obigen Text entnehmen können. Na denn: Auf geht´s und viel Spaß!

Entspannung ist wichtig – das mentale Training

Zum allgemeinen Wohlbefinden gehören nicht nur die richtige Ernährung und Bewegung, sondern auch die Entspannung.

Wer sagt nicht täglich einmal: »Ich bin gestreßt«.

Streß im Beruf und in der Freizeit sind leider zum festen Bestandteil unserer schnellebigen Zeit geworden. Doch Streß kann auf Dauer krank machen! Was kann man erfolgreich dagegen tun? Hier einige Ratschläge zum Einstieg in die »Entspannung«:

6 Ratschläge zum Entspannen

1. Regelmäßige Bewegung
2. Lernen von Entspannungsverfahren
3. Entspannend schwitzen in Sauna oder Dampfbad
4. Gönnen Sie sich öfter einmal etwas Schönes
5. Bleiben Sie im Alltag gelassen, und lassen Sie sich nicht hetzen
6. »Fressen« Sie nichts in sich hinein – gemeinsam geht es leichter

Genauso wie Bewegung kann man Entspannung lernen. Entspannung bedeutet dabei nicht, gleich wieder ein Programm befolgen zu müssen. Entspannung kann nur einfach »abschalten« bedeuten.

Entspannung beinhaltet aber auch »sich etwas Zeit nehmen«. Planen Sie daher bewußt Entspannungsphasen in Ihren Tagesablauf ein.

Übrigens: Man kann auch durch Anspannung entspannen!

Doch schauen wir uns die einzelnen Ratschläge einmal etwas genauer an:

Rat Nr. 1: Regelmäßige Bewegung

Bewegung hilft nicht nur bei der Vorbeugung, sondern auch ausgezeichnet bei der Bewältigung von Streß. Wie man sich richtig und vernünftig bewegt, wurde ja schon auf den vorhergehenden Seiten beschrieben.

Rat Nr 2: Lernen von Entspannungsverfahren

Entspannungstechniken kann man trainieren. Am bekanntesten sind sicherlich das »Autogene Training« und die Meditation. Beide Verfahren kann man sich zum Beispiel in ca. 6 bis 10 Wochen bei Volkshochschulen oder bei Krankenkassen aneignen.

Beim »Autogenen Training« lernen Sie durch konzentrierte Selbstentspannung, einzelne Körperfunktionen positiv zu beinflussen. Empfindungen für Schwere, Wärme und Herztätigkeit bauen dabei aufeinander auf.

Die Übungen des »Autogenen Trainings« kann man schnell erlernen, wenn man gerade in der Anfangsphase regelmäßig trainiert.

Rat Nr. 3: Entspannend schwitzen in Sauna oder Dampfbad

Beides sind schon seit Jahrhunderten Orte der Ruhe und Entspannung. Durch die Wärme werden Verspannungen gelöst und die Muskulatur und Seele entkrampft. Eine begleitende Massage kann diese Effekte noch unterstützen.

Eine Sauna oder ein Dampfbad gibt es bestimmt auch in Ihrer Nähe.

Rat Nr. 4: Gönnen Sie sich öfter mal etwas Schönes

Unter Streß vergessen wir leider allzu leicht die schönen Dinge im Leben. Fragen Sie sich einfach öfter einmal, was Ihnen im Leben wirklich wichtig ist und Spaß macht. Beispiele gibt es sicherlich für jeden genug:

Wie wäre es mit einem entspannenden Urlaub oder einem ruhigen Einkaufsbummel? Wie mit einem Kino- oder Theaterbesuch? Wann haben Sie sich zum letzten Mal Zeit genommen, sich richtig schön zu machen, oder in Ruhe ausgiebig gebadet? Auch ein regelmäßiger Spaziergang oder ein schönes geruhsames Abendessen – vielleicht einmal zu zweit ohne Kinder – kann für Sie Entspannung bringen. Sicherlich fallen Ihnen noch viele andere schöne und erstrebenswerte Dinge im Leben ein, die einfach nur Spaß machen und nicht gleich in Streß ausarten.

Rat Nr. 5: *Bleiben Sie im Alltag gelassen, und lassen Sie sich nicht hetzen*

Machen wir uns nicht den Streß im Alltag selbst. Die vielen Besuche von und bei Freunden, die vielen Termine der Kinder, die zu knappe Planung beim Berufsweg – und dann der Stau. Die Beispielkette kann jeder sicherlich beliebig fortsetzen.

Entspannung im Alltag kann schon bedeuten, sich kurz einmal auf die bequeme Couch zu setzen, 10 Minuten früher aufzustehen und gemütlich zu frühstücken, die Einkäufe rechtzeitig zu planen, die eigenen Termine und die der Kinder einmal auf Sinnhaftigkeit zu überprüfen. Auch Kinder geraten ja heutzutage schon durch Klavier- und Ballettunterricht, Fußballtraining und Kindergeburtstagsfeste in Streß. Weniger ist auch hier, wie oft im Leben, sicher mehr.

Rat Nr. 6: *»Fressen« Sie nichts in sich hinein, oder: Gemeinsam geht es leichter*

Unter Streß verlieren wir leicht den Blick für die »globale« Sichtweise im Leben. Wir steigern uns in etwas hinein, was bei nüchterner Betrachtung uns selbst gar nicht als ein so großes Problem erscheinen würde.

Ein Gespräch mit Freunden, dem Partner, den Kollegen oder sogar dem Chef als Ursache des Problems kann dabei vieles klären oder auch nur eine andere Sichtweise des Problems aufzeigen, mit dem sich schon viel leichter leben läßt. Ein Gespräch kann Dinge ändern, Schweigen meistens nicht!

Neben gesunder Ernährung nach dem Formula-Ernährungsprogramm, ausreichender Bewegung und Entspannung gehören auch noch ein gemäßigter Alkohol- und Nikotinkonsum zu einer gesunden Lebensweise.

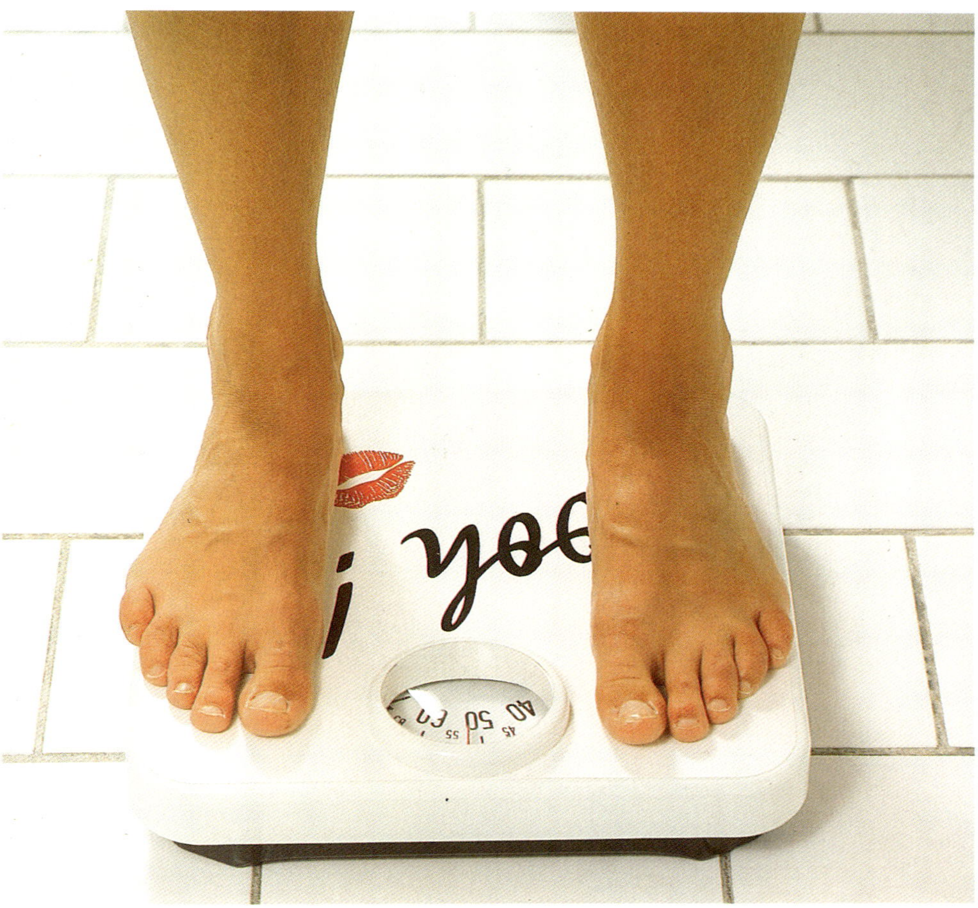

Weniger an Gewicht, bedeutet meistens mehr Selbsbewußtsein

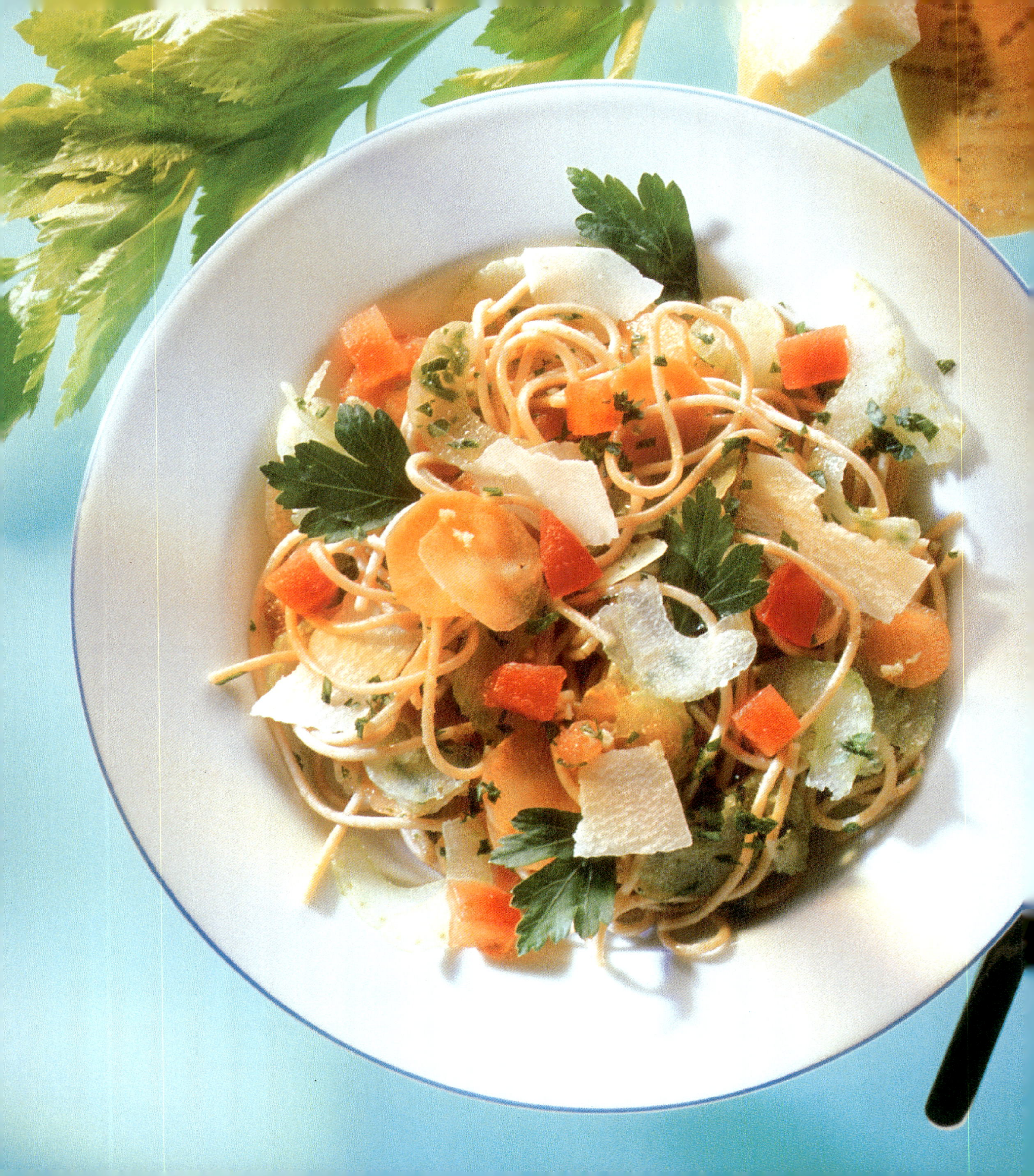

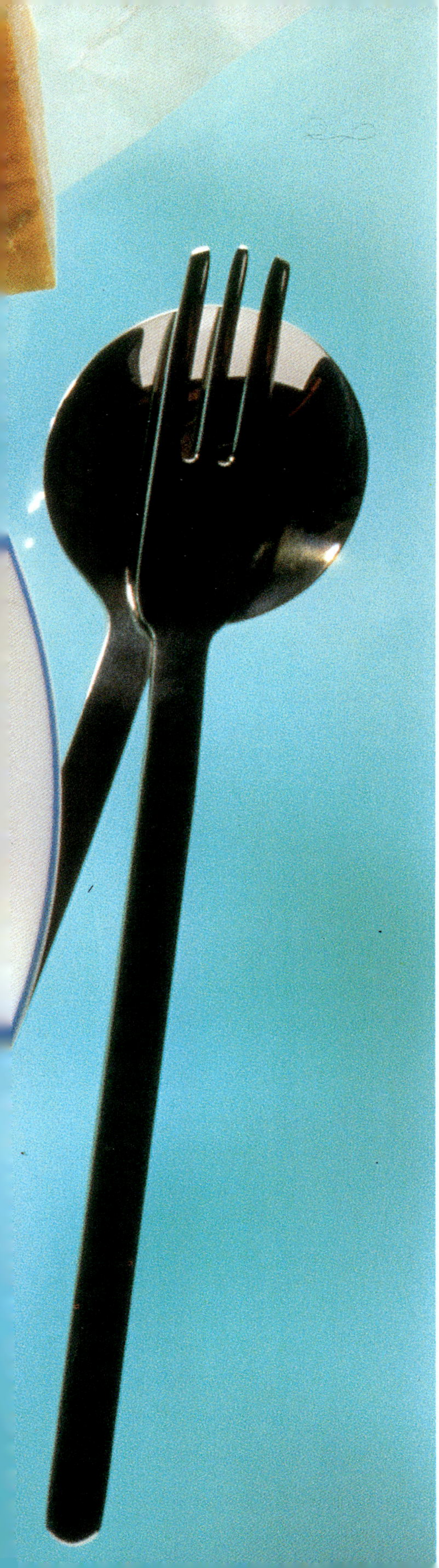

Die Praxis – Zweite Phase

Formula 1 und ausgewogene Mischkost. Ernährungspläne zur Gewichtskontrolle

Eine von den Nährstoffen ausgewogene, abwechslungsreiche und kalorienreduzierte Ernährung ist auf lange Sicht der beste und gesündeste Weg, um sein Wohlfühl-Gewicht zu erreichen – ohne tägliches Wiegen und ohne lästiges Kalorienzählen. Die folgenden Speisepläne zeigen Ihnen Beispiele, wie Sie diesen Weg im Alltag umsetzen können, in 7 Tagen, in 3 Wochen oder in 1 Monat. Jeden Tag fünf ausgewählte Mahlzeiten – je nach Ihrem Arbeits- und Freizeitleben können Sie Mittag- und Abendessen vertauschen. Wenn möglich sollte dabei die leichter verdauliche Mahlzeit am Abend gegessen werden. Genauso können Sie jede Mahlzeit durch 1 Herbalife-Shake oder durch eine der Shake-Variationen austauschen. Mittags und abends brauchen Sie für den Rest der Familie nicht extra kochen – die Rezepte gelten für 4 Personen. Wer nicht am Formula-Ernährungsprogramm teilnimmt, kann ruhig mehr Beilagen oder zu vegetarischen Gerichten zusätzlich ein Steak verzehren. Trinken Sie genügend, zu den Mahlzeiten und zwischendurch. Beachten Sie dabei die Tips zur Regel 8 »Trinken mit Verstand« auf Seite 180. Bei fertigen Fruchtsäften sollten Sie nach Möglichkeit solche ohne Zuckerzusatz auswählen oder besser frische Früchte, etwa Orangen oder Grapefruits, selber auspressen. Wenn Sie ab und an Lust auf ein Glas Wein haben – sie dürfen es ohne schlechtes Gewissen genießen.

Der erfolgreiche Weg zum Wunschgewicht: leichte und ausgewogene Ernährung

Montag

Frühstück
Honig-Brötchen mit Apfel-Nuß-Quark
▷ 310 kcal ☐ Rezept S. 69

Zwischenmahlzeit
1 Müsli-Riegel (25 g) und 100 ml Orangensaft mit Mineralwasser
▷ 150 kcal

Mittagessen
Laucheintopf mit Kasseler und als Beilage Bauernbrot (45 g)
▷ 510 kcal ☐ Rezept S.80 Bild S. 80

Zwischenmahlzeit
200 g Weintrauben
▷ 145 kcal

Abendessen
Salat von Zuckerschoten mit Kirschtomaten und als Beilage Toastbrot (30 g)
▷ 405 kcal ☐ Rezept S.132 Bild S. 132

Dienstag

Frühstück
Erdbeer-Bananen-Müsli
▷ 360 kcal ☐ Rezept S.72 Bild S. 71

Zwischenmahlzeit
Eierbrot mit Möhren
▷ 190 kcal ☐ Rezept S.77 Bild S. 60/61

Mittagessen
Putenragout mit Champignons und Sojasprossen und als Beilage Reis (50 g)
▷ 540 kcal ☐ Rezept S.81

Zwischenmahlzeit
Vanille-Früchte-Mix
▷ 280 kcal ☐ Rezept S.38 Bild S. 38

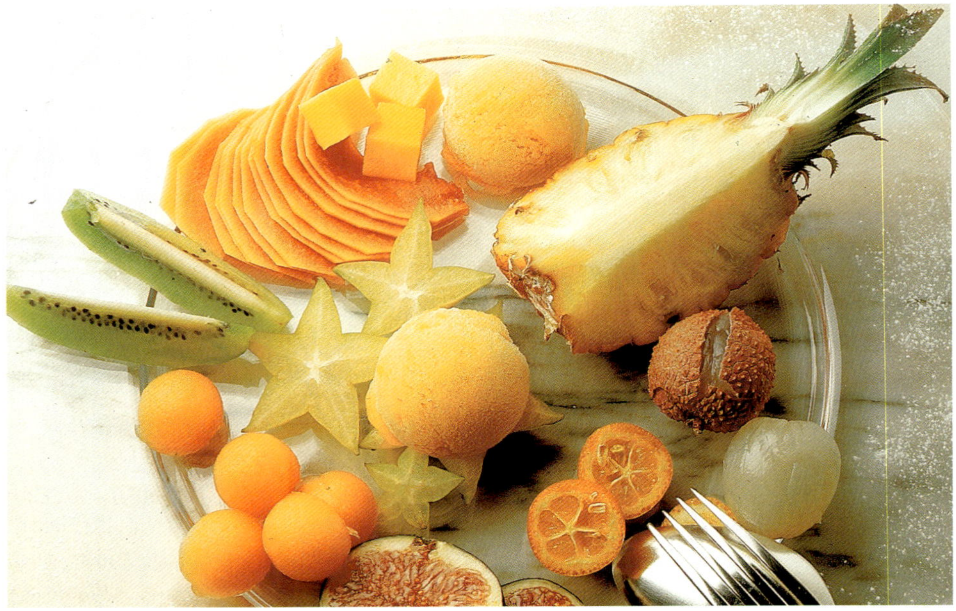

Abendessen
Grünkernbratlinge und als Beilage Tomaten-Salat
▷ 370 kcal ☐ Rezept S.133 Bild S. 132/133

Mittwoch

Frühstück
Pfirsich-Mandel-Quark
▷ 360 kcal ☐ Rezept S.71 Bild S. 72/73

Zwischenmahlzeit
200 ml Multivitaminsaft mit Mineralwasser
▷ 120 kcal

Mittagessen
Vollkornpizza mit Thunfisch, Zwiebeln und Kapern und als Beilage gemischter Blattsalat
▷ 500 kcal ☐ Rezept S.81 Bild S. 81

Zwischenmahlzeit
1 kleiner Apfel und 1 kleine Banane
▷ 180 kcal

Abendessen
Gedünsteter Chicorée mit Ei und Kerbel und als Beilage Pellkartoffeln (180 g)
▷ 375 kcal ☐ Rezept S.135 Bild S. 134

Donnerstag

Frühstück
Radieschenbrot und Kiwi-Orangen-Schnitte
▷ 220 kcal ☐ Rezept S.70 Bild S. 71

Zwischenmahlzeit
200 g fettarmer Joghurt Bircher Müsli (1,5 %)
▷ 170 kcal

Mittagessen
Gemüsezwiebeln mit asiatischer Füllung und als Beilage Blattsalat mit Tomaten
▷ 450 kcal ☐ Rezept S.82

Zwischenmahlzeit
1 Birne und 1 Kiwi
▷ 120 kcal

Abendessen
Kohlrabisuppe mit Bratspätzle und als Beilage Vollkornbrot (45 g)
▷ 345 kcal ☐ Rezept S. 135 Bild S. 135

Freitag

Frühstück
Würzig-fruchtiges Käsebrötchen
▷ 330 kcal ☐ Rezept S. 68

Zwischenmahlzeit
Früchte-Drink
▷ 90 kcal ☐ Rezept S.76

Mittagessen
Spaghetti mit Meeresfrüchten und als Beilage Blattsalat mit Möhren und Zucchinischeiben
▷ 560 kcal ☐ Rezept S. 82 Bild S. 82/83

Zwischenmahlzeit
Vanille-Brombeer-Shake
▷ 230 kcal ☐ Rezept S. 36

Abendessen
Gebratene Austernpilze mit Tomatenvinaigrette und als Beilage Vollkornbrot (45 g)
▷ 330 kcal ☐ Rezept S. 138

Samstag

Frühstück
Putenbrust-Sandwich
▷ 260 kcal ☐ Rezept S. 68 Bild S. 68/69

Zwischenmahlzeit
1 Birne und 1 kleine Banane
▷ 160 kcal

Mittagessen
Aprikosenknödel
▷ 560 kcal ☐ Rezept S. 84 Bild S. 84

Zwischenmahlzeit
Radieschen-Sandwich
▷ 170 kcal ☐ Rezept S. 78 Bild S. 79

Abendessen
Marinierter Mozzarella auf Radicchio und als Beilage 1 Vollkorn-Brötchen
▷ 445 kcal ☐ Rezept S. 136 Bild S. 136/137

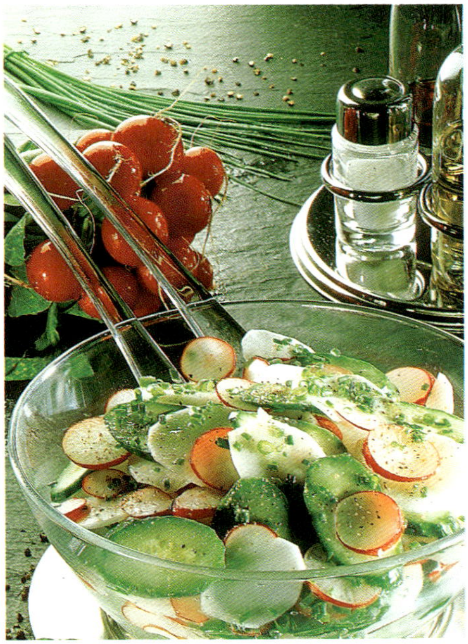

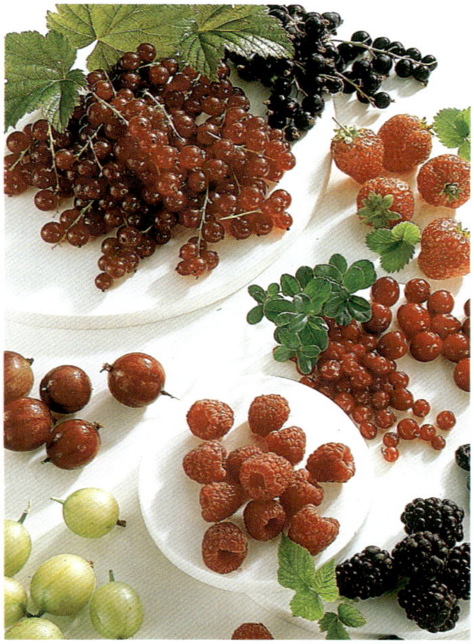

Sonntag

Frühstück
Käse-Knäcke und Toast mit Himbeer-Minzmus
▷ 290 kcal ☐ Rezept S. 69 Bild S. 70

Zwischenmahlzeit
200 g Frucht-Kefir (1,5 %)
▷ 165 kcal

Mittagessen
Kaninchentopf mit Schalotten, Gurken und Tomaten
▷ 535 kcal ☐ Rezept S. 84 Bild S. 85

Zwischenmahlzeit
1 Müsli-Riegel (25 g) und 100 ml Apfelsaft, mit Mineralwasser
▷ 165 kcal

Abendessen
Zitrus-Salat mit Oliventoast
▷ 370 kcal ☐ Rezept S. 137 Bild S. 137

MONTAG

Frühstück
Toast mit Lachsschinken-Tatar
▷ 260 kcal ☐ Rezept S. 68 Bild S. 68/69

Zwischenmahlzeiten
Obstsalat mit Minze
▷ 83 kcal ☐ Rezept S. 78 Bild S. 78

Mittagessen
Rinderhacksteaks mit Paprikasauce und als Beilage Pellkartoffeln (180 g)
▷ 520 kcal ☐ Rezept S. 86

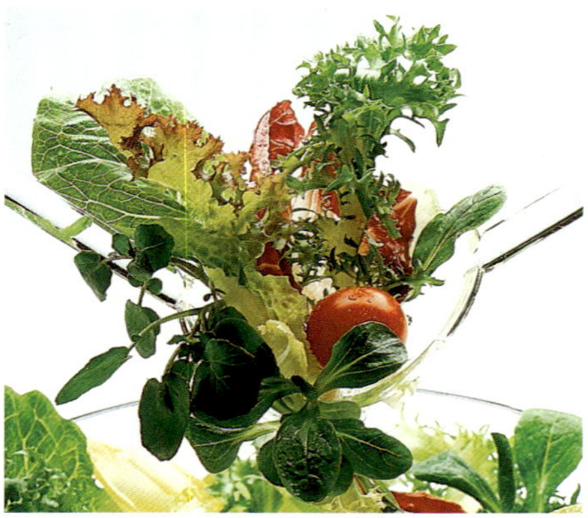

Zwischenmahlzeit
Gemüse mit Joghurt-Dip
▷ 50 kcal ☐ Rezept S. 75 Bild S. 75

Abendessen
Reissuppe mit Gemüsestreifen und Pilzen und als Beilage Weißbrot (45 g)
▷ 260 kcal ☐ Rezept S. 138

DIENSTAG

Frühstück
Kerniges Trauben-Müsli
▷ 380 kcal ☐ Rezept S. 72

Zwischenmahlzeit
Champignon-Brot
▷ 110 kcal ☐ Rezept S. 76

Mittagessen
Hirsotto mit Geflügelleber und Basilikum und als Beilage Blattsalat mit Tomaten
▷ 470 kcal ☐ Rezept S. 86 Bild S. 86/87

Zwischenmahlzeit
2 Orangen und 3 Vollkorn-Kekse
▷ 160 kcal

Abendessen
Brunnenkresse mit Kohlrabi-Apfel-Rohkost und als Beilage 1 Vollkorn-Brötchen
▷ 410 kcal ☐ Rezept S. 138 Bild S. 139

MITTWOCH

Frühstück
Roggenbrötchen mit Früchte-Aufstrich
▷ 260 kcal ☐ Rezept S. 69

Zwischenmahlzeit
Paprika-Dill-Knäcke
▷ 100 kcal ☐ Rezept S. 77 Bild S. 77

Mittagessen
Schellfisch in Tomatensauce und als Beilage Petersilien-Kartoffeln (180 g)
▷ 420 kcal ☐ Rezept S. 88 Bild S. 88

Zwischenmahlzeit
200 ml Orangensaft und 1 Müsli-Riegel (25 g)
▷ 195 kcal

Abendessen
Chinesischer Gemüsereis und als Beilage Radicchio-Salat
▷ 365 kcal ☐ Rezept S. 140

DONNERSTAG

Frühstück
Erdbeer-Bananen-Müsli
▷ 360 kcal ☐ Rezept S. 72 Bild S. 71

Zwischenmahlzeit:
Zucchini-Kapern-Brot
▷ 150 kcal ☐ Rezept S. 79 Bild S. 79

Mittagessen
Pichelsteiner Eintopf und als Beilage Vollkornbrot (45 g)
▷ 485 kcal Rezept S. 89 Bild S. 89

Zwischenmahlzeit
Erdbeer-Kiwi-Cocktail
▷ 260 kcal ☐ Rezept S. 41 Bild S. 41

Abendessen
Pilzcrêpes mit Kräutern und als Beilage Tomatensalat
▷ 375 kcal ☐ Rezept S. 140 Bild S. 140

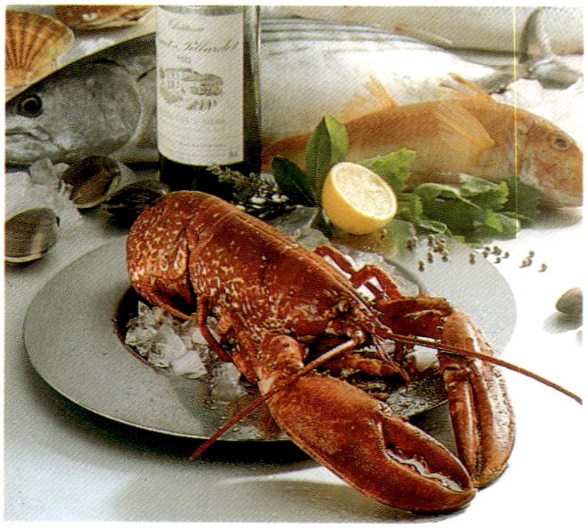

Freitag

Frühstück
Würzig-fruchtiges Käsebrötchen
▷ 330 kcal ☐ Rezept S. 68

Zwischenmahlzeit
2 Orangen
▷ 100 kcal

Mittagessen
Risotto mit gemischtem Paprika und als Beilage Blattsalat
▷ 530 kcal ☐ Rezept S. 90 Bild S. 90/91

Zwischenmahlzeit
Möhren-Nuß-Rohkost
▷ 170 kcal ☐ Rezept S. 75

Abendessen
Matjes-Tatar auf Apfelscheiben und als Beilage Pumpernickel-Brot (40 g)
▷ 270 kcal ☐ Rezept S. 141 Bild S. 141

Samstag

Frühstück
Pfirsich-Mandel-Quark
▷ 220 kcal ☐ Rezept S. 71 Bild S. 72/73

Zwischenmahlzeit
Roastbeef-Orangen-Brot
▷ 260 kcal ☐ Rezept S. 76 Bild S. 76

Mittagessen
Grießklößchen mit Kirschkompott
▷ 555 kcal ☐ Rezept S. 90 Bild S. 91

Zwischenmahlzeit
Schoko-Kaffee-Getränk
▷ 110 kcal ☐ Rezept S. 38 Bild S. 38

Abendessen
Griechischer Hirtensalat und als Beilage Bauernbrot (25 g)
▷ 460 kcal ☐ Rezept S. 142 Bild S. 142

Sonntag

Frühstück
Radieschenbrot und Kiwi-Orangen-Schnitte
▷ 360 kcal ☐ Rezept S. 70 Bild S. 71

Zwischenmahlzeit
Gemüse mit Joghurt-Dip
▷ 50 kcal ☐ Rezept S. 75 Bild S. 75

Mittagessen
Budapester Kalbsgulasch und als Beilage Nudeln (50 g)
▷ 430 kcal ☐ Rezept S. 92 Bild S. 92/93

Zwischenmahlzeit
Früchte-Drink
▷ 100 kcal ☐ Rezept S. 76

Abendessen
Mozzarella-Tomaten-Toast und als Beilage Feldsalat
▷ 330 kcal ☐ Rezept S. 143

Montag

Frühstück
Toast mit Lachsschinken-Tatar
▷ 260 kcal ☐ Rezept S. 68 Bild S. 68/69

Zwischenmahlzeit
Trinkmolke mit Frucht
▷ 130 kcal

Mittagessen
Nudeln mit Rindfleisch und Gemüse
▷ 545 kcal ☐ Rezept S. 93 Bild S. 93

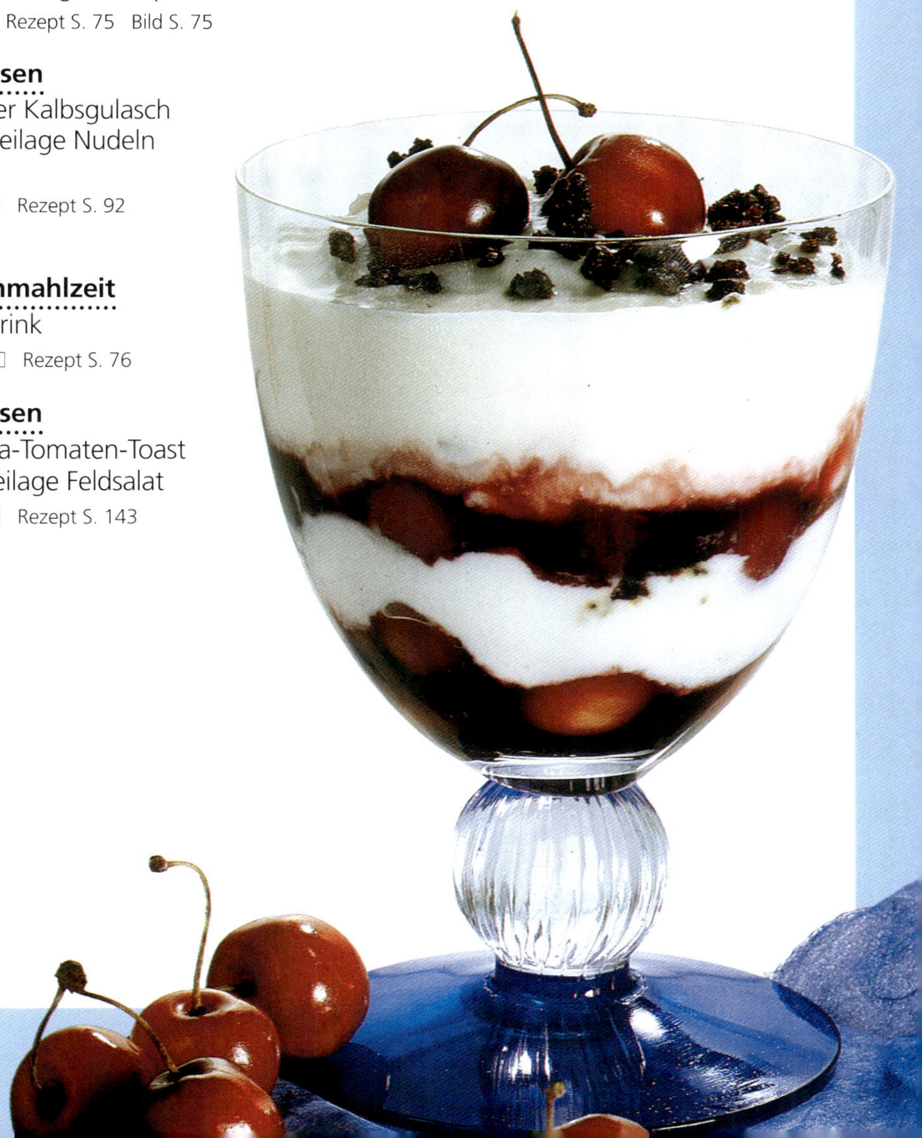

Zwischenmahlzeit
1 Müsli-Riegel (25 g) und
100ml Apfelsaft, mit Mineralwasser
▷ 160 kcal

Abendessen
Erbsensuppe mit Minze und als Beilage Toastbrot (30 g)
▷ 300 kcal ☐ Rezept S. 143 Bild S. 143

DIENSTAG

Frühstück
Kerniges Trauben-Müsli
▷ 380 kcal ☐ Rezept S. 72

Zwischenmahlzeit
Tomaten-Basilikum-Brot
▷ 150 kcal ☐ Rezept S. 75

Mittagessen
Süß-saures Schweinefilet und als Beilage Reis (30 g)
▷ 500 kcal ☐ Rezept S. 94 Bild S. 94/95

Zwischenmahlzeit
1 Apfel und 1 Kiwi
▷ 120 kcal

Abendessen
Tortilla mit Frühlingsgemüse und als Beilage Blattsalat
▷ 405 kcal ☐ Rezept S. 144 Bild S. 144/145

MITTWOCH

Frühstück
Putenbrust-Sandwich
▷ 260 kcal ☐ Rezept S. 68 Bild S. 68/69

Zwischenmahlzeit
200 ml Grapefruitsaft und
2 Müsli-Kekse
▷ 140 kcal

Mittagessen
Heidelbeerpfannkuchen mit Sesam
▷ 465 kcal ☐ Rezept S. 95 Bild S. 54

Zwischenmahlzeit
Aprikosen-Schnitte mit Sprossen
▷ 150 kcal ☐ Rezept S. 74

Abendessen
Tomatensuppe mit Fleischklößchen und als Beilage Vollkornbrot (45 g)
▷ 355 kcal ☐ Rezept S. 145

DONNERSTAG

Frühstück
Erdbeer-Bananen-Müsli
▷ 360 kcal ☐ Rezept S. 72 Bild S. 71

Zwischenmahlzeit
Eierbrot mit Möhren
▷ 190 kcal ☐ Rezept S. 77 Bild S. 60/61

Mittagessen
Kalbsschnitzel Florentiner Art
und als Beilage Pellkartoffeln (180 g)
▷ 405 kcal ☐ Rezept S. 96 Bild S. 96

Zwischenmahlzeit
Erdbeer-Orangen-Drink
▷ 270 kcal ☐ Rezept S. 41

Abendessen
Vollkornnudeln mit Wildkräutern und als Beilage Tomatensalat
▷ 355 kcal ☐ Rezept S. 146 Bild S.146/147

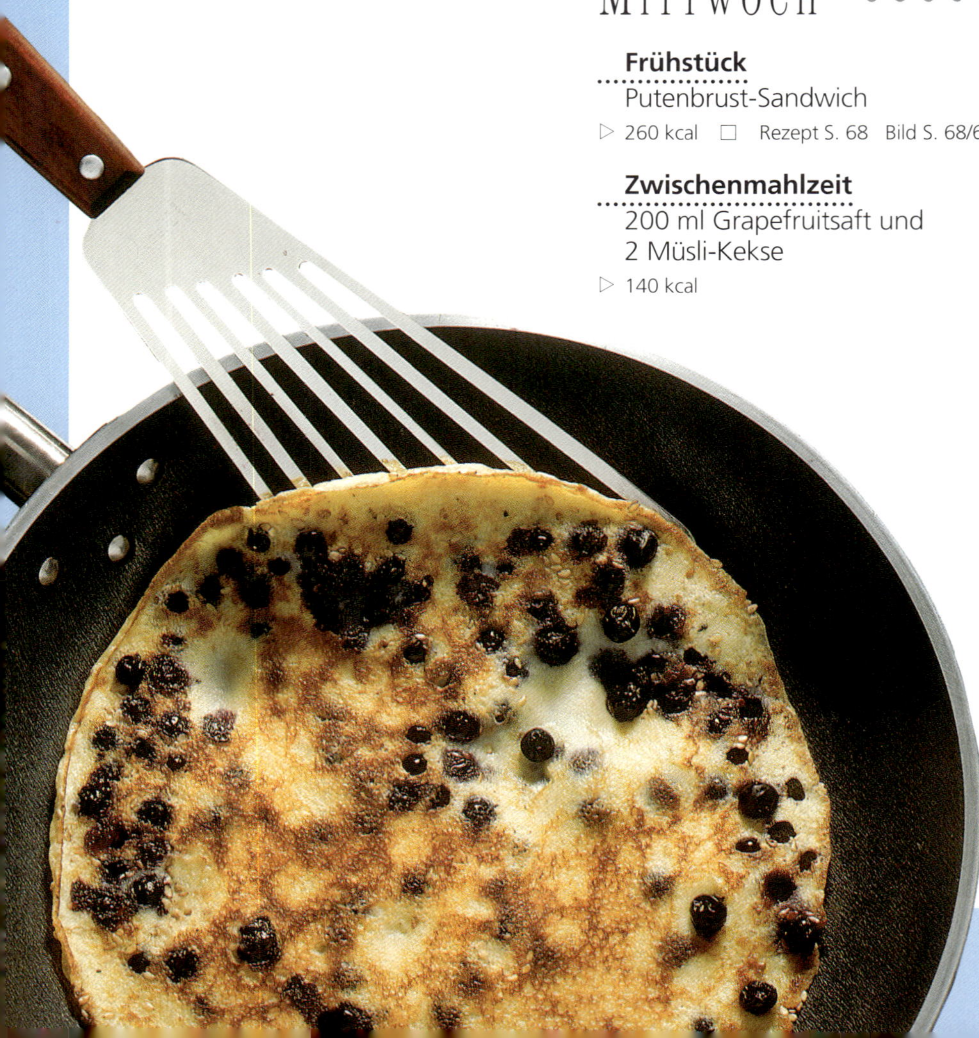

FREITAG

Frühstück
Honig-Brötchen mit Apfel-Nuß-Quark
▷ 310 kcal ☐ Rezept S. 69

Zwischenmahlzeit
Radieschen-Sandwich
▷ 170 kcal ☐ Rezept S. 78 Bild S. 79

Mittagessen
Fischsuppe mit Fenchel und als Beilage Weißbrot (45 g)
▷ 505 kcal ☐ Rezept S. 97 Bild S. 97

Zwischenmahlzeit
Früchte-Drink
▷ 100 kcal ☐ Rezept S. 76

Abendessen
Gefüllte, gratinierte Pellkartoffeln und als Beilage Gurkensalat
▷ 300 kcal ☐ Rezept S. 147 Bild S. 148

SAMSTAG

Frühstück
Würzig-fruchtiges Käsebrötchen
▷ 330 kcal ☐ Rezept S. 68

Zwischenmahlzeit
Obstsalat mit Minze
▷ 90 kcal ☐ Rezept S. 78 Bild S. 78

Mittagessen
Kalbsbraten mit Rosmarin und als Beilage Nudeln (50 g) und Tomatensalat
▷ 530 kcal ☐ Rezept S. 98

Zwischenmahlzeit
1 Müsli-Riegel (25 g) und
200 ml Traubensaft
▷ 190 kcal

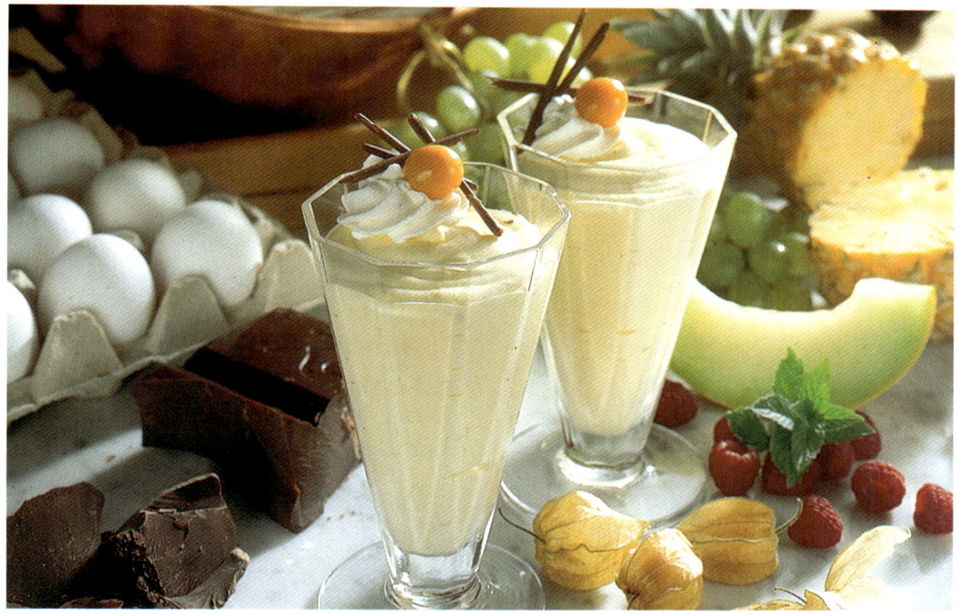

Abendessen
Linsencremesuppe und als Beilage Weißbrot (30 g)
▷ 450 kcal ☐ Rezept S. 149 Bild S. 149

SONNTAG

Frühstück
Käse-Knäcke und Toast mit Himbeer-Minzmus
▷ 290 kcal ☐ Rezept S. 69 Bild S. 70

Zwischenmahlzeit
1 Becher fettarmer Joghurt Bircher Müsli (1,5 %)
▷ 170 kcal

Mittagessen
Hühnchen mit Ingwer, schwarzen Pilzen und Zuckerschoten und als Beilage Reis (50 g)
▷ 510 kcal ☐ Rezept S. 98 Bild S. 98/99

Zwischenmahlzeit
Birnen-Schoko-Creme auf marinierten Orangen
▷ 340 kcal ☐ Rezept S. 40 Bild S. 40

Abendessen
Tomaten, mit Schafskäse gefüllt, und als Beilage Bauernbrot (45 g)
▷ 245 kcal ☐ Rezept S. 150 Bild S. 150/151

MONTAG

Frühstück
Pfirsich-Mandel-Quark
▷ 220 kcal ☐ Rezept S. 71 Bild S. 72/73

Zwischenmahlzeit
Roastbeef-Orangen-Brot
▷ 260 kcal ☐ Rezept S. 76 Bild S. 76

Mittagessen
Gedünsteter Chicorée in Senfsahne und als Beilage Sesamreis (50 g)
▷ 545 kcal ☐ Rezept S. 101 Bild S. 100/101

Zwischenmahlzeit
30 g Studentenfutter (Nußmischung)
▷ 130 kcal

Abendessen
Geflügelsalat und als Beilage Vollkorn-Baguette (45 g)
▷ 350 kcal ☐ Rezept S. 152 Bild S. 152

DIENSTAG

Frühstück
Würzig-fruchtiges Käsebrötchen
▷ 330 kcal ☐ Rezept S. 68

Zwischenmahlzeit
Früchte-Drink
▷ 100 kcal ☐ Rezept S. 76

Mittagessen
Gebratener Reis mit Rindfleisch
▷ 465 kcal ☐ Rezept S. 101

Zwischenmahlzeit
Erdbeer-Grapefruit-Drink
▷ 240 kcal ☐ Rezept S. 41

Abendessen
Broccolicremesuppe mit Pinienkernen und als Beilage Vollkornbrot (45 g)
▷ 335 kcal ☐ Rezept S. 153 Bild S. 153

MITTWOCH

Frühstück
Roggenbrötchen mit Früchte-Aufstrich
▷ 260 kcal ☐ Rezept S. 69

Zwischenmahlzeit
Roastbeef-Orangen-Brot
▷ 220 kcal ☐ Rezept S. 76 Bild S. 76

Mittagessen
Rotbarschfilets mit Kapern, Sardellen, Tomaten und als Beilage Reis (50 g)
▷ 495 kcal ☐ Rezept S. 102

Zwischenmahlzeit
2 Orangen
▷ 100 kcal

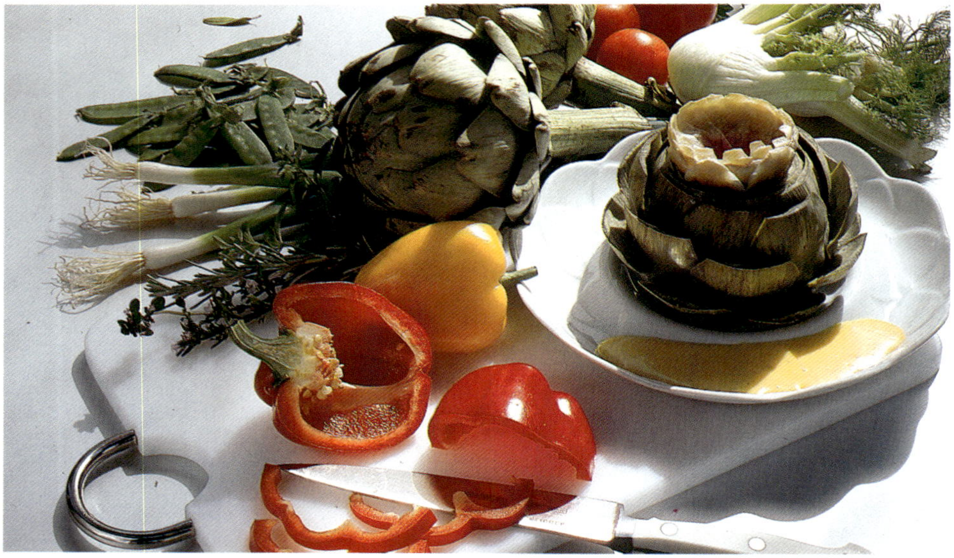

Abendessen
Staudensellerie mit Mozzarella und als Beilage Bauernbrot (45 g)
▷ 345 kcal ☐ Rezept S. 154 Bild S. 154/155

DONNERSTAG

Frühstück
Putenbrust-Sandwich
▷ 260 kcal ☐ Rezept S. 68 Bild S. 68/69

Zwischenmahlzeit
Obstsalat mit Minze
▷ 90 kcal ☐ Rezept S. 78 Bild S. 78

Mittagessen
Hühnerbrüstchen mit Möhrensauce und als Beilage Petersilien-Kartoffeln (180 g)
▷ 370 kcal ☐ Rezept S. 103 Bild S. 102/103

Zwischenmahlzeit
Vanille-Beeren-Kaltschale
▷ 260 kcal ☐ Rezept S. 36 Bild S. 36

Abendessen
Kartoffelsuppe mit Krabben und als Beilage Weißbrot (45 g)
▷ 295 kcal ☐ Rezept S. 154 Bild S. 155

FREITAG

Frühstück
Kerniges Trauben-Müsli
▷ 380 kcal ☐ Rezept S. 72

Zwischenmahlzeit
Käsebrot mit Melone
▷ 240 kcal ☐ Rezept S. 76

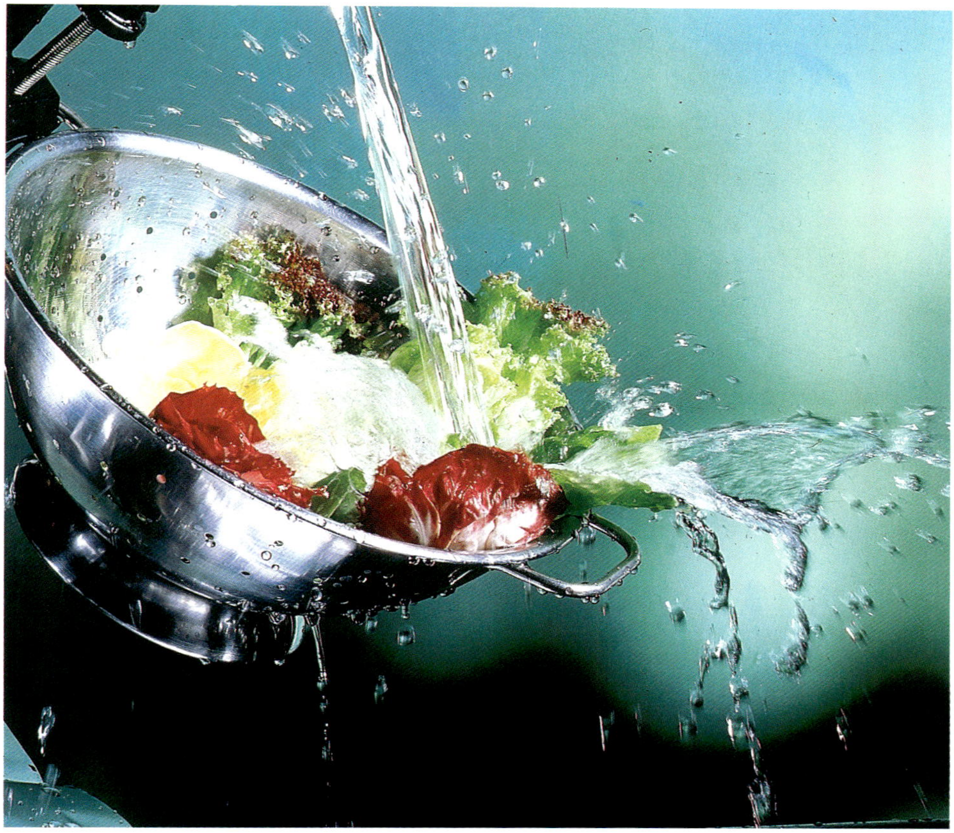

Mittagessen
Russischer Rote-Bete-Topf mit Joghurt und als Beilage Bauernbrot (45 g)
▷ 340 kcal ☐ Rezept S. 103

Zwischenmahlzeit
Erdbeer-Kiwi-Cocktail
▷ 240 kcal ☐ Rezept S. 41 Bild S. 41

Abendessen
Kräuterquark-Terrine mit Pellkartoffeln und als Beilage Feldsalat
▷ 390 kcal ☐ Rezept S. 156 Bild S. 156/157

SAMSTAG

Frühstück
Radieschenbrot und Kiwi-Orangen-Schnitte
▷ 360 kcal ☐ Rezept S. 70 Bild S. 71

Zwischenmahlzeit
Schoko-Kaffee-Getränk
▷ 250 kcal ☐ Rezept S. 38 Bild S. 38

Mittagessen
Fischtopf mit Gemüse und Safran und als Beilage Weißbrot (45 g)
▷ 395 kcal ☐ Rezept S. 104 Bild S. 104

Zwischenmahlzeit
1 kleiner Apfel und 1 kleine Banane
▷ 180 kcal

Abendessen
Paprika-Pizza und als Beilage gemischter Salat
▷ 480 kcal ☐ Rezept S. 157

SONNTAG

Frühstück
Erdbeer-Bananen-Müsli
▷ 360 kcal ☐ Rezept S. 72 Bild S. 71

Zwischenmahlzeit
Putenbrust-Brötchen mit Kürbis
▷ 240 kcal ☐ Rezept S. 78

Mittagessen
Französischer Kirschauflauf
▷ 350 kcal ☐ Rezept S. 105 Bild S. 105

Zwischenmahlzeit
Schoko-Vanille-Eis auf Ananas-Kiwi-Salat
▷ 330 kcal ☐ Rezept S. 40

Abendessen
Frühlings-Gemüsesuppe und als Beilage Vollkornbrot (45 g)
▷ 305 kcal ☐ Rezept S. 158 Bild S. 158/159

Montag

Frühstück
Honig-Brötchen mit Apfel-Nuß-Quark
▷ 310 kcal ☐ Rezept S. 69

Zwischenmahlzeit
Putenbrust-Brötchen mit Kürbis
▷ 240 kcal ☐ Rezept S. 78

Mittagessen
Spaghetti mit Zucchini und Tomaten und als Beilage gemischter Blattsalat
▷ 390 kcal ☐ Rezept S. 106 Bild S. 106/107

Zwischenmahlzeit
200 ml Orangensaft und 2 Müsli-Kekse
▷ 130 kcal

Abendessen
Quark-Gratin mit Kiwis
▷ 255 kcal ☐ Rezept S. 159

Dienstag

Frühstück
Käse-Knäcke und Toast mit Himbeer-Minzmus
▷ 290 kcal ☐ Rezept S. 69 Bild S. 70

Zwischenmahlzeit
200 g Frucht-Kefir (1,5 %)
▷ 165 kcal

Mittagessen
Putencurry mit Mandelstiften und als Beilage Reis (50 g) und Frisée-Salat
▷ 540 kcal ☐ Rezept S. 107

Zwischenmahlzeit
1 kleiner Apfel und 1 kleine Banane
▷ 180 kcal

Abendessen
Spinatgratin mit Möhren und als Beilage Weißbrot (45 g)
▷ 435 kcal ☐ Rezept S. 160 Bild S. 160

Mittwoch

Frühstück
Pfirsich-Mandel-Quark
▷ 220 kcal ☐ Rezept S. 71 Bild S. 72/73

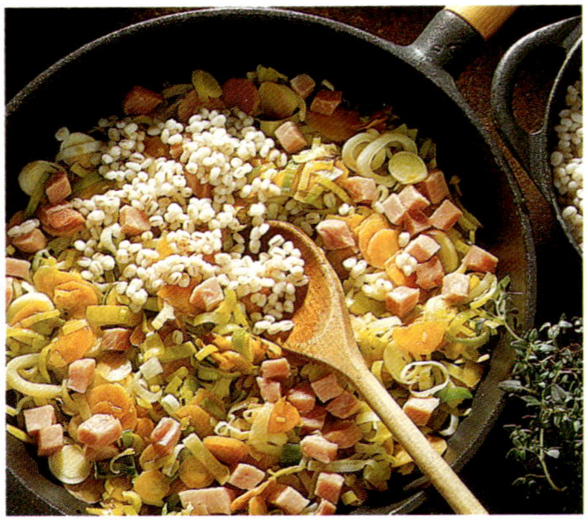

Zwischenmahlzeit
Tomaten-Basilikum-Brot
▷ 150 kcal ☐ Rezept S. 75

Mittagessen
Graupengemüsepfanne mit Kasseler und als Beilage Lollo-Rosso-Salat
▷ 470 kcal ☐ Rezept S. 108 Bild S. 58

Zwischenmahlzeit
200 g Weintrauben
▷ 145 kcal

Abendessen
Pochierte Eier in Kräutersauce und als Beilage Pellkartoffeln (180 g)
▷ 400 kcal ☐ Rezept S.161 Bild S. 161

Donnerstag

Frühstück
Toast mit Lachsschinken-Tatar
▷ 260 kcal ☐ Rezept S. 68 Bild S. 68/69

Zwischenmahlzeit
250 g frische Ananas
▷ 140 kcal

Mittagessen
Thailändische Hühnersuppe mit Glasnudeln und als Beilage Weißbrot (45 g)
▷ 430 kcal ☐ Rezept S. 107 Bild S. 108

Zwischenmahlzeit
Gemüse mit Joghurt-Dip
▷ 50 kcal ☐ Rezept S. 75 Bild S. 75

Abendessen
Pizza mit Krabben und als Beilage Blattsalat mit Tomaten
▷ 390 kcal ☐ Rezept S. 162

Freitag

Frühstück
Roggenbrötchen mit Früchte-Aufstrich
▷ 260 kcal ☐ Rezept S. 69

Zwischenmahlzeit
Radieschen-Sandwich
▷ 170 kcal ☐ Rezept S. 78 Bild S. 79

Mittagessen
Reisauflauf mit Austernpilzen und als Beilage Tomatensalat
▷ 495 kcal ☐ Rezept S. 109 Bild S. 109

Zwischenmahlzeit
Vanille-Pfirsichcreme
▷ 280 kcal ☐ Rezept S. 36 Bild S. 36

Abendessen
Möhrensuppe mit Joghurt und geröstetem Sesam und als Beilage Vollkorn-Baguette (45 g)
▷ 345 kcal ☐ Rezept S. 162 Bild S. 162/163

Samstag

Frühstück
Erdbeer-Bananen-Müsli
▷ 360 kcal ☐ Rezept S. 72 Bild S. 71

Zwischenmahlzeit
Roastbeef-Orangen-Brot
▷ 260 kcal ☐ Rezept S. 76 Bild S. 76

Mittagessen
Gedämpfte Seezungenfilets auf Spargel und als Beilage Butter-Kartoffeln (180 g)
▷ 500 kcal ☐ Rezept S. 110 Bild S. 110/111

Zwischenmahlzeit
1 Müsli-Riegel (25 g) und 1 Kiwi
▷ 180 kcal

Abendessen
Französische Gemüsepüreesuppe und als Beilage Vollkorn-Baguette (45 g)
▷ 430 kcal ☐ Rezept S. 163

Sonntag

Frühstück
Radieschenbrot und Kiwi-Orangen-Schnitte
▷ 360 kcal ☐ Rezept S. 70 Bild S. 71

Zwischenmahlzeit
30 g Studentenfutter (Nußmischung)
▷ 130 kcal

Mittagessen
Filetstreifen mit Radicchio und Tomaten und als Beilage Petersilien-Kartoffeln (180 g)
▷ 390 kcal ☐ Rezept S. 111 Bild S. 59

Zwischenmahlzeit
Schoko-Bananen-Mousse mit Pfirsichsauce
▷ 290 kcal ☐ Rezept S. 39 Bild S. 39

Abendessen
Kartoffel-Porree-Suppe und als Beilage Vollkornbrot (45 g)
▷ 410 kcal ☐ Rezept S. 164

Montag

Frühstück
Käse-Knäcke und Toast mit Himbeer-Minzmus
▷ 290 kcal ☐ Rezept S. 69 Bild S. 70

Zwischenmahlzeit
Möhren-Nuß-Rohkost
▷ 170 kcal ☐ Rezept S. 75

Mittagessen
Putenleber in Portweinsauce mit Salbei und als Beilage Reis (30 g) und Tomatensalat
▷ 495 kcal ☐ Rezept S. 111

Zwischenmahlzeit
Früchte-Drink
▷ 100 kcal ☐ Rezept S. 76

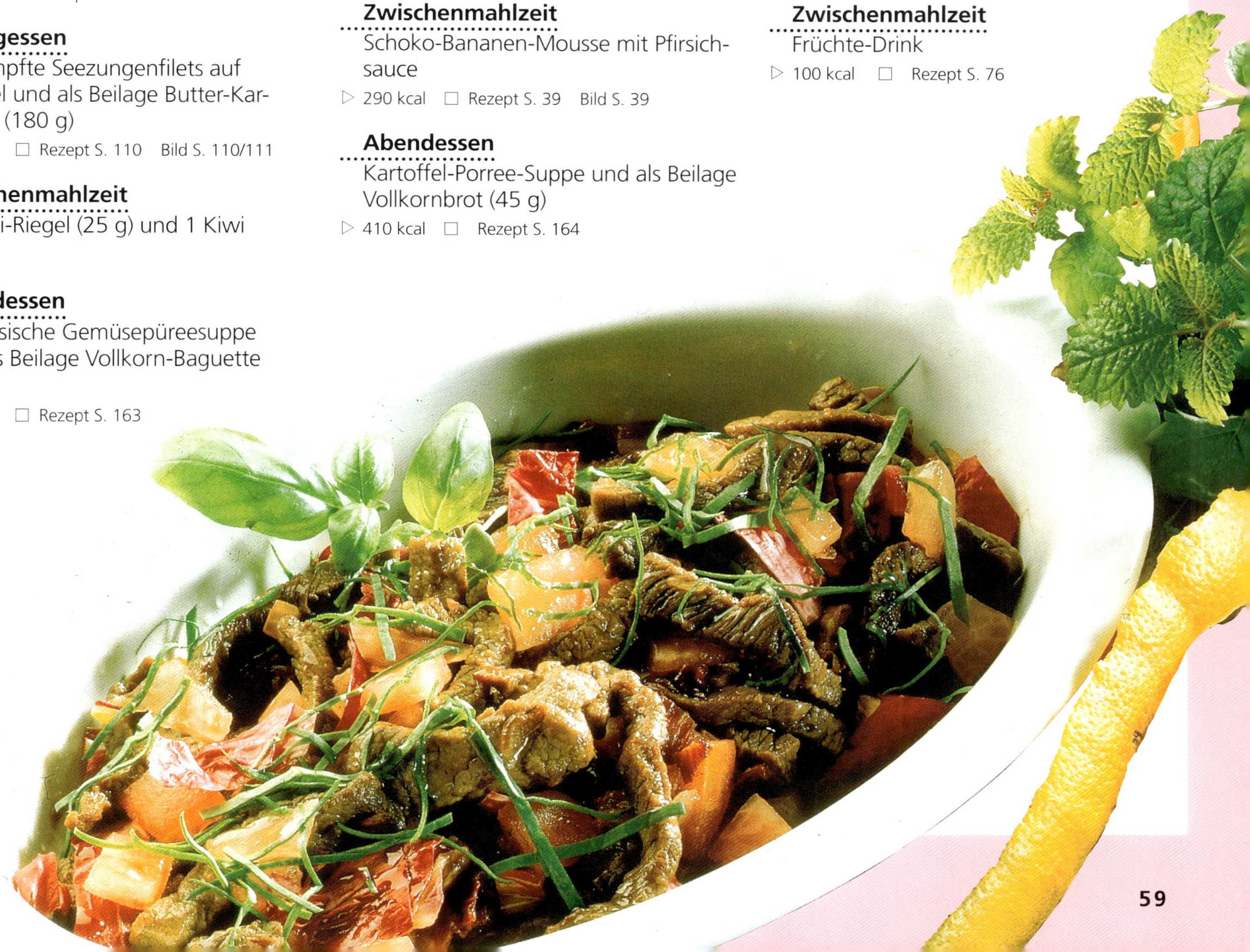

Abendessen
Mangoldstil-Gratin mit grüner Sauce und als Beilage Pellkartoffeln (180 g)
▷ 435 kcal ☐ Rezept S. 164 Bild S. 164/165

DIENSTAG

Frühstück
Putenbrust-Sandwich
▷ 260 kcal ☐ Rezept S. 68 Bild S. 68/69

Zwischenmahlzeit
Erdbeer-Kiwi-Cocktail
▷ 240 kcal ☐ Rezept S. 41 Bild S. 41

Mittagessen
Kräuterhackbraten und als Beilage bunter gemischter Salat
▷ 515 kcal ☐ Rezept S. 113 Bild S. 112/113

Zwischenmahlzeit
Obstsalat mit Minze
▷ 90 kcal ☐ Rezept S. 78 Bild S. 78

Abendessen
Scharfe Bohnensuppe mit Zucchini und als Beilage Bauernbrot (25 g)
▷ 540 kcal ☐ Rezept S. 165 Bild S. 165

MITTWOCH

Frühstück
Roggenbrötchen mit Früchte-Aufstrich
▷ 260 kcal ☐ Rezept S. 69

Zwischenmahlzeit
Käsebrot mit Melone
▷ 240 kcal ☐ Rezept S. 76

Mittagessen
Heilbutt auf Basilikumtomaten und als Beilage Pellkartoffeln (180 g)
▷ 415 kcal ☐ Rezept S. 113 Bild S. 114

Zwischenmahlzeit
Gemüse mit Joghurt-Dip
▷ 50 kcal ☐ Rezept S. 75 Bild S. 75

Abendessen
Äpfel mit Haselnuß-Baiser
▷ 205 kcal ☐ Rezept S. 166 Bild S. 166

DONNERSTAG

Frühstück
Würzig-fruchtiges Käsebrötchen
▷ 330 kcal ☐ Rezept S. 68

Zwischenmahlzeit
1 Apfel und 1 Kiwi
▷ 110 kcal

Mittagessen
Gegrillter Fleisch-Gemüse-Spieß und als Beilage Pellkartoffeln (180 g)
▷ 435 kcal ☐ Rezept S. 114 Bild S. 115

Zwischenmahlzeit
Vanille-Beeren-Kaltschale
▷ 260 kcal ☐ Rezept S. 36 Bild S. 36

Abendessen
Zucchini mit Tomatenfüllung und als Beilage Vollkornbrot (45 g)
▷ 385 kcal ☐ Rezept S. 166 Bild S. 167

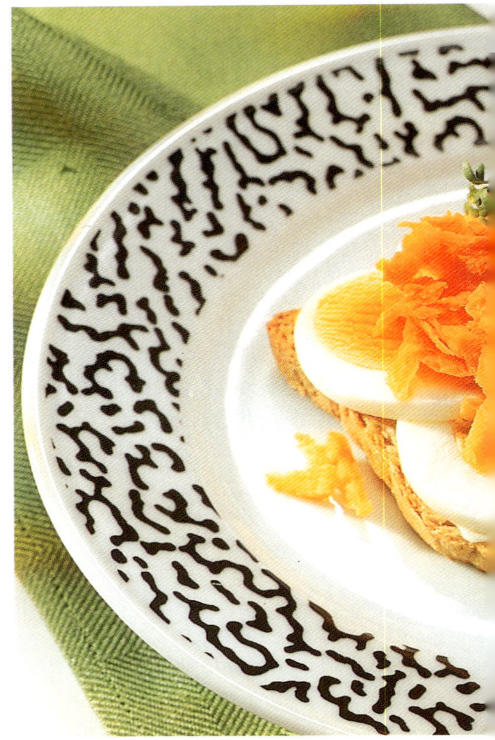

FREITAG

Frühstück
Honig-Brötchen mit Apfel-Nuß-Quark
▷ 310 kcal ☐ Rezept S. 69

Zwischenmahlzeit
200 ml Orangensaft
▷ 90 kcal

Mittagessen
Mangoldstrudel,gefüllt mit Gemüse und Grünkern, und als Beilage Tomatensalat
▷ 520 kcal ☐ Rezept S. 116 Bild S. 116

Zwischenmahlzeit
Eierbrot mit Möhren
▷ 190 kcal ☐ Rezept S. 77 Bild S. 60/61

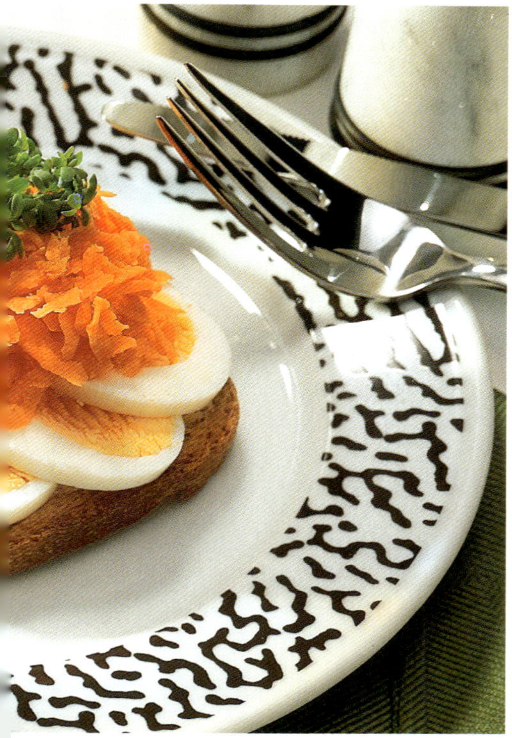

Abendessen
Hühnersuppe mit Zuckerschoten und Fenchel und als Beilage Vollkorn-Baguette (45 g)
▷ 440 kcal ☐ Rezept S. 167

SAMSTAG

Frühstück
Kerniges Trauben-Müsli
▷ 380 kcal ☐ Rezept S. 72

Zwischenmahlzeit
Champignon-Brot
▷ 110 kcal ☐ Rezept S. 76

Mittagessen
Renke vom Rost mit Joghurt-Kräuter-Sauce und als Beilage Pellkartoffeln (180 g)
▷ 425 kcal ☐ Rezept S. 117 Bild S. 117

Zwischenmahlzeit
Früchte-Drink
▷ 100 kcal ☐ Rezept S. 76

Abendessen
Auberginenpfanne mit Knoblauch und als Beilage Bauernbrot (45 g)
▷ 335 kcal ☐ Rezept S. 168 Bild S. 168/169

SONNTAG

Frühstück
Radieschenbrot und Kiwi-Orangen-Schnitte
▷ 360 kcal ☐ Rezept S. 70 Bild S. 71

Zwischenmahlzeit
200 ml Traubensaft
▷ 140 kcal

Mittagesssen
Gesottene Rinderlende mit Gemüse-julienne und als Beilage Salzkartoffeln (180 g)
▷ 385 kcal ☐ Rezept S. 118 Bild S. 118/119

Zwischenmahlzeit
Vanille-Heidelbeer-Quark
▷ 200 kcal ☐ Rezept S. 37 Bild S. 37

Abendessen
Zucchini-Püfferchen und als Beilage Paprikasalat
▷ 300 kcal ☐ Rezept S. 169

MONTAG

Frühstück
Erdbeer-Bananen-Müsli
▷ 360 kcal ☐ Rezept S. 72 Bild S. 71

Zwischenmahlzeit
Tomaten-Basilikum-Brot
▷ 150 kcal ☐ Rezept S. 75

Mittagessen
Chinesische Hühnerpfanne aus dem Wok und als Beilage Reis (50 g)
▷ 465 kcal ☐ Rezept S. 119 Bild S. 120

Zwischenmahlzeit
1 Apfel und 1 Kiwi
▷ 110 kcal

Abendessen
Gebackene Kartoffeln mit Pilzragout
▷ 345 kcal ☐ Rezept S. 169

DIENSTAG

Frühstück
Radieschenbrot und Kiwi-Orangen-Schnitte
▷ 360 kcal ☐ Rezept S. 70 Bild S. 71

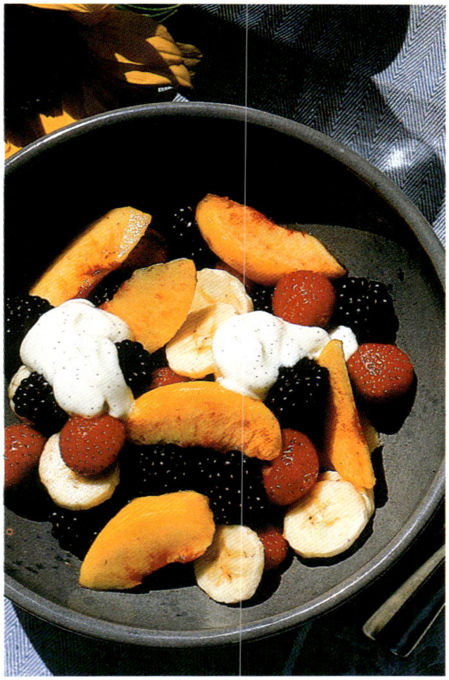

Zwischenmahlzeit
1 Müsli-Riegel (25 g) und
100 ml Apfelsaft, mit Mineralwasser
▷ 165 kcal

Mittagessen
Tortellini mit Tomaten-Basilikum-Sauce
▷ 540 kcal ☐ Rezept S. 120 Bild S. 121

Zwischenmahlzeit
Erdbeer-Brombeer-Shake
▷ 320 kcal ☐ Rezept S. 41 Bild S. 41

Abendessen
Wirsing mit Sesam und Sojasprossen und als Beilage Vollkornbrot (45 g)
▷ 290 kcal ☐ Rezept S. 170 Bild S. 170

MITTWOCH

Frühstück
Pfirsich-Mandel-Quark
▷ 220 kcal ☐ Rezept S. 71 Bild S. 72/73

Zwischenmahlzeit
Radieschen-Sandwich
▷ 170 kcal ☐ Rezept S. 78 Bild S. 79

Mittagessen
Risotto mit Vongole und Scampi und als Beilage gemischter Blattsalat
▷ 500 kcal ☐ Rezept S. 121

Zwischenmahlzeit
200 ml Trinkmolke mit Frucht
▷ 130 kcal

Abendessen
Gebratene Hühnerleber mit Tomaten und als Beilage Vollkorn-Baguette (45 g)
▷ 340 kcal ☐ Rezept S. 171

DONNERSTAG

Frühstück
Putenbrust-Sandwich
▷ 260 kcal ☐ Rezept S. 68 Bild S. 68/69

Zwischenmahlzeit
Füchte-Drink
▷ 100 kcal ☐ Rezept S. 76

Mittagessen
Thunfisch-Steaks mit geschmorten Äpfeln und als Beilage Vollkornnudeln (50 g)
▷ 550 kcal ☐ Rezept S. 122

Zwischenmahlzeit
Paprika-Dill-Knäcke
▷ 100 kcal ☐ Rezept S. 77 Bild S. 77

Abendessen
Möhrenbratlinge und als Beilage Feldsalat
▷ 280 kcal ☐ Rezept S. 171 Bild S. 171

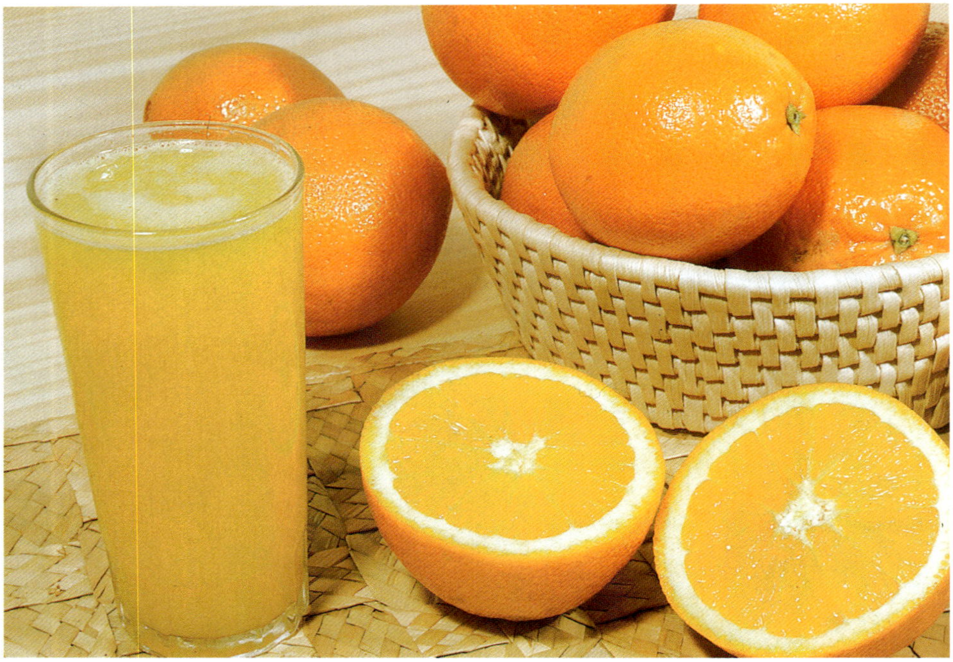

FREITAG

Frühstück
Würzig-fruchtiges Käsebrötchen
▷ 330 kcal ☐ Rezept S. 68

Zwischenmahlzeit
1 Apfel und 1 Birne
▷ 120 kcal

Mittagesssen
Spanischer Fischtopf und als Beilage Weißbrot (45 g)
▷ 415 kcal ☐ Rezept S. 123 Bild S. 122/123

Zwischenmahlzeit
200 ml Grapefruitsaft
▷ 100 kcal

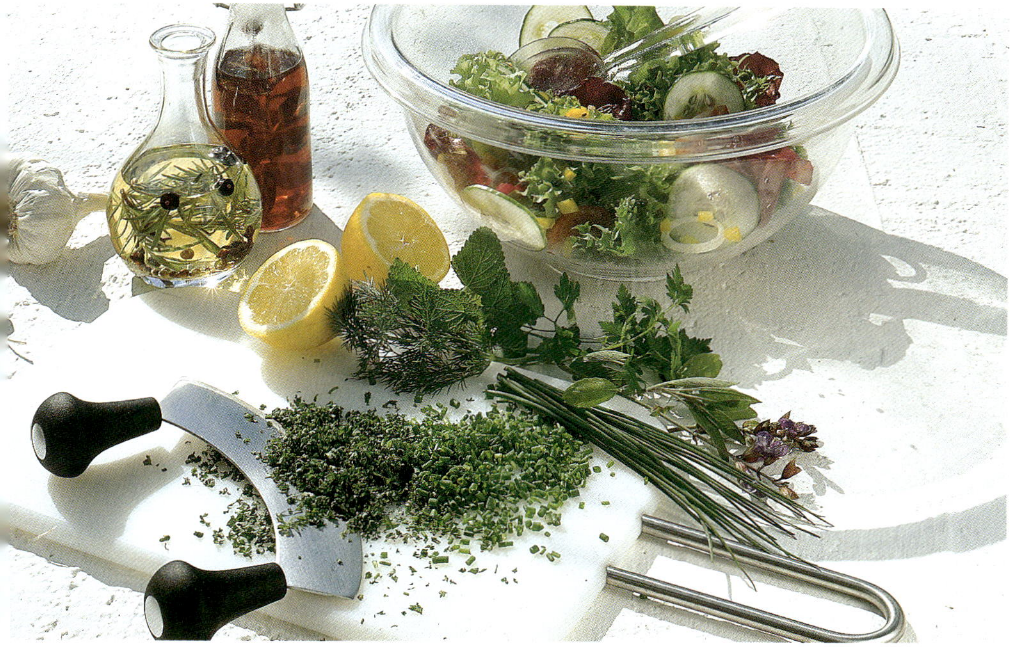

Abendessen
Vollkorncrêpes mit Beerenragout
▷ 505 kcal ☐ Rezept S. 172 Bild S. 172

SAMSTAG

Frühstück
Honig-Brötchen mit Apfel-Nuß-Quark
▷ 310 kcal ☐ Rezept S. 69

Zwischenmahlzeit
Zucchini-Kapern-Brot
▷ 150 kcal ☐ Rezept S. 79 Bild S. 79

Mittagessen
Fernöstliche Nudelpfanne und als Beilage Tomatensalat
▷ 475 kcal ☐ Rezept S. 124 Bild S. 124

Zwischenmahlzeit
Obstsalat mit Minze
▷ 90 kcal ☐ Rezept S. 78 Bild S. 78

Abendessen
Forellenmousse mit Lollo Rosso und als Beilage Vollkorn-Baguette (45 g)
▷ 390 kcal ☐ Rezept S. 173 Bild S. 173

SONNTAG

Frühstück
Käse-Knäcke und Toast mit Himbeer-Minzmus
▷ 290 kcal ☐ Rezept S. 69 Bild S. 70

Zwischenmahlzeit
Gemüse mit Joghurt-Dip
▷ 50 kcal ☐ Rezept S. 75 Bild S. 75

Mittagessen
Kalbshaxe Mailänder Art und als Beilage Reis (30 g)
▷ 525 kcal ☐ Rezept S. 125 Bild S. 125

Zwischenmahlzeit
1 kleiner Apfel und 1 kleine Banane
▷ 180 kcal

Abendessen
Zucchini mit Hühner-Krabben-Füllung und als Beilage Weißbrot (45g)
▷ 330 kcal ☐ Rezept S. 173

MONTAG

Frühstück
Erdbeer-Bananen-Müsli
▷ 360 kcal ☐ Rezept S. 72 Bild S. 71

Zwischenmahlzeit
Krabben-Baguette
▷ 220 kcal ☐ Rezept S. 74 Bild S. 74/75

Mittagessen
Vollkornliwanzen mit Topfen und Heidelbeeren
▷ 455 kcal ☐ Rezept S. 126 Bild S. 126/127

Zwischenmahlzeit
Früchte-Drink
▷ 100 kcal ☐ Rezept S. 76

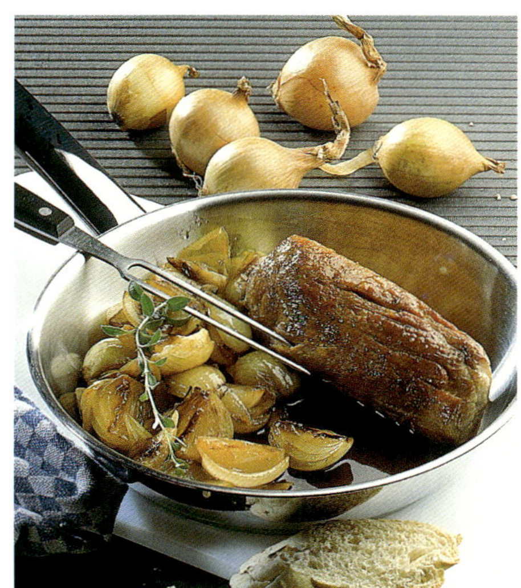

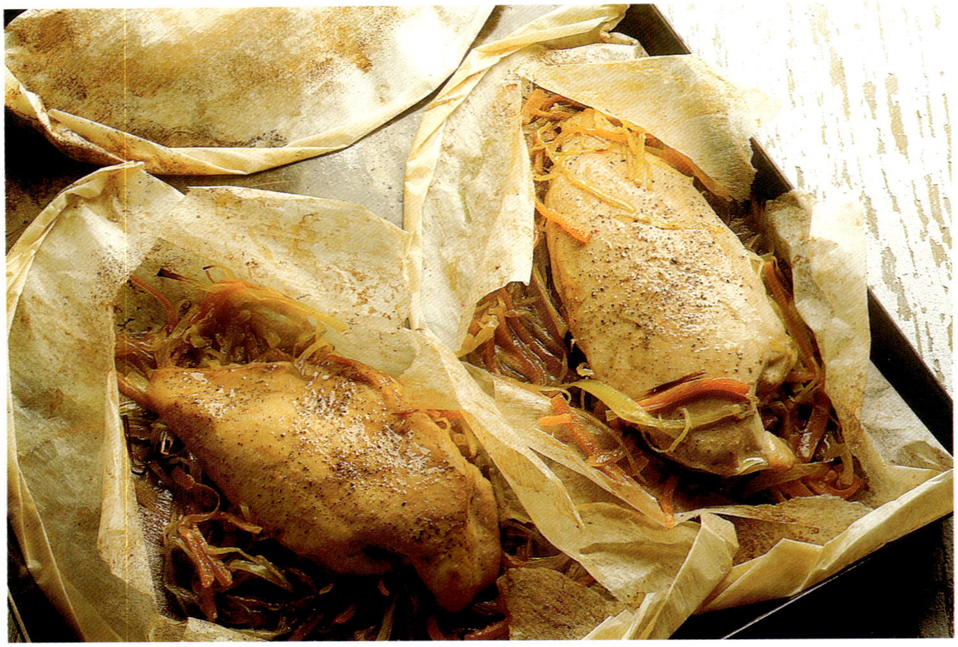

Abendessen
Hähnchenbrust mit Gemüse in Pergamentpapier und als Beilage Vollkorn-Baguette (45g)
▷ 295 kcal ☐ Rezept S. 174 Bild S. 64

Abendessen
Chinesische Gemüsesuppe mit Huhn und als Beilage Weißbrot (45g)
▷ 250 kcal ☐ Rezept S. 175 Bild S. 174/175

Dienstag

Frühstück
Toast mit Lachsschinken-Tatar
▷ 260 kcal ☐ Rezept S. 68 Bild S. 68/69

Zwischenmahlzeit
Gemüse mit Joghurt-Dip
▷ 50 kcal ☐ Rezept S. 75 Bild S. 75

Mittagessen
Zwetschgenauflauf
▷ 440 kcal ☐ Rezept S. 127 Bild S. 127

Zwischenmahlzeit
Vanille-Erdbeer-Drink
▷ 310 kcal ☐ Rezept S. 37

Mittwoch

Frühstück
Würzig-fruchtiges Käsebrötchen
▷ 260 kcal ☐ Rezept S. 68

Zwischenmahlzeit
200 ml Orangensaft und
1 Müsli-Riegel (25g)
▷ 195 kcal

Mittagessen
Rinderhacksteaks mit geschmorten Tomaten und als Beilage Röstkartoffeln (150 g) und Feldsalat
▷ 490 kcal ☐ Rezept S. 128 Bild S. 128/129

Zwischenmahlzeit
200 g Weintrauben
▷ 145 kcal

Abendessen
Eier auf chinesische Art und als Beilage Weißbrot (45 g)
▷ 345 kcal ☐ Rezept S. 175

Donnerstag

Frühstück
Roggenbrötchen mit Früchte-Aufstrich
▷ 260 kcal ☐ Rezept S. 69

Zwischenmahlzeit
Radieschen-Sandwich
▷ 170 kcal ☐ Rezept S. 78 Bild S. 79

Mittagessen
Kabeljau-Koteletts auf Lauchbett und als Beilage Reis (50g)
▷ 440 kcal ☐ Rezept S. 129 Bild S. 129

Zwischenmahlzeit
Schoko-Kaffee-Getränk
▷ 250 kcal ☐ Rezept S. 38 Bild S. 38

Abendessen
Omelett Stefanie
▷ 340 kcal ☐ Rezept S. 176

FREITAG

Frühstück
Kerniges Trauben-Müsli
▷ 380 kcal ☐ Rezept S. 72

Zwischenmahlzeit
Roastbeef-Orangen-Brot
▷ 260 kcal ☐ Rezept S. 76 Bild S. 76

Mittagessen
Schollenröllchen auf Kohlrabi-Julienne und als Beilage Pellkartoffeln (180g)
▷ 380 kcal ☐ Rezept S. 130 Bild S. 130

Zwischenmahlzeit
Möhren-Nuß-Rohkost
▷ 170 kcal ☐ Rezept S. 75

Abendessen
Champignongratin mit Schinken und als Beilage Blattsalat mit Tomaten
▷ 340 kcal ☐ Rezept S. 176 Bild S. 176/177

SAMSTAG

Frühstück
Toast mit Lachsschinken-Tatar
▷ 260 kcal ☐ Rezept S. 68 Bild S. 68/69

Zwischenmahlzeit
Käsebrot mit Melone
▷ 240 kcal ☐ Rezept S. 76

Mittagessen
Chinapfanne mit Glasnudeln
▷ 280 kcal ☐ Rezept S. 131 Bild S. 131

Zwischenmahlzeit
Schoko-Vanille-Eis auf Ananas-Kiwi-Salat
▷ 330 kcal ☐ Rezept S. 40

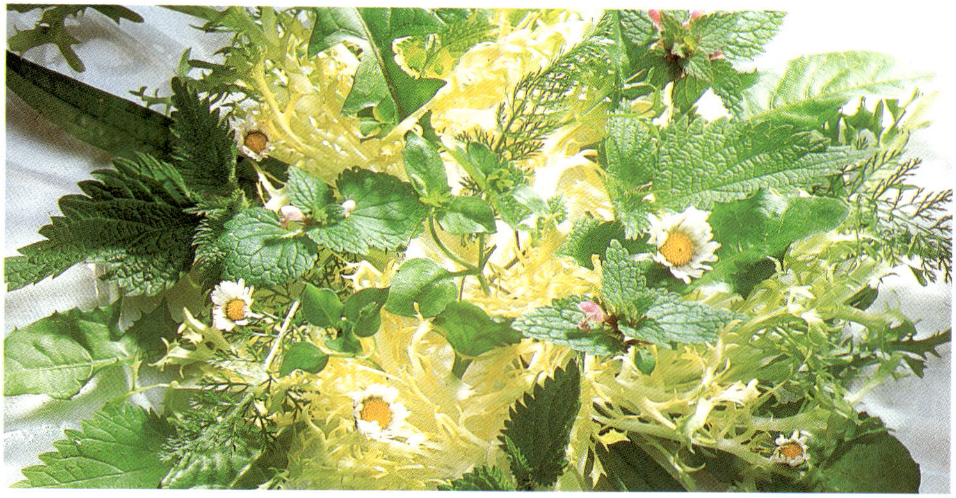

Abendessen
Scampi in Petersilien-Knoblauch-Butter und als Beilage gemischter Salat und Weißbrot (45g)
▷ 390 kcal ☐ Rezept S. 177

SONNTAG

Frühstück
Pfirsich-Mandel-Quark
▷ 220 kcal ☐ Rezept S. 71 Bild S. 72/73

Zwischenmahlzeit
Gemüse mit Joghurt-Dip
▷ 50 kcal Rezept S. 75 Bild S. 75

Mittagessen
Pizza mit Oliven und Sardinen und als Beilage gemischter Blattsalat
▷ 520 kcal ☐ Rezept S. 131 Bild S. 65

Zwischenmahlzeit
1 Apfel und 1 Kiwi
▷ 110 kcal

Abendessen
Hähnchenpaprikasch und als Beilage Salzkartoffeln (180g)
▷ 460 kcal ☐ Rezept S. 177

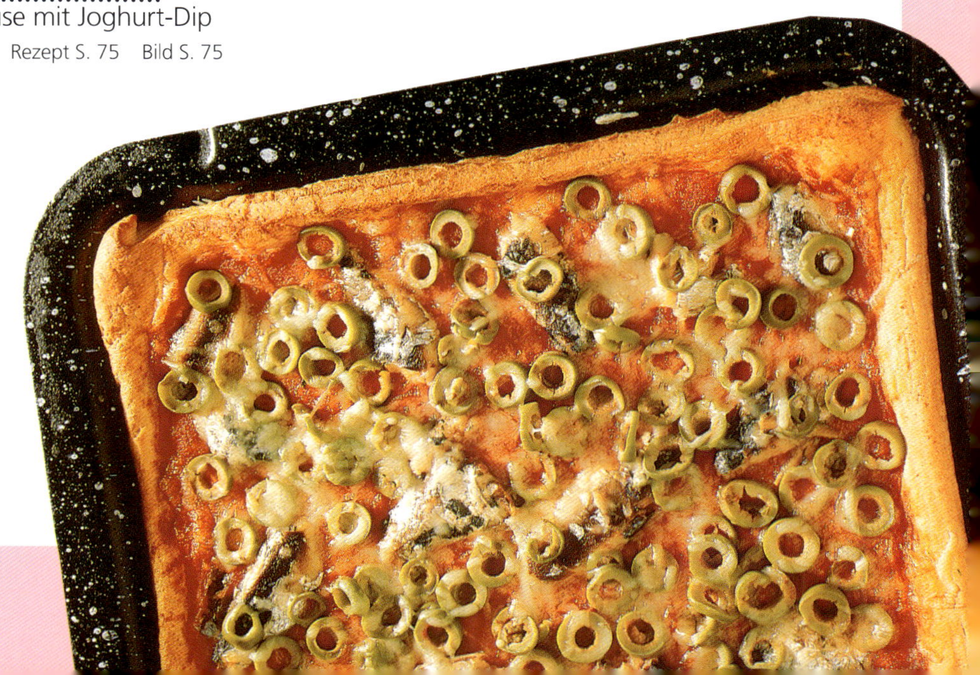

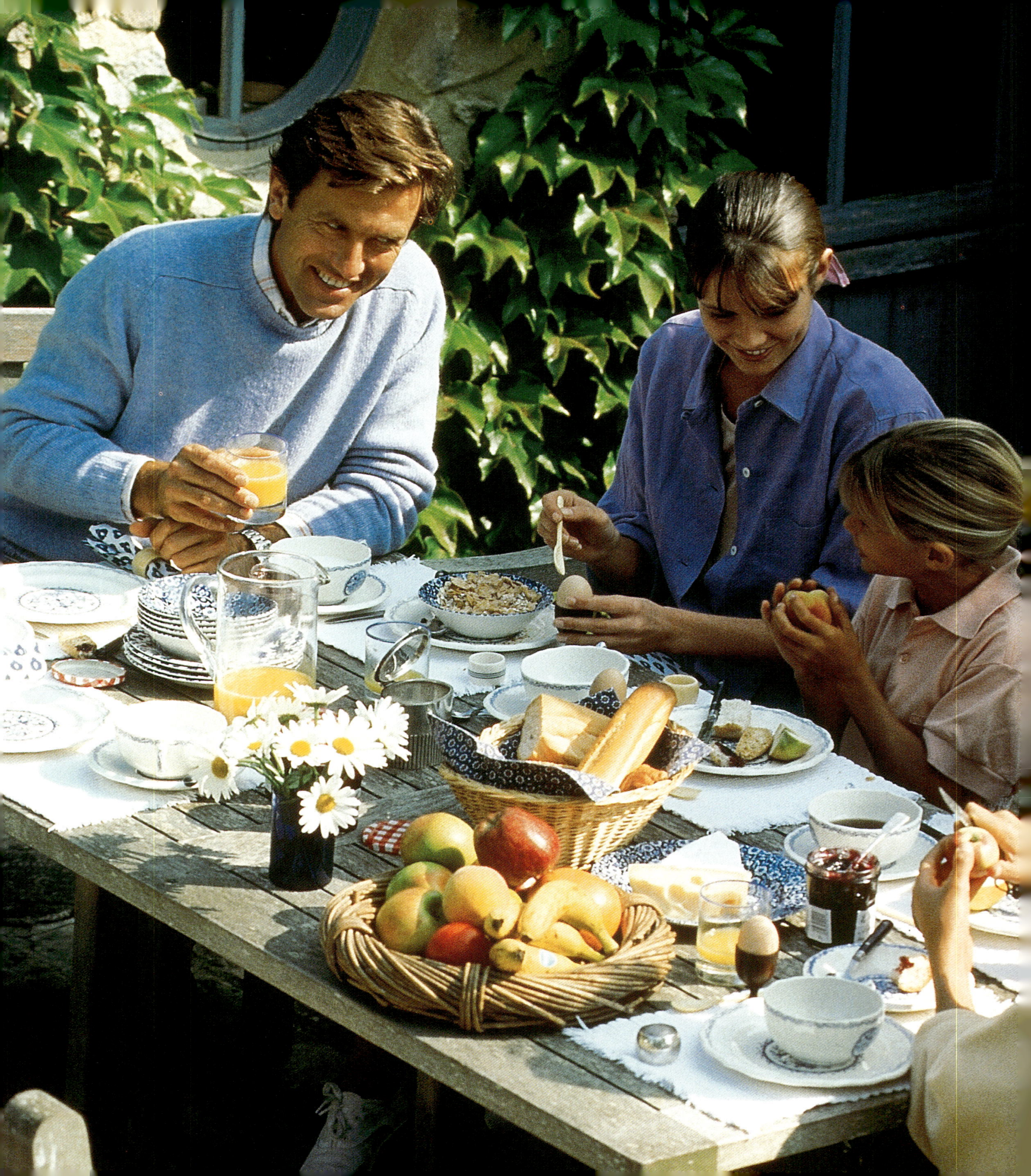

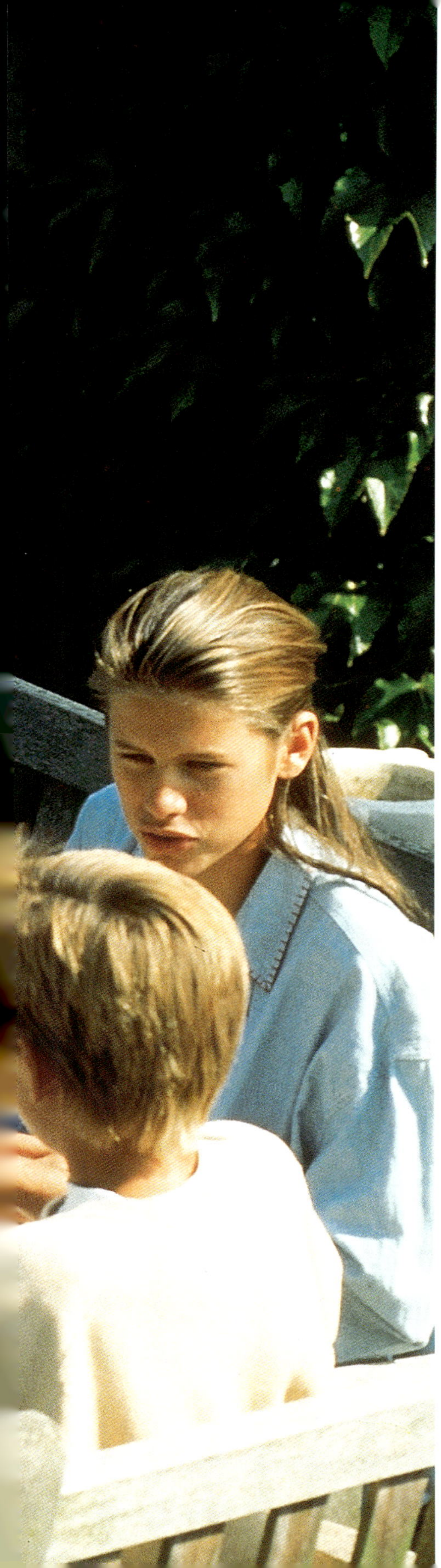

Leichte Küche

Rezepte zum Ernährungsprogramm. Vom Frühstück bis zum Abendessen

Leichte Küche: weniger Kalorien mit weniger Geschmack? Ganz im Gegenteil!

Die folgenden Rezepte (Frühstück und Zwischenmahlzeiten jeweils für 1 Person, Mittag- und Abendessen für 4 Personen) enthalten kleine und große Leckerbissen, zusammengestellt aus Produkten der 7 Lebensmittelgruppen – gewürzt mit viel Phantasie. Das heißt, Sie können essen und genießen und sind zudem optimal mit allen wichtigen Nährstoffen versorgt. Voraussetzung dafür ist allerdings die richtige Auswahl der Lebensmittel. Die fängt beim Einkauf an. Schreiben Sie sich alle Zutaten, die Sie für die Rezepte brauchen, zusammen, und gehen Sie mit diesem Spickzettel gezielt einkaufen. Dann bleiben etwa die süßen Verführer oder andere unnötige Dinge im Regal liegen. Bevorzugen Sie frische Ware, besonders bei Obst, Gemüse, Fleisch und Fisch, und bereiten Sie diese möglichst bald zu. Lieber einmal öfter zum Markt gehen, frisch enthalten die Produkte am meisten Nährstoffe. Wählen Sie Saisonprodukte – sie sind meist preisgünstiger, und bei den kurzen Transportwegen gehen relativ wenig Nährstoffe verloren. Haben Sie mal keine Gelegenheit, an Frischware zu kommen, greifen Sie eher zu Tiefkühl-Ware als zu Konserven. Damit auch bei der Zubereitung möglichst wenige Nährstoffe verlorengehen, beachten Sie die Tips zur Regel 10 auf Seite 181 »Schmackhaft und schonend zubereiten«.

Gesunde Ernährung – ein Genuß für die ganze Familie

Würzig-fruchtiges Käsebrötchen

1 Vollkornbrötchen (50 g)
1 TL Halbfett-Margarine
2 knackige Salatblätter (etwa Eissalat)
1 kleine Tomate
50 g Salatgurke, 1 Aprikose
4 Scheiben (=50 g) Schnittkäse 30 % F. i.Tr. (zum Beispiel Edamer oder Tilsiter), 1 EL Kresse
Tee oder Kaffee

1. Brötchen halbieren, dünn mit Margarine bestreichen.
2. Salat, Tomate, Gurke und Aprikose waschen, gut abtropfen lassen. Tomate und Gurke in dünne Scheiben, Aprikose in dünne Spalten schneiden.
3. Eine Brötchenhälfte mit Salat, 2 Scheiben Käse und Tomaten belegen, Kresse überstreuen. Die zweite Hälfte mit restlichem Käse und abwechselnd mit Aprikosen und Gurken belegen.
4. Dazu Tee oder Kaffee trinken

Putenbrust-Sandwich

1 kleine Möhre
1 EL gemischte, feingehackte Kräuter (etwa Schnittlauch, Dill, Petersilie)
2 EL körniger Frischkäse (50 g)
Salz, Pfeffer
2 große Salatblätter (etwa Lollo Rosso oder Frisée)
1 kleines Vollkorn-Baguette (60 g)
1 TL Halbfett-Margarine
4 Scheiben (=50 g) geräucherte Putenbrust
Tee oder Kaffee

1. Möhre putzen, waschen, fein raffeln. Mit den Kräutern unter den Frischkäse ziehen, mit Salz und Pfeffer abschmecken.
2. Salat waschen, gut abtropfen lassen.
3. Brötchen halbieren, dünn mit Margarine bestreichen. Je 2 Scheiben Putenbrust darauflegen und je 1 EL Frischkäse daraufgeben.
4. Dazu Tee oder Kaffee trinken

Toast mit Lachsschinken-Tatar

4 Scheiben Lachsschinken (=50 g)
1 Stück Stangensellerie (50 g)
½ kleine rote Paprikaschote (50 g)
1 TL Crème fraîche, Zitronensaft
Salz, Pfeffer
2 Weizenvollkorn-Toastscheiben
1 EL Schnittlauchröllchen
Tee oder Kaffee

1. Lachsschinken klein würfeln.
2. Sellerie und Paprika putzen, waschen, in kleine Würfel schneiden.
3. Alles mit Crème fraîche verrühren, mit Zitronensaft und Pfeffer abschmecken.
4. Toastscheiben rösten, diagonal halbieren. Schinken-Tatar aufstreichen, mit Schnittlauch bestreuen.
5. Dazu Tee oder Kaffee trinken.

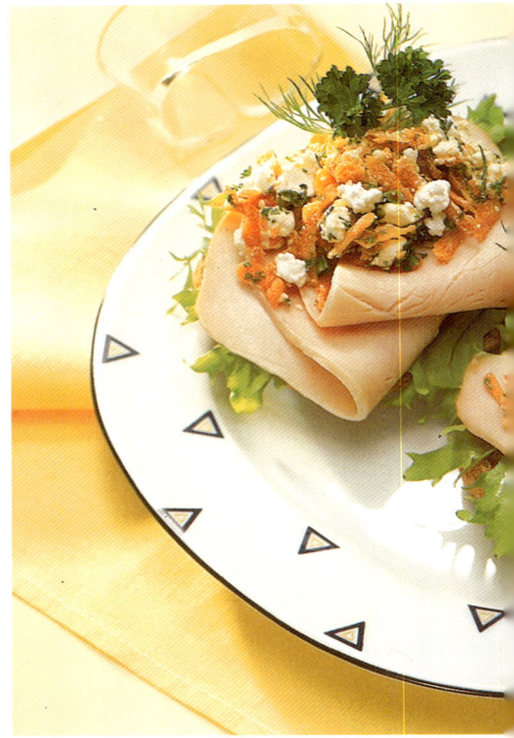

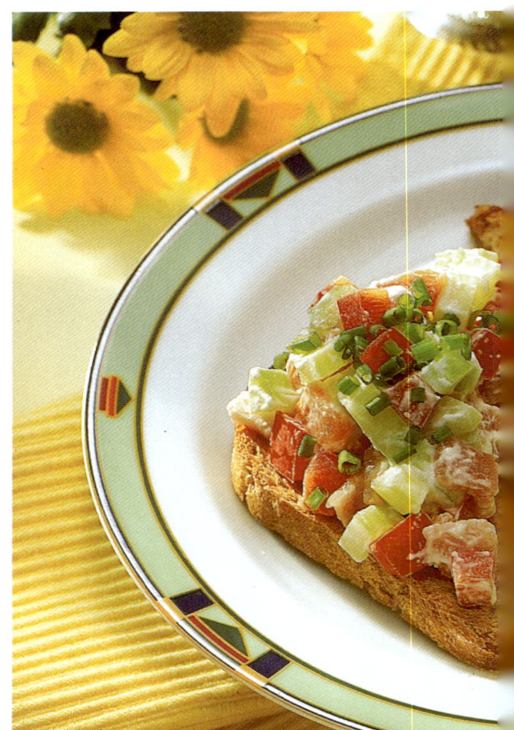

Putenbrust-Sandwich (oben) und Toast mit Lachsschinken-Tatar (unten)

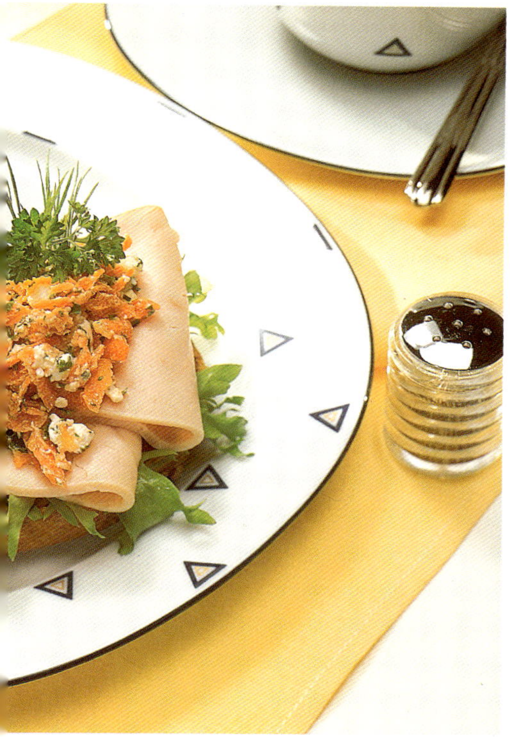

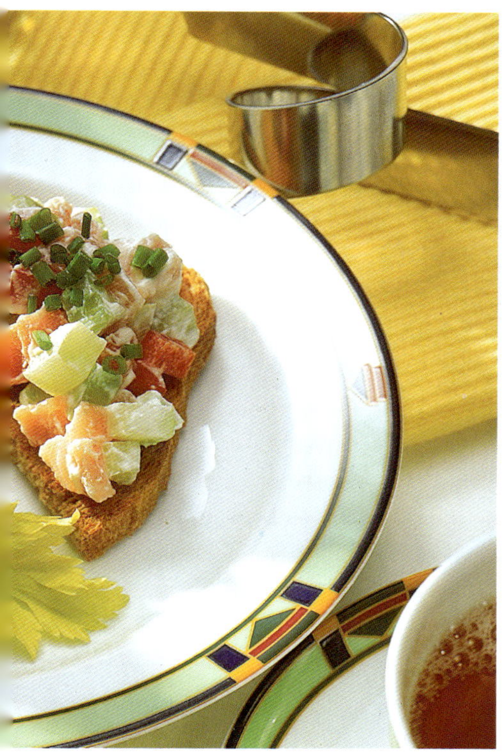

Roggenbrötchen mit Früchte-Aufstrich

100 g reife Erdbeeren oder Tief-kühl-Himbeeren (aufgetaut)
1 kleine Nektarine (60 g)
1 TL eingelegter grüner Pfeffer
Zitronensaft
1 EL Mandelblättchen
1 großes Roggenvollkorn-Brötchen (50 g)
1 TL Halbfett-Margarine
200 ml fettarme Frischmilch

1. Erdbeeren putzen, waschen, mit einer Gabel zerdrücken. Die Nektarine waschen, entsteinen, mit der Schale in kleine Würfel schneiden.
2. Pfeffer mit einer Gabel leicht andrücken, unter das Erdbeermus ziehen, mit Zitronensaft abschmecken. Nektarinenwürfel unterziehen.
3. Mandeln in einer Pfanne ohne Fett rösten.
4. Brötchen halbieren, dünn mit Margarine bestreichen. Marmelade darauf verteilen, Mandeln überstreuen.
5. Dazu kalte oder warme Milch trinken.

Honig-Brötchen mit Apfel-Nuß-Quark

1/2 säuerlicher Apfel
Zitronensaft
2 EL Speisequark (20 %)
4 EL Milch
1 EL Haselnußblättchen
1 Scheibe Vollkornbrot (45 g)
1 TL Halbfett-Margarine
2 TL Honig
Kaffee oder Tee

1. Apfel waschen, putzen, samt Schale in dünne Stifte schneiden. Mit Zitronensaft beträufeln.
2. Quark mit etwas Milch verrühren. Äpfel und Nüsse unterheben.
3. Brot mit Margarine und Honig bestreichen. Quark locker daraufgeben.
4. Kaffee oder Tee mit der restlichen Milch dazu trinken.

Käse-Knäcke und Toast mit Himbeer-Minzmus

1 große Orange zum Auspressen
1 EL Frischkäse, 1 EL Joghurt
Paprikapulver edelsüß
Salz, Pfeffer
1 Frühlingszwiebel
50 g Himbeeren (frisch oder TK)
1 Blättchen Minze
Zitronensaft
etwas Puderzucker
1 Weizenvollkorn-Toastscheibe
1 TL Halbfett-Margarine
1 EL Kürbiskerne
2 Scheiben Sesam-Knäckebrot
Tee oder Kaffee

1. Orange auspressen, Saft kalt stellen.
2. Frischkäse mit Joghurt verrühren, mit Paprika, Salz und Pfeffer würzen. Frühlingszwiebel waschen, putzen, in feine Ringe schneiden.

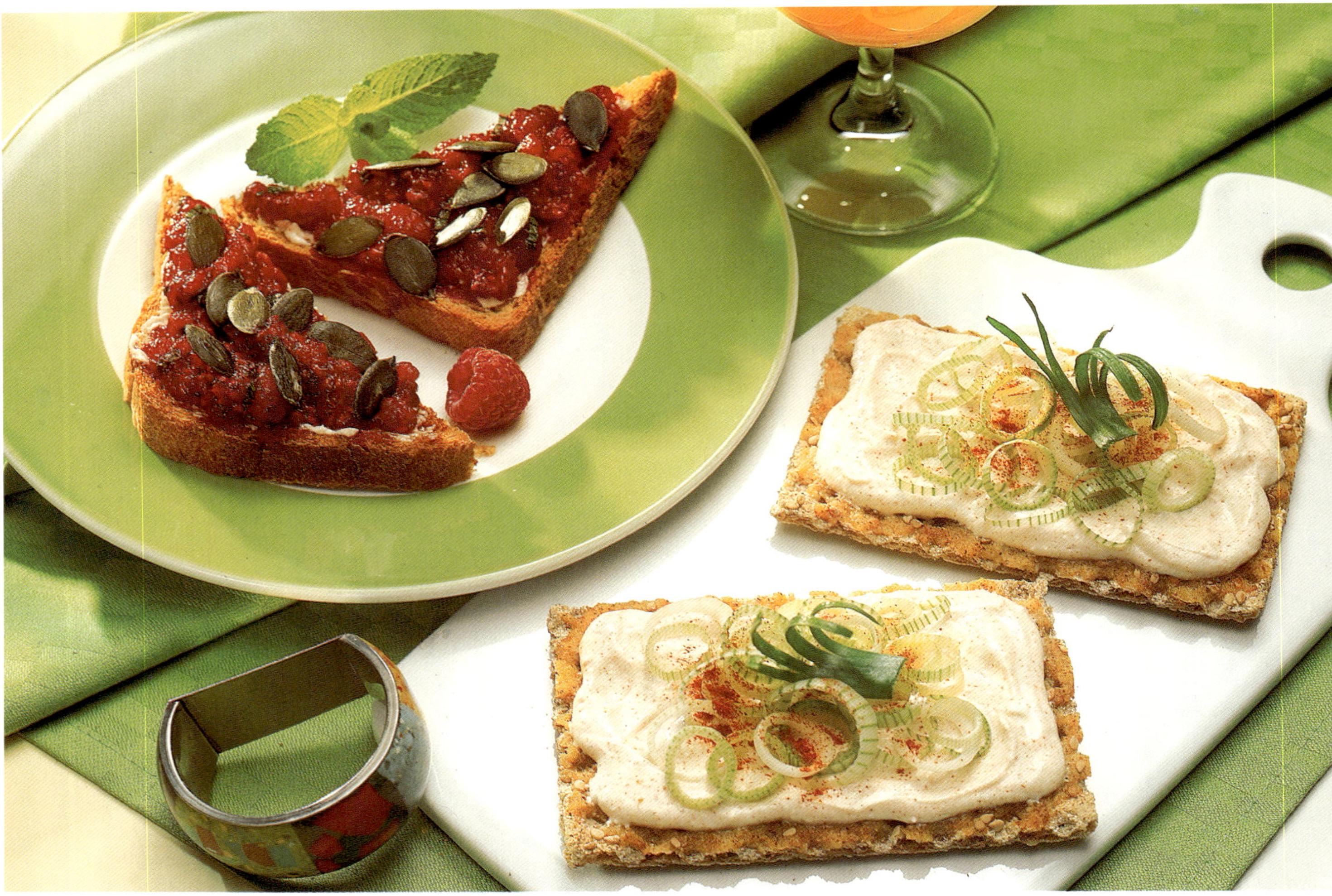

Käse-Knäcke und Toast mit Himbeer-Minzmus

3. Himbeeren waschen, mit einer Gabel zermusen. Minze fein hacken, unterheben, mit Zitronensaft und Puderzucker abschmecken.
4. Toastbrot rösten. Mit Margarine und Himbeermus bestreichen. Mit Kürbiskernen bestreuen.
5. Käsecreme auf das Knäckebrot streichen, Frühlingszwiebenl überstreuen.
6. Mit Orangensaft und Tee oder Kaffee servieren.

Radieschenbrot und Kiwi-Orangen-Schnitte

1 große Grapefruit zum Auspressen
1 hartgekochtes Ei
2 kleine Radieschen
1 TL Halbfett-Margarine
½ EL gehackte Petersilie
1 Msp. Senf
2 Scheiben Mehrkorn-Brot (=60 g)
1 TL Orangenmarmelade
1 kleine Kiwi
Zitronenmelisse-Blättchen
Kaffee oder Tee

1. Grapefruit auspressen, Saft kühl stellen.
2. Ei pellen. Radieschen putzen und waschen. Eier und Radieschen in Scheiben schneiden.
3. Die Hälfte der Margarine mit Petersilie und Senf verrühren, auf eine Scheibe Brot streichen. Ei und Radieschenscheiben daraufschichten.
4. Die andere Scheibe Brot diagonal halbieren, mit der übrigen Margarine und

Marmelade bestreichen. Die Kiwi schälen, in Scheiben schneiden, darauflegen. Mit Zitronenmelisse-Blättchen garnieren.

5. Dazu Grapefruit-Saft und Tee oder Kaffee servieren.

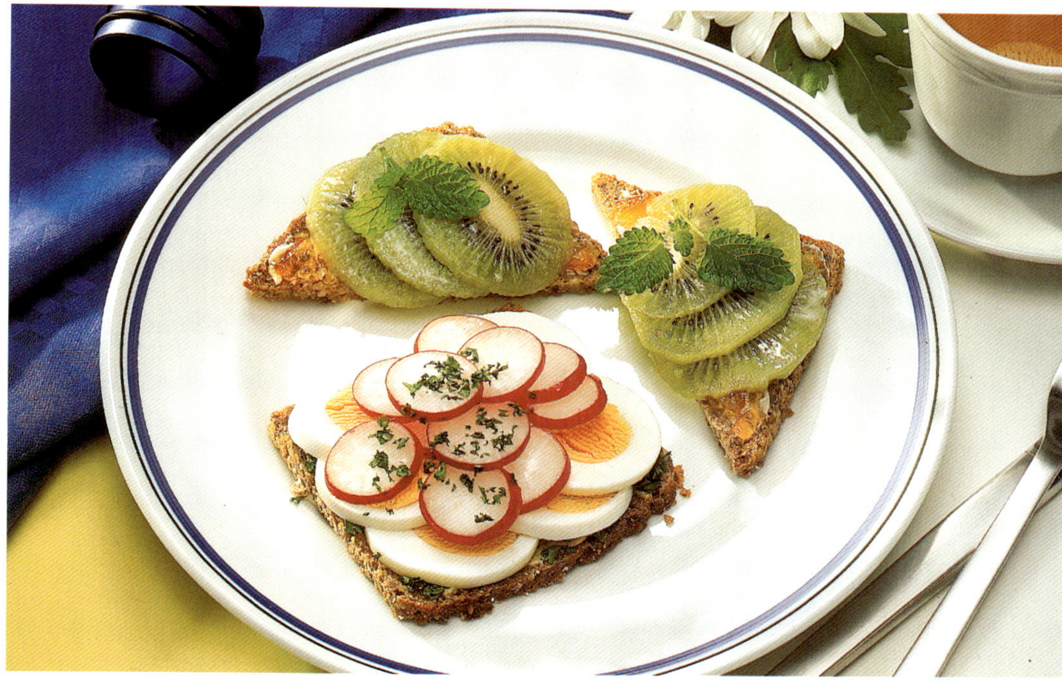

Pfirsich-Mandel-Quark

50 g Magerquark
50 ml fettarme Milch
1 EL geriebene, geschälte Mandeln
1 EL Vollkornhaferflocken
1 EL Weizenkleie
1 kleiner Pfirsich (oder andere Frucht der Saison), Zitronensaft
Kräuter- oder Früchtetee

1. Quark mit 1 EL Milch und Mandeln verrühren, mit Zitronensaft abschmecken.
2. Haferflocken und Weizenkleie darüberstreuen.
3. Pfirsich waschen, entsteinen, in kleine Würfel schneiden. Über den Quark verteilen.
4. Mit der übrigen Milch servieren.
5. Danach Tee, zum Beispiel Malventee, trinken.

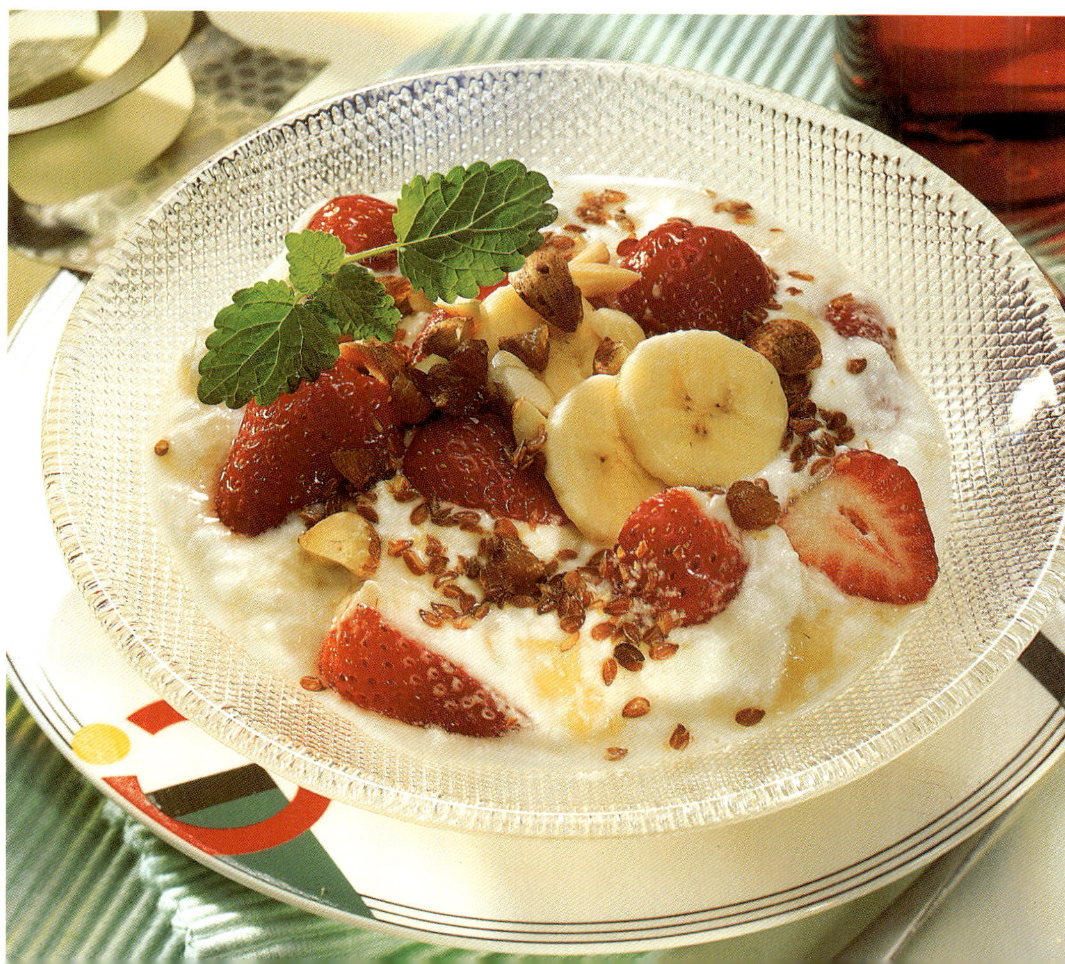

Radieschenbrot und Kiwi-Orangen-Schnitte (oben) und Erdbeer-Bananen-Müsli (unten)

Erdbeer-Bananen-Müsli

1 kleine Banane, Zitronensaft
150 g Magermilch-Joghurt
50 g Erdbeeren (frisch oder TK)
1/2 TL Puderzucker
1 EL geschroteter Leinsamen
1 EL Studentenfutter (Nußmischung)
Früchtetee

1. Banane schälen mit Zitronensaft und Joghurt pürieren.
2. Erdbeeren mit 1 EL Zitronensaft und Puderzucker kurz marinieren. Unter den Joghurt heben. Leinsamen darüberstreuen.
3. Studentenfutter grob hacken und zuletzt über das Müsli geben.
4. Dazu Früchtee servieren.

Kerniges Trauben-Müsli

2 EL Vollkornhaferflocken
1/8 l fettarme Milch
2 EL Corn-Flakes
je 50 g kleine weiße und blaue Trauben
1 EL Sonnenblumenkerne
1 EL geschälte Sesamsamen
2 EL Orangensaft
Kräuter- oder Früchtetee

1. Haferflocken in einer Pfanne ohne Fett kurz rösten. In etwas Milch kurz quellen lassen.
2. Mit den Corn-Flakes vermischen.
3. Trauben putzen, waschen und nach Belieben entkernen. Auf die Getreidemischung geben.
4. Sonnenblumenkerne und Sesam darüberstreuen. Orangensaft darüberträufeln. Mit der übrigen Milch servieren.
5. Danach Tee, zum Beispiel Hagebuttentee, trinken.

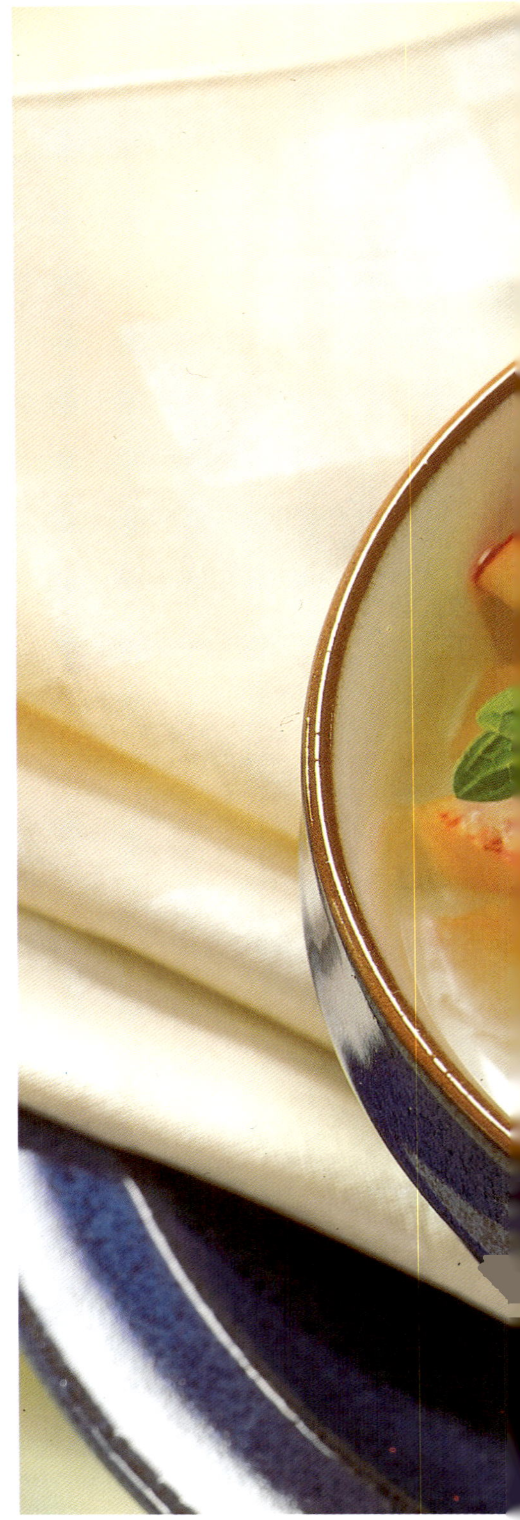

Pfirsich-Mandel-Quark

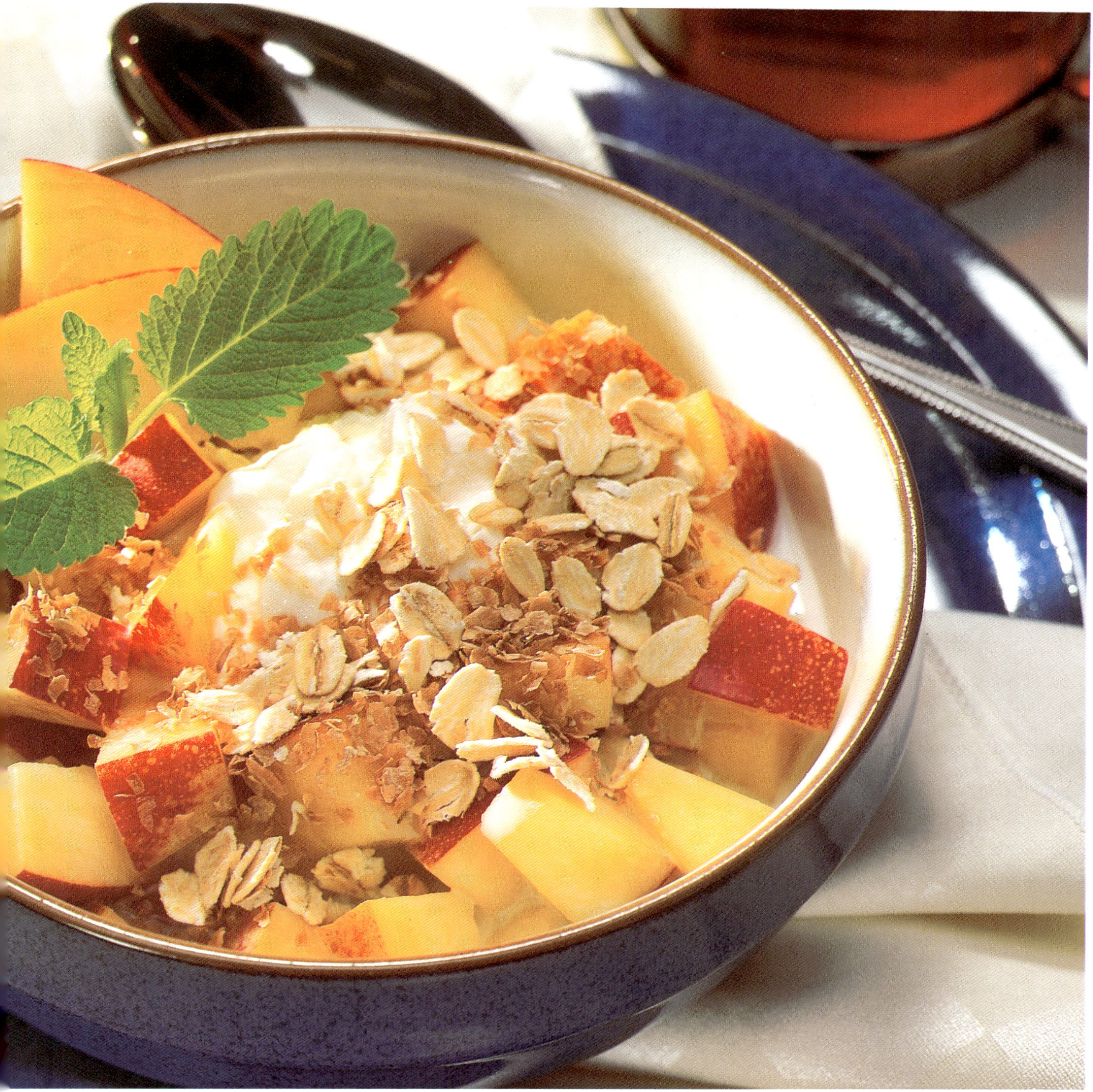

Aprikosen-Schnitte mit Sprossen

1 Scheibe Vollkornbrot (45 g)
1 TL Halbfett-Margarine
2 Salatblätter (etwa Lollo Rosso)
1 Aprikose
1 EL frische Mungobohnen-Sprossen

1. Vollkornbrot mit Margarine bestreichen. Salatblätter waschen und darauflegen.
2. Aprikose waschen, entsteinen, in dünne Spalten schneiden.
3. Aprikosenspalten fächerförmig auf das Brot legen. Sprossen darüberstreuen.

Krabben-Baguette

1 kleines Vollkorn-Baguette (50 g)
50 g Krabben, Salz, Pfeffer
2–3 EL Zitronensaft
1 EL gehackte Petersilie
2–3 knackige Salatblätter (etwa Eissalat)

1. Brötchen halbieren.
2. Krabben mit etwas Salz, Pfeffer, Zitronensaft und Petersilie verrühren.
3. Salatblätter auf die Brötchenunterseite legen. Krabben daraufgeben. Brötchen-Deckel darauflegen.

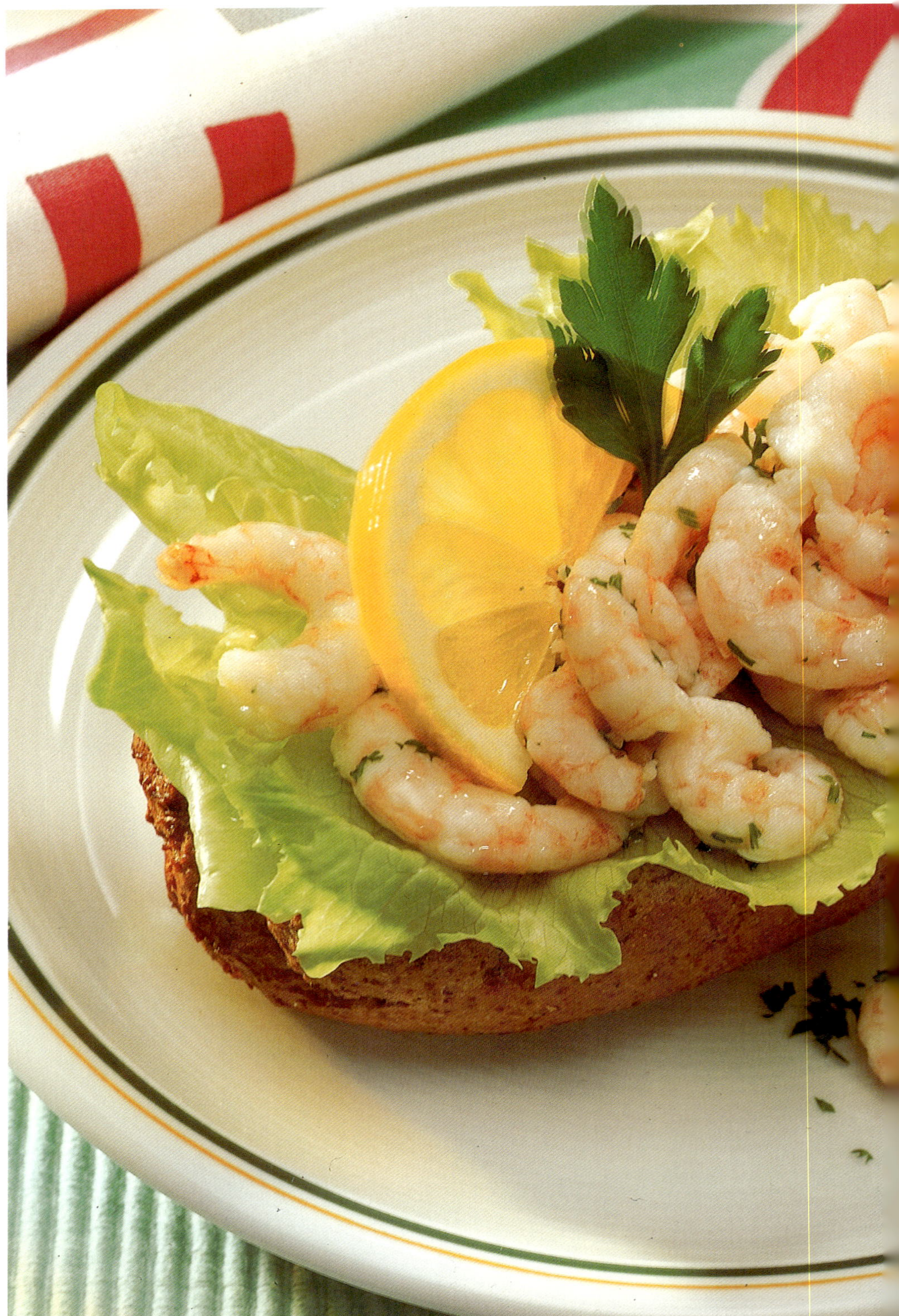

Krabben-Baguette

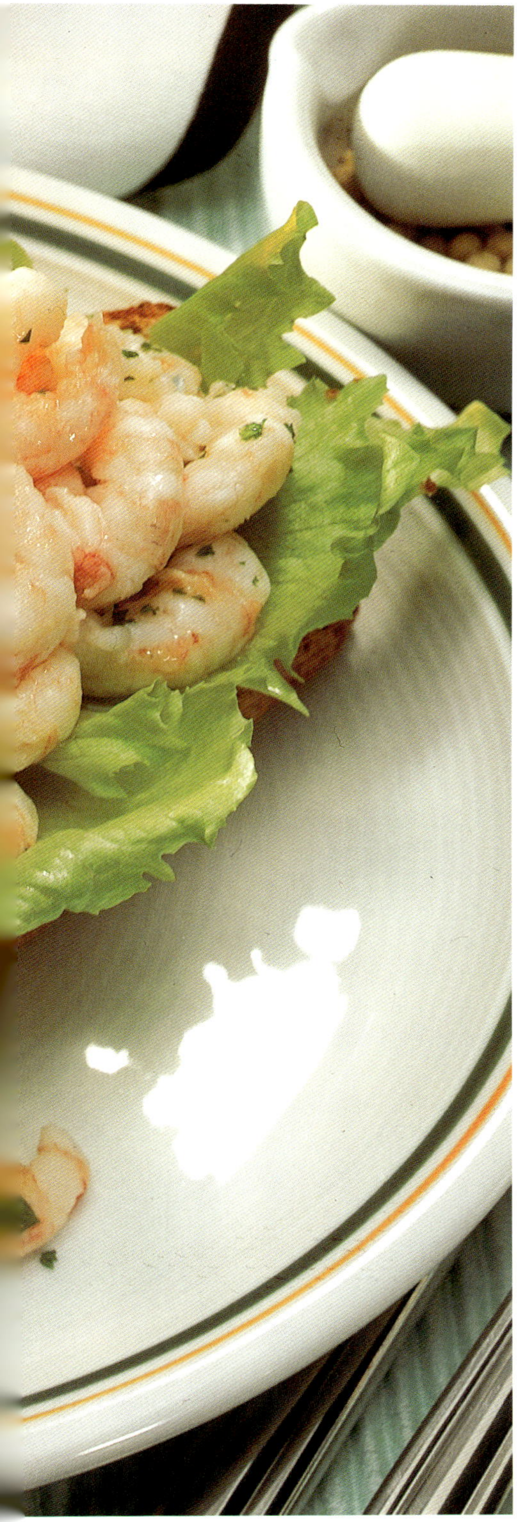

Möhren-Nuß-Rohkost

125 g Möhren, 1 TL Öl
Zitronensaft, etwas Zucker
1 EL Haselnußblättchen

1. Möhre putzen, waschen, grob raffeln.
2. Möhrenraffel mit Öl, Zitronensaft und Zucker abschmecken.
3. Nüsse darüberstreuen.

Tomaten-Basilikum-Brot

1 Scheibe Roggenbrot (45 g)
1 TL Halbfett-Margarine
1 kleine Tomate (50 g)
2 Blättchen Basilikum
1 TL Balsamico-Essig, Salz
Pfeffer aus der Mühle

1. Brot mit Margarine bestreichen.
2. Tomate putzen, waschen, in Scheiben schneiden, fächerartig auf das Brot legen.
3. Basilikum in feine Streifen schneiden, über die Tomaten streuen.
4. Essig darüberträufeln. Leicht salzen und pfeffern.

Gemüse mit Joghurt-Dip

50 g Salatgurke
4 Radieschen
1 kleine Möhre (30 g)
50 g Stangensellerie
1/2 Becher fettarmer Joghurt
Curry, Salz, Pfeffer
3 – 4 Korianderblättchen

1. Gemüse waschen, putzen.
2. Gurke samt Schale in Scheiben, Möhre schräg in Scheiben schneiden, Sellerie längs halbieren, mit den Radieschen dekorativ anrichten.
3. Joghurt mit Curry, Salz und Pfefffer abschmecken. Koriander fein hacken und unterheben. Dip über das Gemüse geben.

Gemüse mit Joghurt-Dip

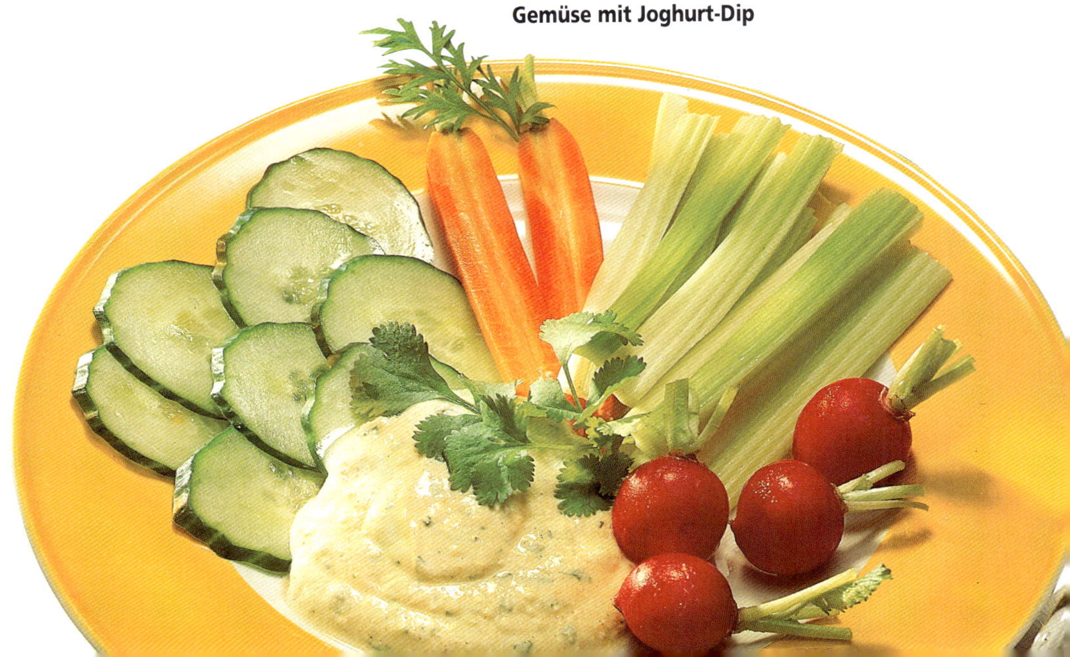

Roastbeef-Orangen-Brot

1 Scheibe Vollkornbrot (45 g)
1 TL Halbfett-Margarine
2 dünne Scheiben gebratenes Roastbeef (50 g)
1 TL Senf, 1 kleine Orange, Pfeffer
1 EL Schnittlauch-Röllchen

1. Brot mit Margarine bestreichen.
2. Roastbeef hauchdünn mit Senf bestreichen, dann locker auf das Brot legen.
3. Orange dick schälen, filetieren. Die Spalten aufs Brot geben. Mit Pfeffer übermahlen. Schnittlauch-Röllchen darüberstreuen.

Früchte-Drink

50 g Erbeeren oder Tiefkühl-Himbeeren (aufgetaut)
Zitronensaft
150 ml Multivitamin-Saft
Mineralwasser

1. Erdbeeren putzen, waschen, vierteln. In ein hohes Glas geben, mit Zitronensaft beträufeln.
2. Mit Vitaminsaft und Mineralwasser (Menge je nach Geschmack) aufgießen. Mit langem Löffel und Zitronenscheibe am Glasrand servieren.

Käsebrot mit Melone

1 Scheibe Mehrkorn-Brot (30 g)
½ TL Halbfett-Margarine
50 g Camembert (30 % F.i.Tr.)
50 g Honigmelone
Pfeffer aus der Mühle

1. Brot mit Margarine bestreichen.
2. Käse in dünne Scheiben schneiden, darauflegen.
3. Melone schälen, die Kerne entfernen, Fruchtfleisch in streichholzdicke Stäbchen schneiden, auf den Käse geben. Mit Pfeffer übermahlen.

Champignon-Brot

40 g Champignons, Zitronensaft
1 kleine, milde eingelegte Peperoncini
1 EL gehackte Petersilie
Salz, Pfeffer
1 Scheibe Vollkornbrot (45 g)
1 TL Senf

1. Pilze putzen, blättrig schneiden, mit Zitronensaft beträufeln.
2. Peperoncini in feine Ringe schneiden. Mit Petersilie unter die Pilze mischen. Mit Salz und Pfeffer abschmecken.
3. Brot dünn mit Senf bestreichen. Pilze daraufgeben. Mit Petersilien-Blättchen garnieren.

Roastbeef-Orangen-Brot

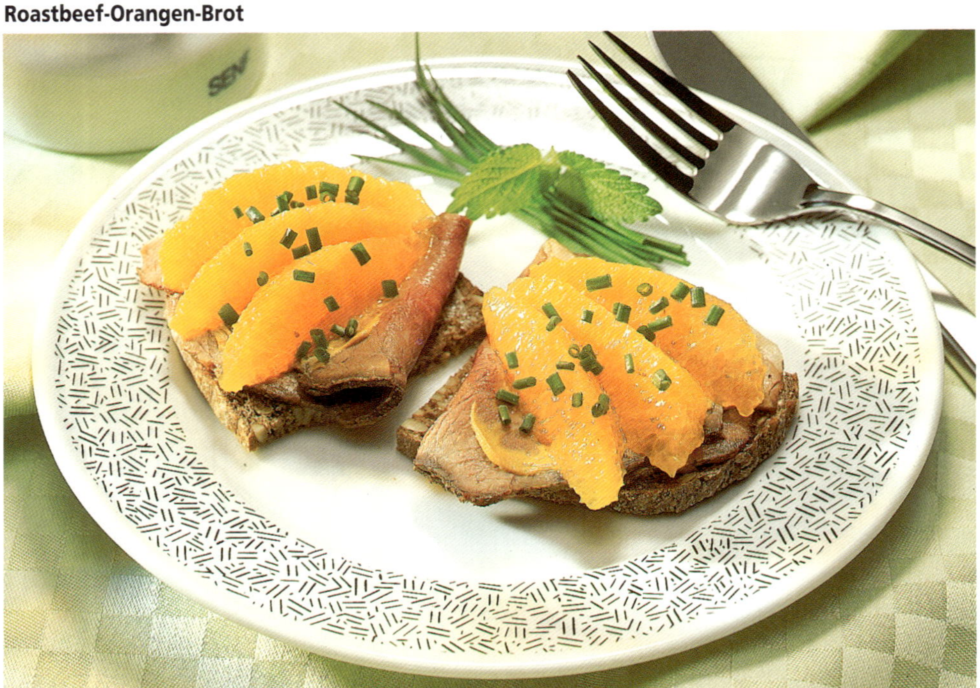

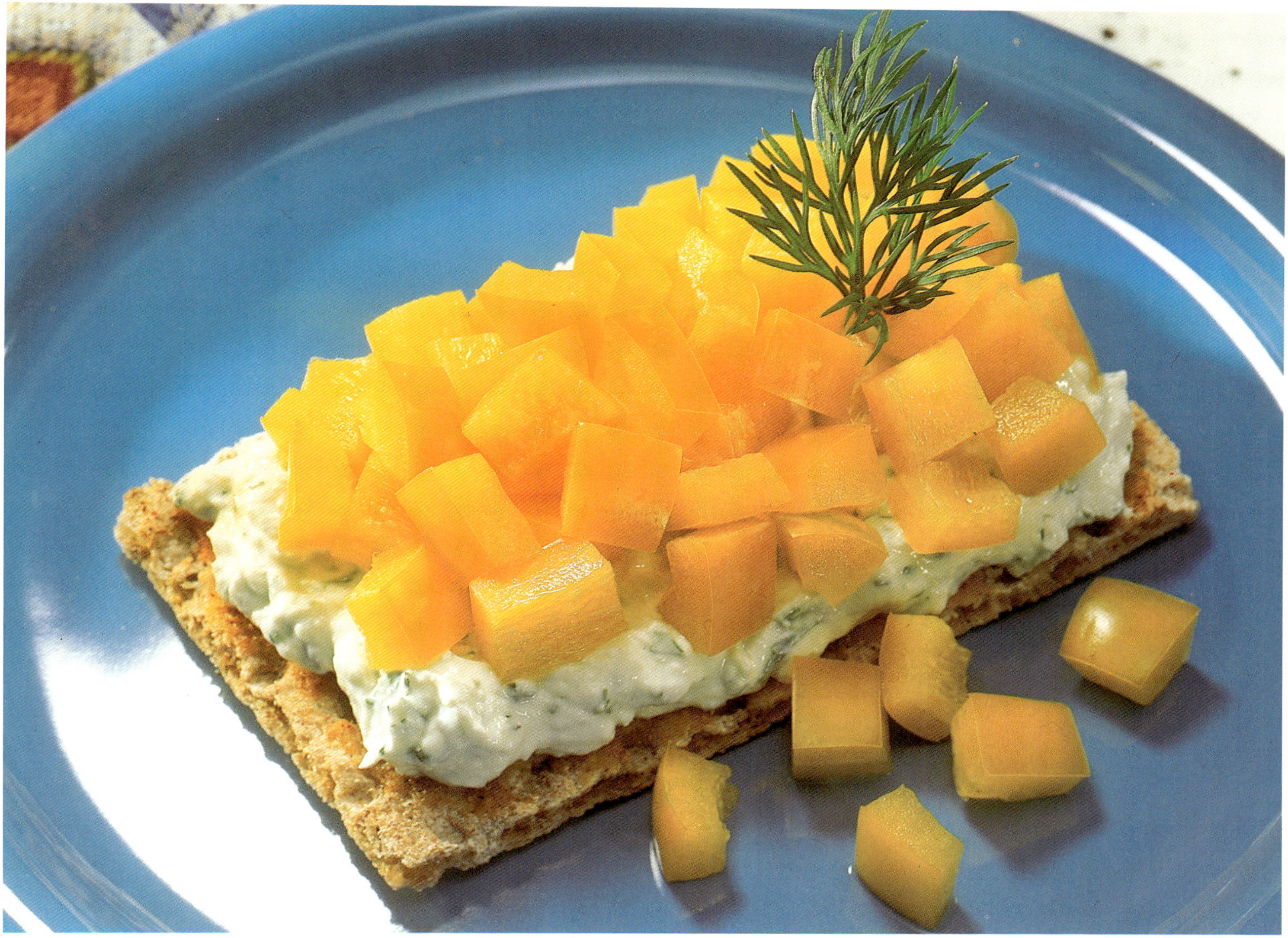

Paprika-Dill-Knäcke

Paprika-Dill-Knäcke

2 EL Magerquark
1 TL Sahne-Meerrettich
Salz, Pfeffer
½ EL gehackter Dill
2 Scheiben Vollkorn-Knäcke
½ kleine gelbe Paprikaschote (50 g)
Dillspitzen

1. Quark mit Meerrettich verrühren, mit Salz und Pfeffer abschmecken. Dill unterheben.
2. Paprika putzen, waschen, in kleine Würfel schneiden.
3. Dill-Quark auf die Brote streichen. Paprika darüberstreuen. Mit Dillspitzen garnieren.

Eierbrot mit Möhren

1 Scheibe Weizenvollkorn-Toastbrot
1 hartgekochtes Ei
½ TL Halbfett-Margarine
1 kleine Möhre, Salz, Pfeffer
1 EL Kresse

1. Toastbrot rösten.
2. Ei schälen, in Scheiben schneiden.

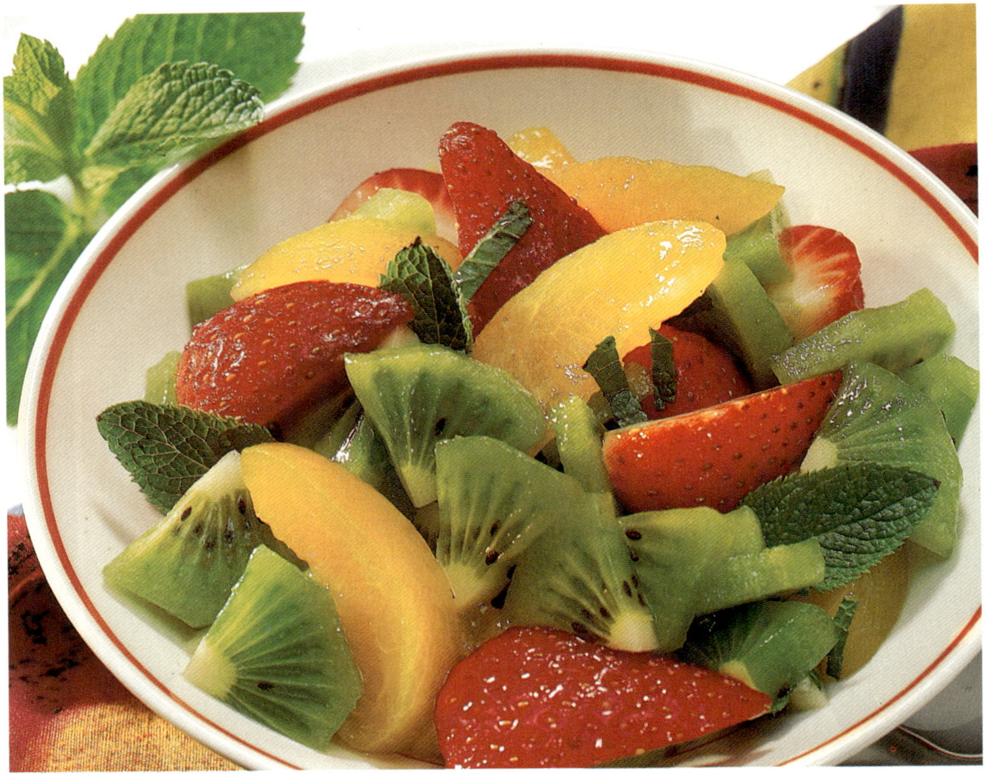

Obstsalat mit Minze

3. Brot mit Margarine bestreichen. Eischeiben darauflegen. Mit Salz und Pfeffer würzen.
4. Möhre putzen, waschen, grob raffeln. Mit der Kresse bestreuen.

Putenbrust-Brötchen mit Kürbis

1 Vollkornstange (45 g)
1 TL Halbfett-Margarine
2 Scheiben geräucherte Putenbrust
50 g Kürbis aus dem Glas
1 Frühlingszwiebel
Pfeffer aus der Mühle

1. Vollkornstange halbieren, mit Margarine bestreichen. Je 1 Scheibe Putenbrust locker darauflegen.
2. Kürbis gut abtropfen lassen, klein würfeln. Frühlingszwiebel putzen, waschen, in dünne Ringe schneiden.
3. Kürbis und Frühlingszwiebelringe auf der Putenbrust verteilen. Mit Pfeffer übermahlen.

Obstsalat mit Minze

1 kleine Kiwi
1 Aprikose oder 1/2 kleiner Apfel
50 g Erdbeeren oder Tiefkühl-Himbeeren
Zitronensaft
1/2 TL Puderzucker
4 Blättchen Minze

1. Kiwi schälen, klein würfeln. Aprikose waschen, entsteinen, in dünne Spalten schneiden. Erdbeeren waschen, putzen, vierteln.
2. Alles mit Zitronensaft und Zucker vermischen.
3. Minze in feine Streifen schneiden, unterheben. Alles kurz durchziehen lassen. Mit Minzeblättchen verzieren.

Radieschen-Sandwich

1 TL Halbfett-Margarine
1 TL Sahne-Meerrettich
1 Vollkorn-Sandwich (50 g)
4 Radieschen
2–3 Salatblätter (etwa Endivie)
1 EL Schnittlauch-Röllchen
Zitronensaft
Salz, Pfeffer

1. Margarine mit Meerrettich verrühren.
2. Brötchen halbieren, die Unterseite damit bestreichen.
3. Radieschen putzen, waschen, winzig würfeln. Salatblätter waschen, trockentupfen, in feine Streifen schneiden.
4. Radieschen mit Salat und Schnittlauch vermischen. Mit Zitronensaft, Salz und Pfeffer abschmecken. In das Brötchen füllen.

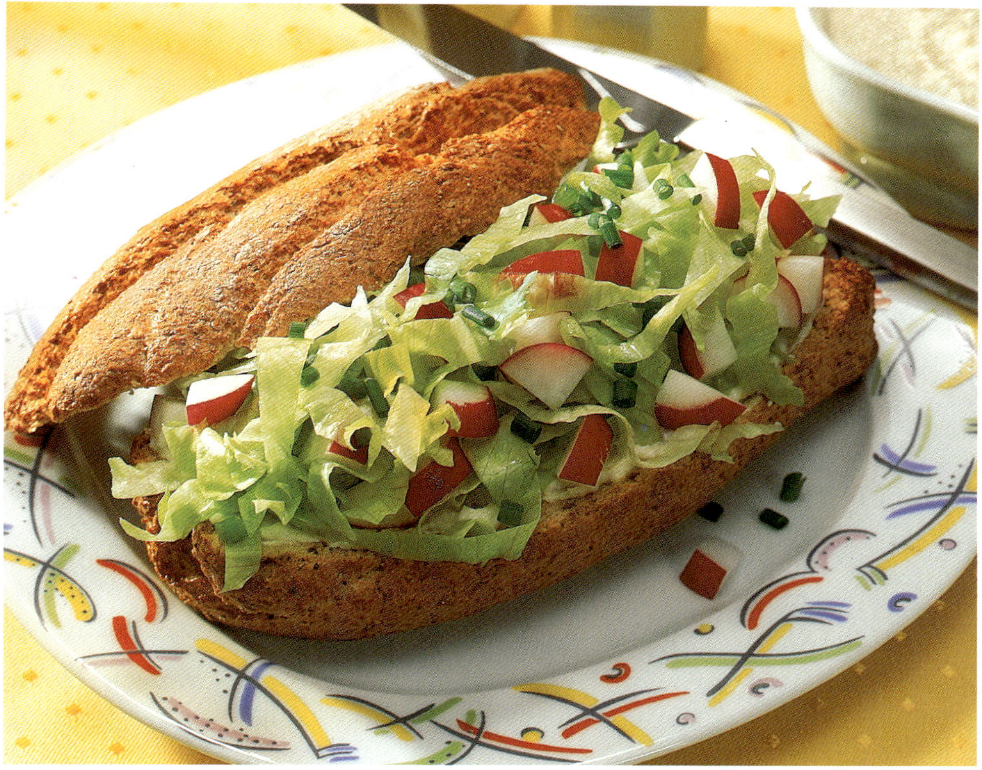

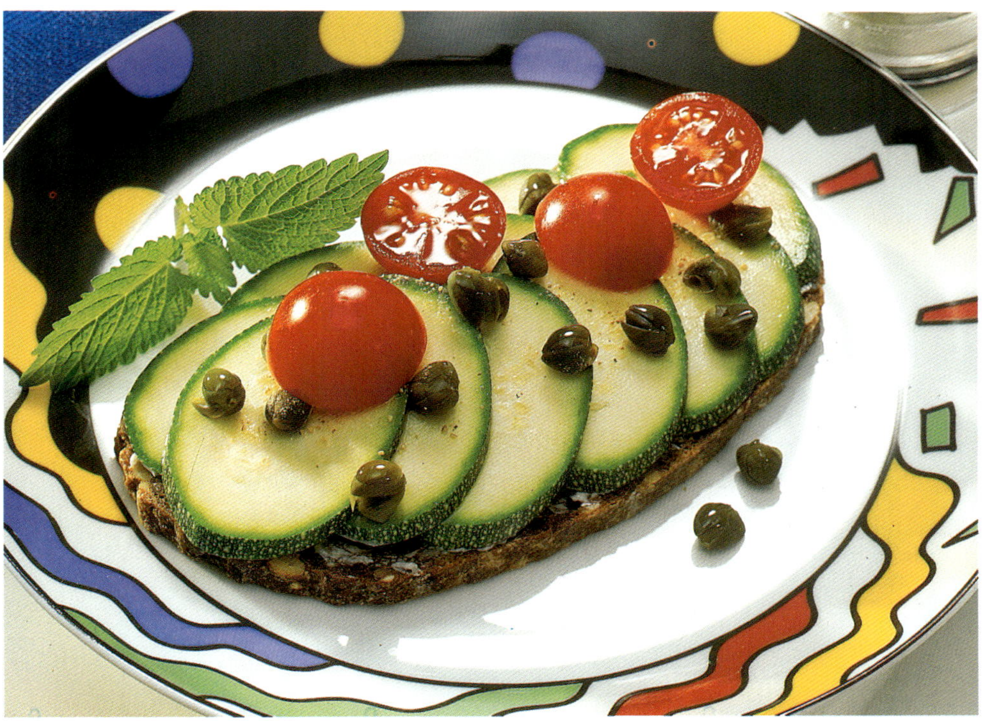

Zucchini-Kapern-Brot

1 Scheibe Vollkornbrot (45 g)
1 TL Halbfett-Margarine
50 g Zucchini, Zitronensaft
1 TL Kapern, Pfeffer
2 kleine Kirschtomaten

1. Brot mit Margarine bestreichen.
2. Zucchini putzen, waschen, in dünne Scheiben schneiden, auf das Brot legen, mit Zitronensaft beträufeln.
3. Die Kapern leicht andrücken, auf die Zucchini geben.
4. Tomaten putzen, waschen, halbieren, darauflegen und mit Salz und Pfeffer würzen.

Radieschen-Sandwich (oben) und Zucchini-Kapern-Brot (unten)

Laucheintopf mit Kasseler

500 g Kartoffeln
500 g Porree
2 EL Öl
1 l Fleischbrühe (aus Extrakt)
400 g Kasseler ohne Knochen (gekocht)
1 TL Majoran, gerebelt
Salz
schwarzer Pfeffer aus der Mühle
1 EL Rotweinessig

1. Die Kartoffeln schälen, waschen und in 1 cm große Würfel schneiden.
2. Den Porree putzen, längs aufschlitzen, gründlich ausspülen und in ½ cm dicke Ringe schneiden.
3. Das Öl in einem Topf erhitzen. Kartoffelwürfel und Porreeringe kurz darin andünsten. Mit der Fleischbrühe aufgießen und aufkochen. Zugedeckt 10 Minuten köcheln lassen.
4. Inzwischen das Kasseler auch in 1 cm große Würfel schneiden und unter das Gemüse mischen.
5. Den Eintopf mit Majoran, Salz und Pfeffer würzen und weitere 10 Minuten köcheln lassen. Zum Schluß mit dem Rotweinessig abschmecken.

TIP

Anstelle von Kasseler schmeckt auch Fleischwurst sehr gut in diesem Eintopf.

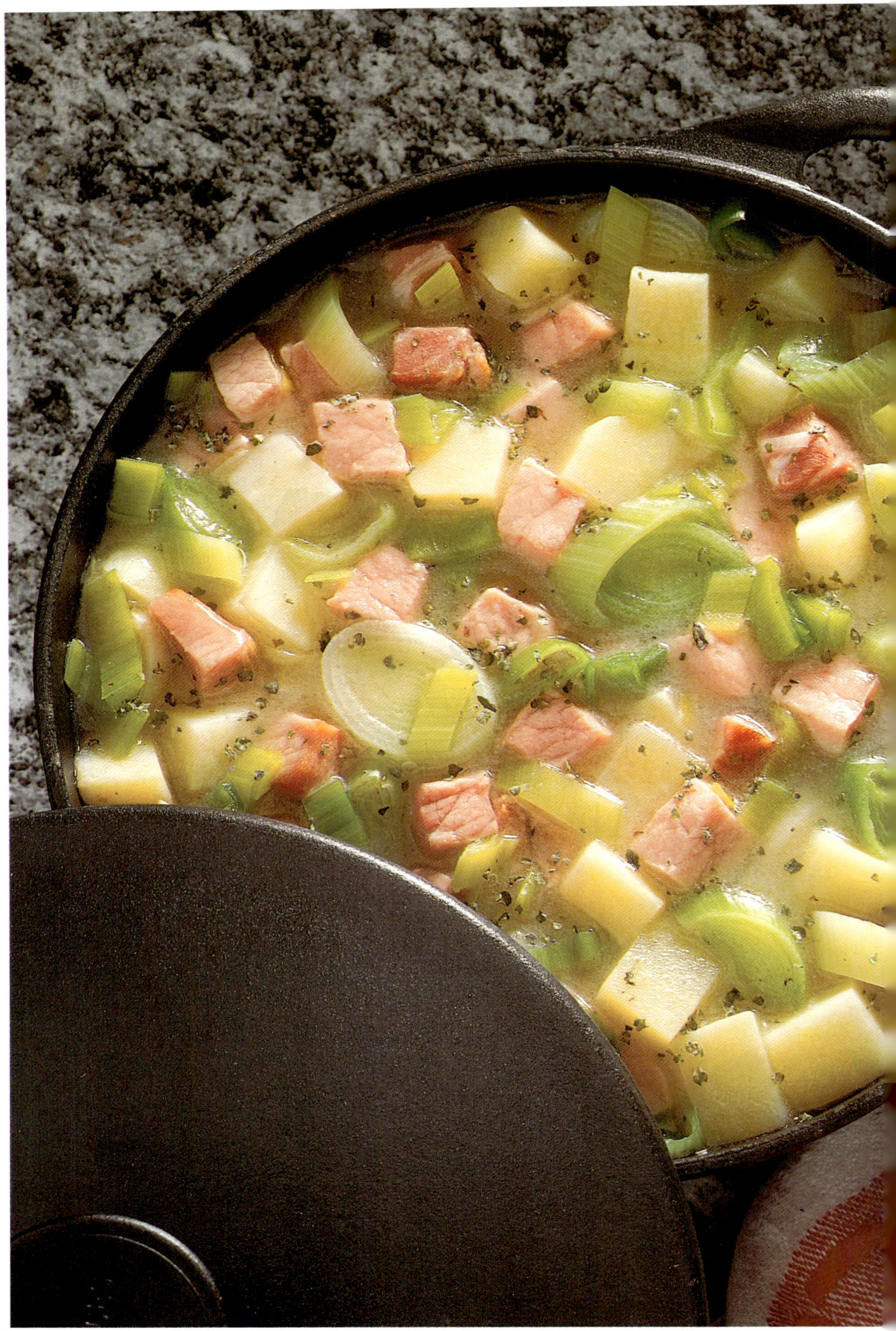

Laucheintopf mit Kasseler

Putenragout mit Champignons und Sojasprossen

750 g Putenfleisch
3 EL Sojaöl
Salz
schwarzer Pfeffer aus der Mühle
1 mittelgroße Zwiebel, fein gehackt
250 g frische Champignons
1 TL Kurkuma
½ TL Koriander
½ TL Kreuzkümmel, gemahlen
1 große Dose Tomaten (800 g)
200 g Sojasprossen (frisch oder aus dem Glas)
1 Bund Basilikum

1. Das Putenfleisch in Würfel von ca. 1,5 cm Kantenlänge schneiden.
2. Das Sojaöl in einem breiten Topf erhitzen und die Fleischwürfel darin portionsweise kräftig anbraten, salzen und pfeffern, die Zwiebelwürfel zufügen.
3. Champignons putzen, abbrausen und je nach Größe vierteln oder halbieren. Unter das Putenfleisch mischen, Kurkuma, Koriander und Kreuzkümmel zufügen. Die gehackten Tomaten samt Saft unterrühren und aufkochen. 15 Minuten zugedeckt köcheln lassen.
4. Die Sojasprossen abbrausen oder, falls sie aus dem Glas sind, abtropfen lassen und untermischen. Das Ragout weitere 10 Minuten garen. Inzwischen das Basilikum abbrausen, abzupfen und vor dem Servieren unterheben.

Vollkornpizza mit Thunfisch, Zwiebeln und Kapern

Teig:
150 g Weizenvollkornmehl, Type 1050
50 g Weizenschrot
1 Prise Salz
10 g frische Hefe
ca. 0,2 l lauwarmes Wasser
1 TL Öl

Belag:
1 große Gemüsezwiebel
200 g Tomatenstücke aus der Packung
1 Knoblauchzehe, gehackt
Salz
schwarzer Pfeffer aus der Mühle
1 Dose Thunfisch naturell (180 g Fischeinwaage)
30 g Kapern

Außerdem:
2 EL Olivenöl
Fett für das Backblech

1. Weizenmehl, -schrot und Salz in einer Schüssel vermischen, in die Mitte eine Mulde drücken und die Hefe hineinbröckeln. Mit etwas Wasser verrühren und mit einem Tuch bedeckt 15 Minuten an einem warmen Ort aufgehen lassen. Dann das Öl sowie das restliche Wasser dazugießen und zu einem glatten Teig verarbeiten. Teig so lange schlagen, bis er sich vom Schüsselboden löst. Zugedeckt 45 Minuten an einem warmen Ort gehen lassen.
2. Den Backofen auf 220°C vorheizen.
3. Die Zwiebel schälen und auf dem Gurkenhobel in sehr feine Scheiben hobeln. Die Tomatenstücke mit Knoblauch, Salz und Pfeffer würzig abschmecken.
4. Den aufgegangen Hefeteig zu vier kleinen Kugeln formen und diese jeweils zu runden Platten (Durchmesser 15 cm) ausrollen. Den Rand mit den Fingern etwas dicker formen. Die Teigfladen auf ein gefettetes Backblech legen und mit den Tomatenstücken belegen. Dann die in hauchdünne Ringe geschnittene Zwiebel darauf verteilen.

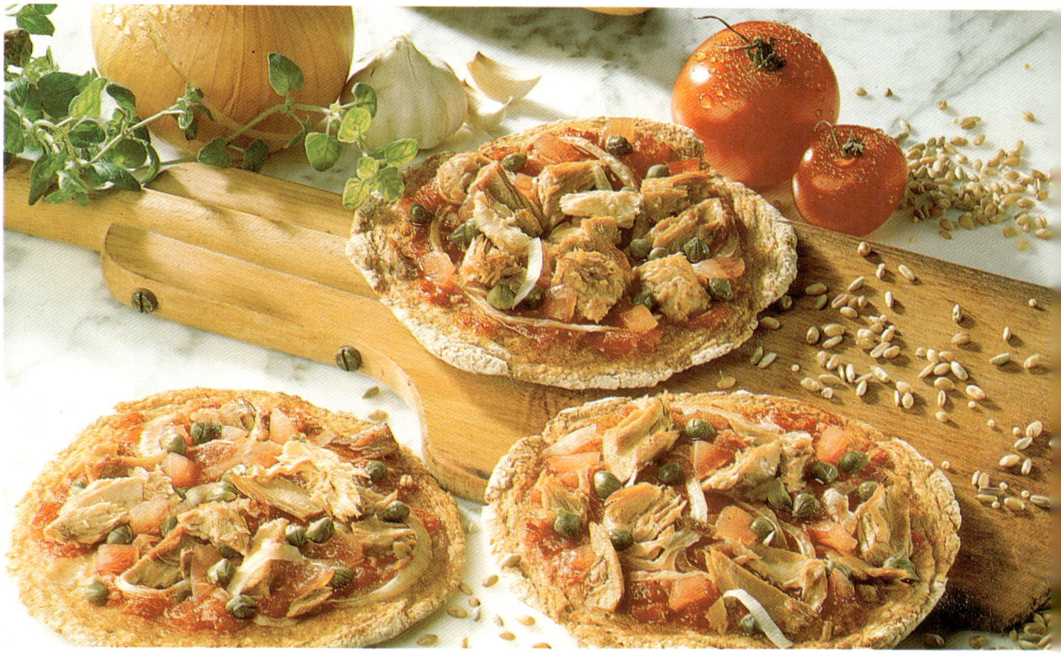

Vollkornpizza mit Thunfisch, Zwiebeln, Kapern

Mit dem in Stückchen zerpflückten Thunfisch und den Kapern belegen und mit dem Öl beträufeln. In etwa 20 Minuten auf mittlerer Schiene gar backen und sofort servieren.

TIP

Selbstverständlich schmeckt dieser Vollkornpizzateig auch mit jedem anderen beliebigen Belag.

Gemüsezwiebeln mit asiatischer Füllung

4 Gemüsezwiebeln
1 mittelgroße Möhre
100g Staudensellerie
40 g Butter oder Margarine
Salz
weißer Pfeffer aus der Mühle
150 g Shiitakepilze (Tongkupilze)
$^1/_4$ l Rinderfond (selbstgemacht)
1 EL gehackte Ingwerwurzel
4 cl Reiswein (Sake)
1 cl Sojasauce
2 cl Sherryessig
100 g gekochter Basmatireis
Fett für die Form

1. Die Zwiebeln schälen, einen Deckel abschneiden und das Innere mit einem Messer kreuzweise einschneiden, dabei darauf achten, daß die äußeren beiden Zwiebelschichten nicht verletzt werden. Das Innere mit einem Kugelausstecher vorsichtig herauslösen und kleinhacken.
2. Möhre schälen, Selleriestangen putzen, waschen und in kleine Würfel schneiden.
3. 20 g Fett in einer Kasserolle erhitzen und die Zwiebel-, Möhren- und Selleriewürfel darin anschwitzen. Mit Salz und Pfeffer würzen.
4. Die Shiitakepilze in kleine Stücke schneiden, in dem restlichen Fett ebenfalls anschwitzen und würzen.
5. Den Rinderfond mit Ingwer, Reiswein, Sojasauce und Sherryessig zum Kochen bringen und einmal aufkochen lassen.
6. Den Backofen auf 200 °C vorheizen.
7. Reis, Gemüse, Pilze und Sauce gründlich miteinander vermischen und noch einmal mit Salz und Pfeffer abschmecken.
8. Die ausgehöhlten Zwiebeln nebeneinander in eine gefettete Auflaufform stellen und mit der Reismischung füllen. Zugedeckt in 45 Minuten gar backen, dabei nach 30 Minuten den Deckel abnehmen und die gefüllten Zwiebeln offen fertiggaren.

Spaghetti mit Meeresfrüchten

1 kg gemischte Muscheln (Venusmuscheln, Miesmuscheln)
200 g frische Garnelen
einige kleine Tintenfische
4 EL Olivenöl
200 g Spaghetti
Salz
1 Knoblauchzehe, gehackt
Saft von $^1/_2$ Zitrone
1–2 EL gehackte Petersilie
schwarzer Pfeffer aus der Mühle

1. Die Muscheln gründlich bürsten, waschen und alle geöffneten Muscheln wegwerfen. Die Garnelen aus der Schale lösen und die gesäuberten Tintenfische in feine Ringe schneiden.

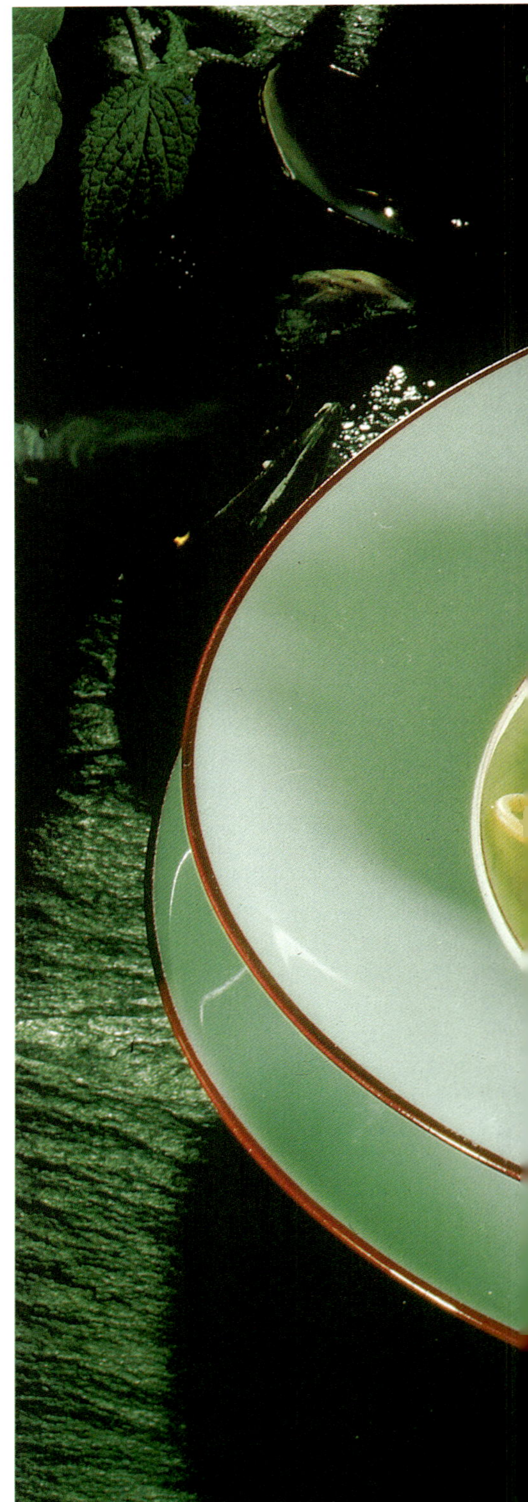

Spaghetti mit Meeresfrüchten

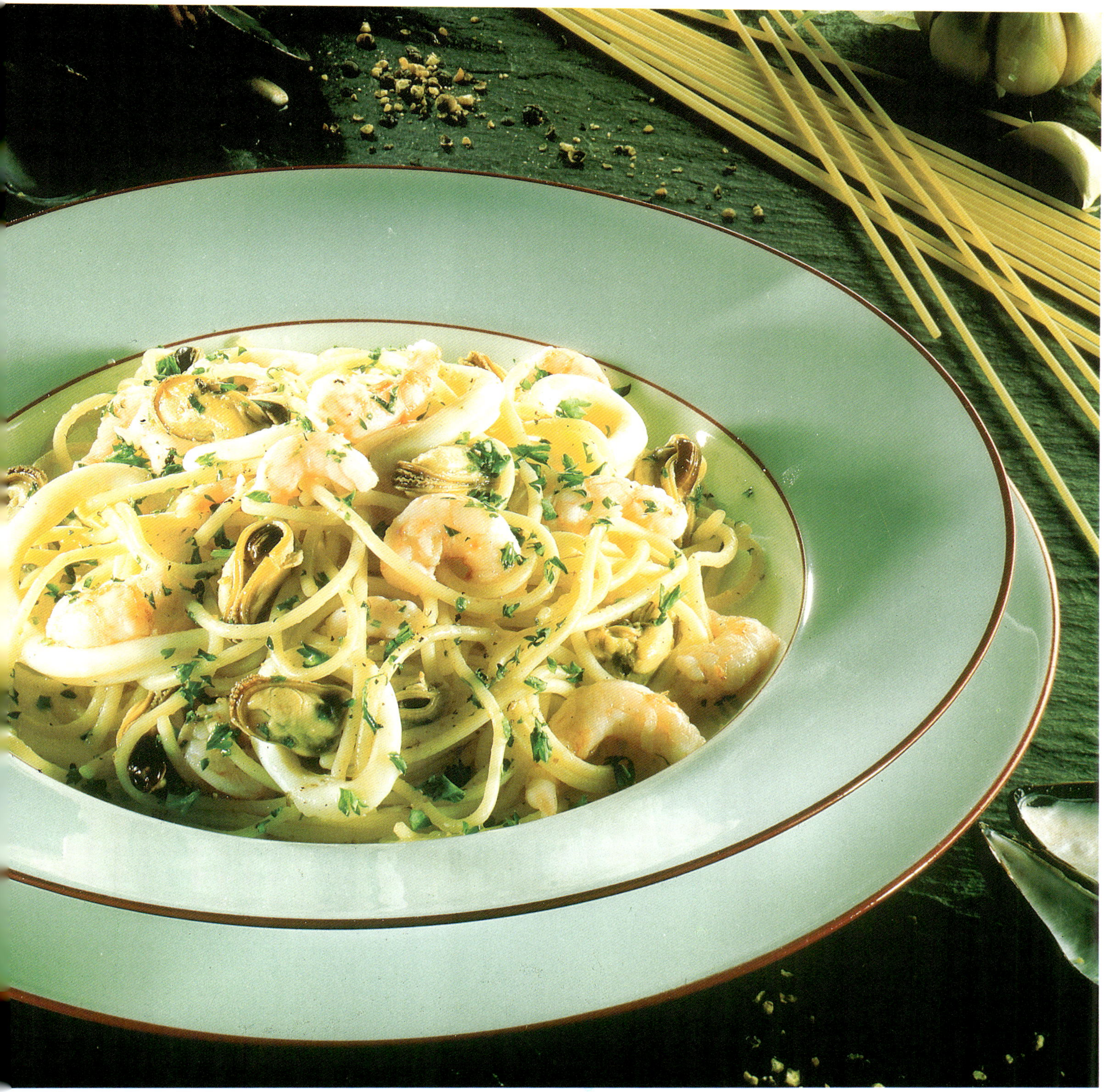

2. 2 Eßlöffel Olivenöl in einem großen Schmortopf erhitzen und die tropfnassen Muscheln hineingeben. Zugedeckt ca. 5–8 Minuten unter Schütteln des Topfes garen lassen, dann das Muschelfleisch aus den Schalen lösen.
3. Die Spaghetti in 2 Liter kochendem Salzwasser in ca. 10 Minuten al dente kochen.
4. In dieser Zeit das restliche Öl in einer großen, hochwandigen Pfanne erhitzen und die gehackte Knoblauchzehe darin anbraten. Die Meeresfrüchte dazugeben und bei mittlerer Hitze 4–5 Minuten köcheln lassen. Mit Zitronensaft beträufeln und mit Petersilie bestreuen.
5. Die Spaghetti auf einem Durchschlag gut abtropfen lassen und in die Pfanne zu den Meeresfrüchten geben. Gründlich vermischen und mit schwarzem Pfeffer würzen.

Aprikosenknödel

12 große reife Aprikosen
12 Stück Würfelzucker
Salz
50 g Butter
100 g Semmelbrösel
Zucker und Zimt zum Bestreuen

Teig:
1 kg gekochte Kartoffeln vom Vortag
75 g Weizenmehl
75 g Grieß
Salz
frischgeriebene Muskatnuß
1 Ei

1. Für den Teig die Kartoffeln abziehen und durch die Kartoffelpresse geben. Mehl, Grieß, Salz, Muskat und das Ei hinzufügen und alles miteinander verkneten. Mit bemehlten Händen eine Rolle formen und diese in 12 Scheiben schneiden.
2. Die gewaschenen und abgetrockneten Aprikosen nur zur Hälfte halbieren, entkernen, in jede Aprikose ein Stückchen Zucker geben. In jedes Teigstück eine Aprikose drücken und mit dem Teig fest umhüllen.
3. In einem Topf reichlich leicht gesalzenes Wasser zum Kochen bringen und die Knödel darin 15–20 Minuten gar ziehen lassen.
4. Die Butter in einer Pfanne zerlassen, die Semmelbrösel hinzufügen und unter ständigem Rühren mit einem Holzlöffel goldgelb rösten.
5. Aprikosenknödel mit einem Schaumlöffel aus dem Kochwasser nehmen, gut abtropfen lassen und in den Butterbröseln wenden. Auf einer vorgewärmten Platte anrichten und mit Zimtzucker bestreuen.

Aprikosenknödel

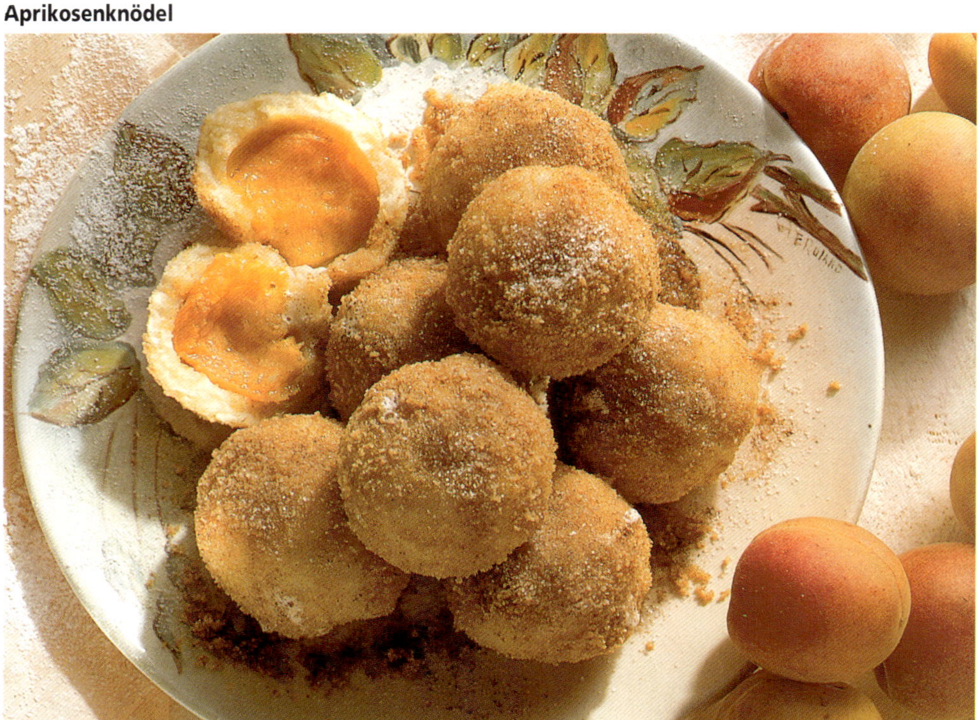

Kaninchentopf mit Schalotten, Gurken und Tomaten

1 kg Kaninchenragout
Salz
schwarzer Pfeffer aus der Mühle
250 g Schalotten
2 EL Öl
2 Zweige Thymian
$^1/_8$ l trockener Weißwein
400 g mehligkochende Kartoffeln
1 kleine Salatgurke (200 g)
2 Tomaten
10 Basilikumblätter

1. Das Kaninchenragout waschen, trockentupfen und mit Salz und Pfeffer würzen. Die Schalotten schälen.
2. Das Öl in einem Schmortopf erhitzen und das Kaninchenfleisch darin bei starker Hitze anbraten. Schalotten und Thymian hinzufügen und kurz mitbra-

ten. Mit Wein aufgießen und zugedeckt bei mittlerer Hitze etwa 15 Minuten schmoren lassen.

3. Währenddessen die Kartoffeln und die Gurke schälen. Die Tomaten blanchieren, häuten und Stengelansätze und Kerne entfernen. Die Kartoffeln in große, Gurken und Tomaten in kleine Würfel schneiden. Die Basilikumblätter feinstreifig schneiden.

4. Die Kartoffeln unter das angeschmorte Ragout mischen und zugedeckt 10 Minuten weitergaren. Dann die Gurken und Tomaten untermischen und in etwa 8 Minuten fertiggaren.

5. Vor dem Servieren das Basilikum hinzufügen und den Kaninchentopf, falls nötig, noch mit Salz und Pfeffer nachwürzen.

TIP ....

Kaninchenfleisch ist sehr mager und dennoch aromatisch. Auch aus den weniger edlen Teilen lassen sich vorzügliche Gerichte zubereiten.

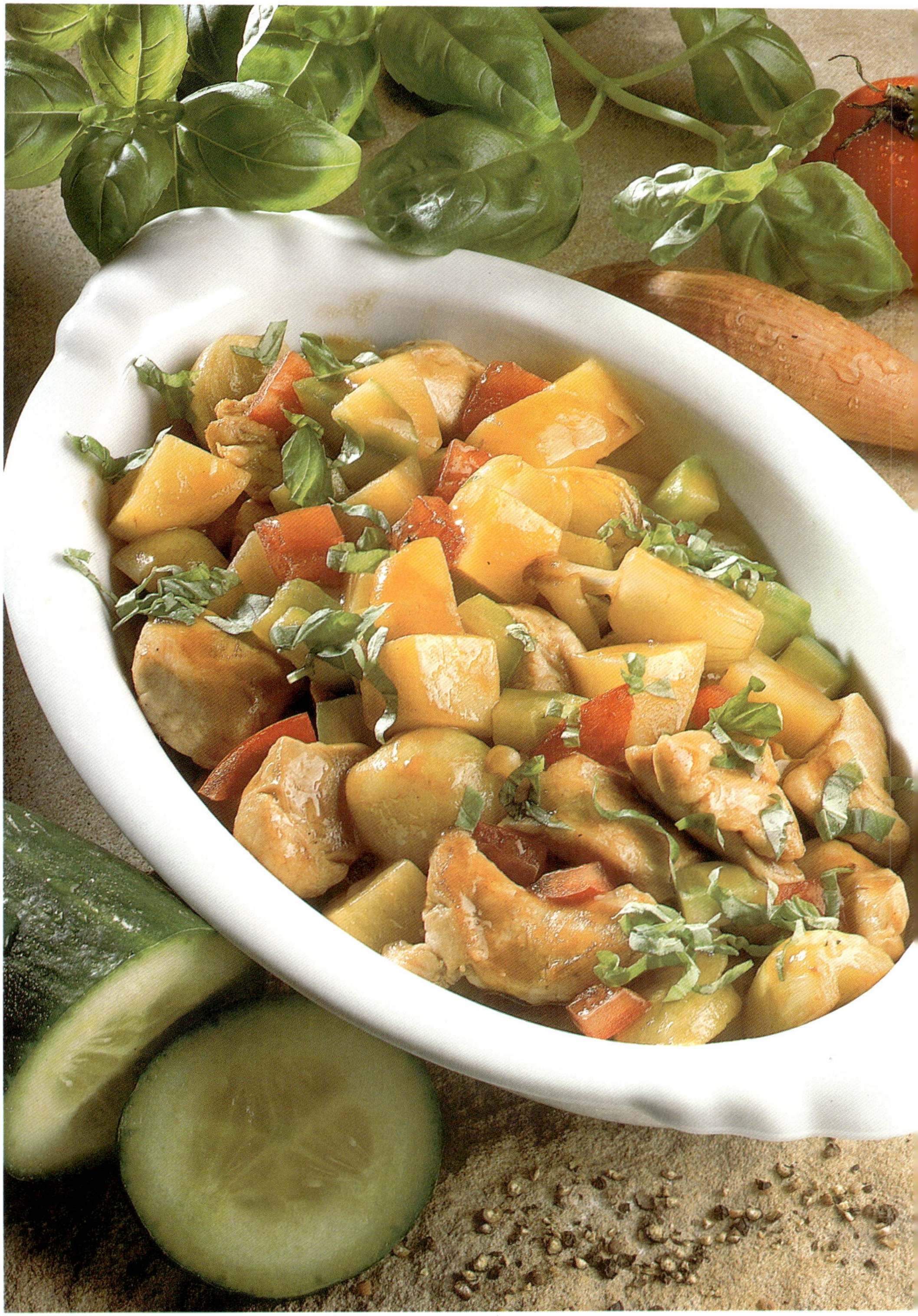

Kaninchen mit Schalotten, Gurken, Tomaten

Rinderhacksteaks mit Paprikasauce

100 g magerer roher Schinken
400 g Hackfleisch vom Rind
1 Zwiebel
1–2 Knoblauchzehen
1 Ei
1 EL Magerquark
Salz
schwarzer Pfeffer aus der Mühle
1 TL Paprika, edelsüß
Cayennepfeffer

Paprikasauce:
1 Gemüsezwiebel
je 1 gelbe und rote Paprikaschote
2 Fleischtomaten
2 EL Öl
1/8 l Fleischbrühe (aus Extrakt)
Salz
schwarzer Pfeffer aus der Mühle
Paprika, edelsüß
Cayennepfeffer
1 EL gehackte Petersilie zum Bestreuen

1. Den Räucherschinken fein hacken und mit dem Hackfleisch in einer Schüssel vermischen. Zwiebel und Knoblauch schälen, fein hacken und mit dem Ei und dem Quark unter die Hackfleischmischung geben. Zu einem glatten Fleischteig verarbeiten und mit Salz, Pfeffer, Paprika und Cayennepfeffer würzig abschmecken. Aus der Fleischmasse vier gleich große Steaks formen.
2. Gemüsezwiebel schälen, Paprikaschoten waschen, halbieren und entkernen. Das Gemüse in 1/2 cm große Würfel schneiden. Die Tomaten blanchieren, häuten und ohne Stengelansätze und Kerne in Stücke teilen.
3. Das Öl in einer beschichteten Pfanne erhitzen und die Hacksteaks darin von jeder Seite 3–4 Minuten braten, herausnehmen und warm stellen.
4. Die Zwiebel- und Paprikawürfel in das Bratfett geben und darin unter Rühren anschwitzen. Tomaten und Fleischbrühe dazugeben, mit Salz, Pfeffer, Paprika und Cayennepfeffer würzen, gründlich vermischen und zugedeckt 15 Minuten schmoren lassen.
5. Die Steaks in die Sauce legen und darin etwa 3 Minuten erhitzen. Mit gehackter Petersilie bestreut servieren.

Hirsotto mit Geflügelleber und Basilikum

Hirsotto:
1 EL Butter
1 große Zwiebel, fein gehackt
200 g Hirse
1/8 l Weißwein
1/2 l Gemüsebrühe
Salz
weißer Pfeffer aus der Mühle

250 g Geflügelleber
1 EL Butterschmalz
20 g Butter
1 große Zwiebel, fein gehackt
8 Basilikumblätter
Salz
weißer Pfeffer aus der Mühle

1. Für das Hirsotto die Butter erhitzen und die Zwiebel bei mittlerer Hitze darin glasig werden lassen. Die Hirse zugeben und unter Rühren so lange mitbraten, bis alle Körner von der Butter überzogen sind. Den Weißwein und knapp die Hälfte der Gemüsebrühe dazugießen und aufkochen. Im dichtverschlossenen Topf bei schwacher Hitze in 35 Minuten garen. Ab und zu noch etwas Gemüsebrühe nachgießen.
2. Die Geflügelleber putzen, also alle Unreinheiten und das Fett entfernen, und in Scheiben schneiden. Das Butterschmalz erhitzen. Die Leber hineingeben und rasch braten, bis sie nicht

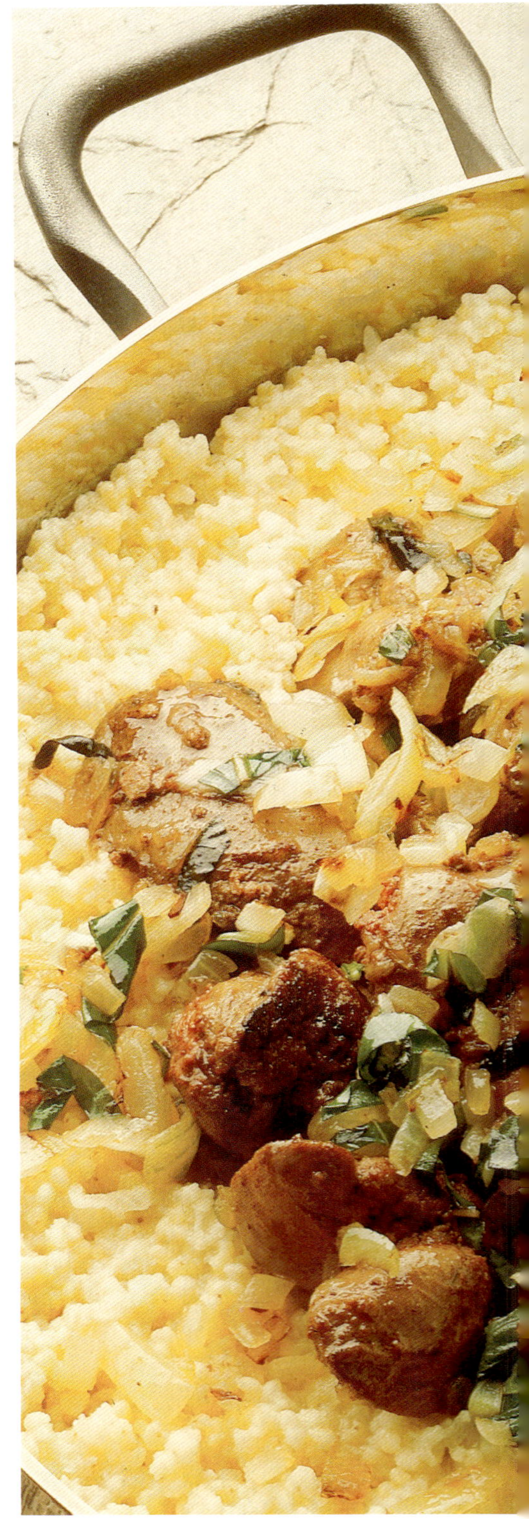

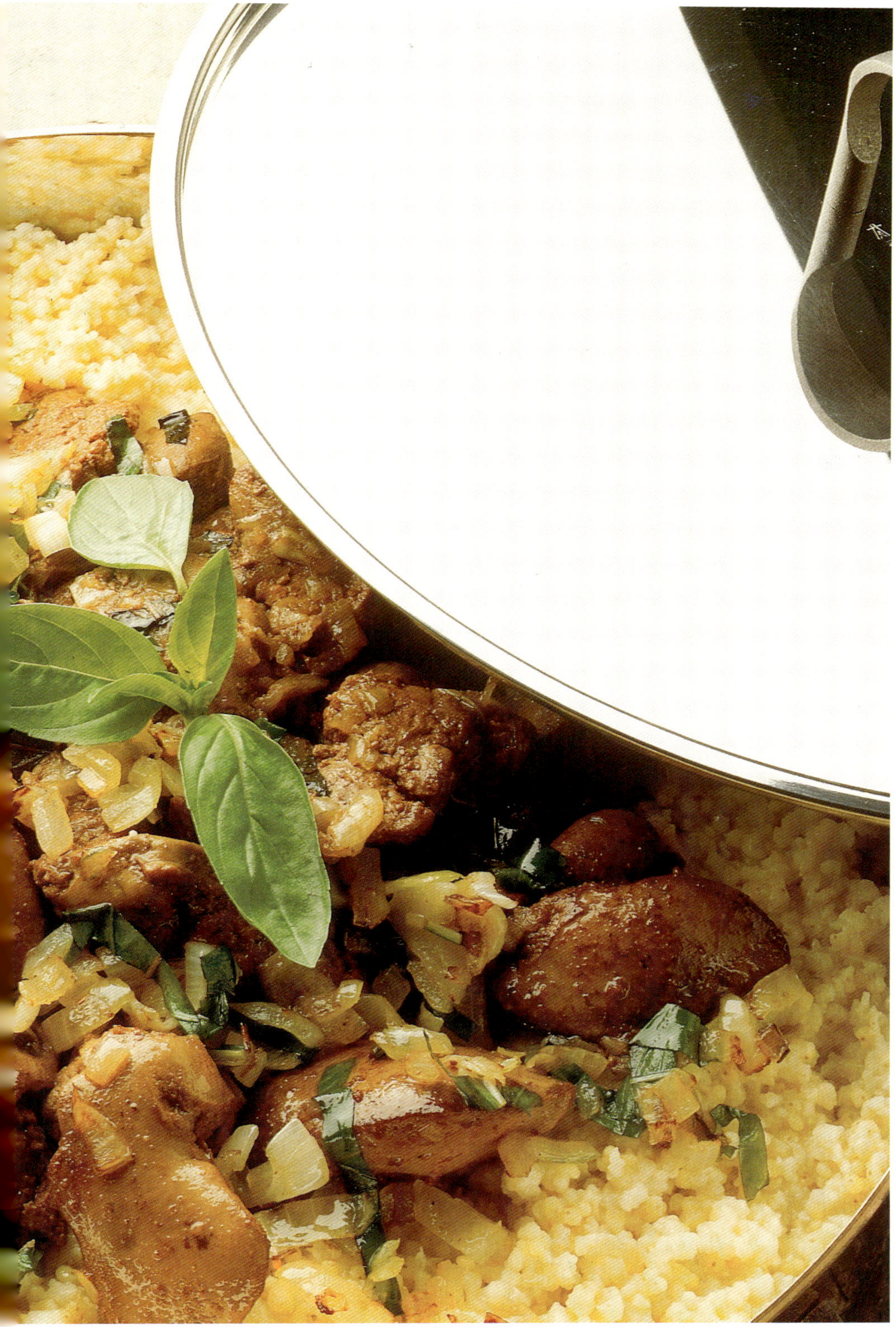

mehr rot ist. Aus der Pfanne nehmen und warm stellen.

3. Die Butter in die Pfanne geben, erhitzen und die Zwiebel darin 2–3 Minuten bei schwacher Hitze braten. Die Basilikumblätter in feine Streifchen schneiden, zugeben und alles gut vermengen. Vom Herd nehmen und mit der Leber mischen. Mit Salz und Pfeffer abschmecken.
4. Den Hirsotto, wenn nötig, nachwürzen, anrichten, eine Vertiefung in die Mitte drücken und die Leber hineingeben.

TIP

Hirse schmeckt sehr würzig und gart von allen Getreidesorten am schnellsten. Wichtig ist aber, daß der Topf gut schließt, damit die Hirse quellen kann. Man kann Gemüsestreifen unter den Hirsotto mischen (ca. 8 Minuten vor Ende der Kochzeit).

Hirsotto mit Geflügelleber und Basilikum

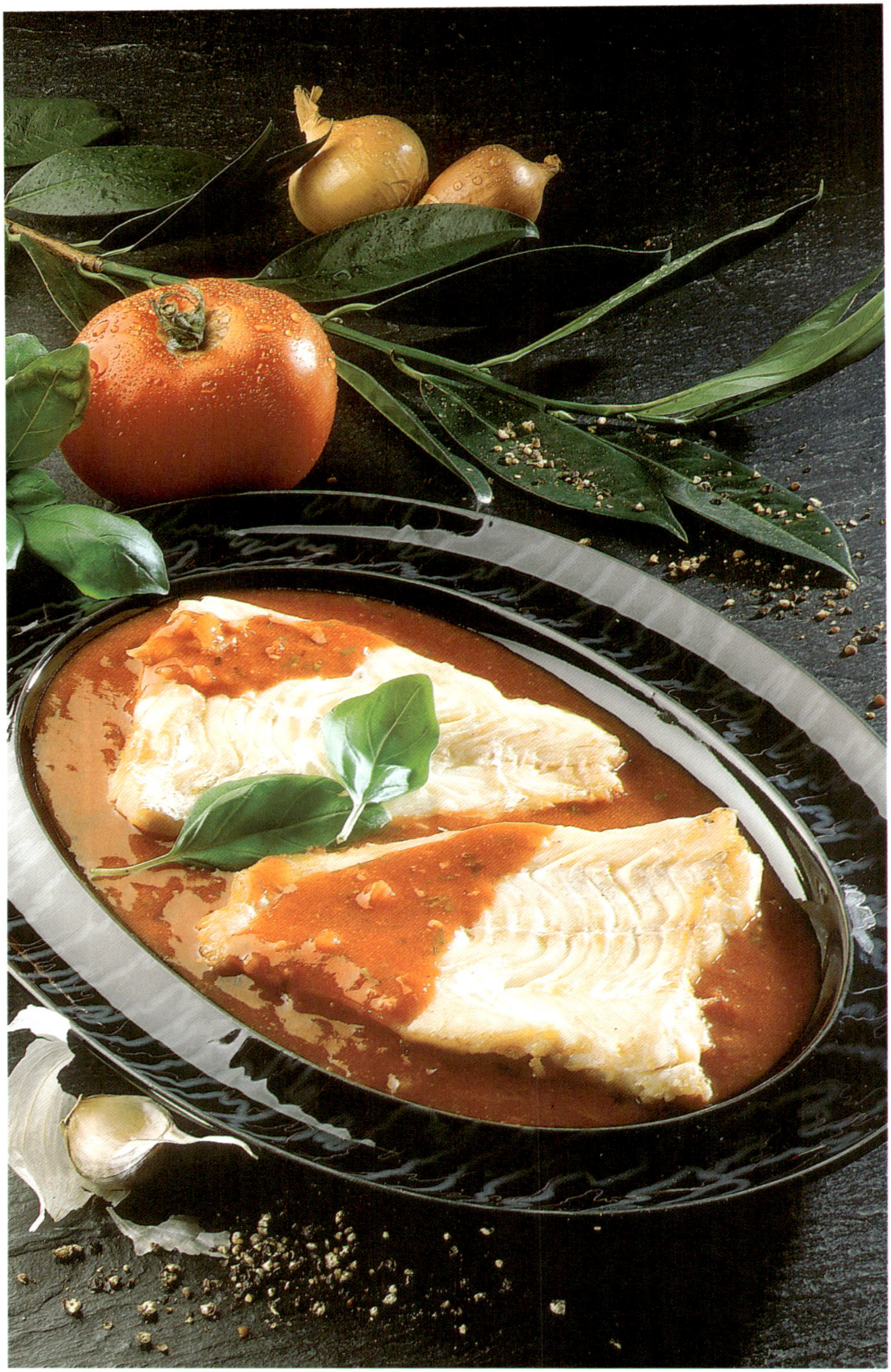

Schellfisch in Tomatensauce

4 vollreife Fleischtomaten
2 Knoblauchzehen
1 kleine Zwiebel
2 EL Olivenöl
1 Zweig Thymian
1 Zweig Rosmarin
1 frisches Lorbeerblatt
1/8 l Fischfond (aus dem Glas)
Salz
schwarzer Pfeffer aus der Mühle
4 Schellfischfilets (à 200g)
1 EL Öl
20 g Butter

1. Die Tomaten blanchieren, häuten und ohne Stengelansätze und Kerne in Stücke schneiden. Knoblauch und Zwiebel schälen und fein hacken.
2. Für die Sauce das Öl in einer Kasserolle erhitzen und die Knoblauch- und Zwiebelwürfel darin anschwitzen. Tomaten und Kräuter hinzufügen, mit Fischfond aufgießen und mit Salz und Pfeffer würzen. Bei schwacher Hitze 20 Minuten köcheln lassen.
3. Währenddessen den Schellfisch waschen, trockentupfen und mit Salz und Pfeffer würzen.
4. Öl und Butter in einer beschichteten Pfanne erhitzen und die Fischfilets darin bei starker Hitze von beiden Seiten je 3–4 Minuten anbraten.
5. Das Basilikum waschen, trockentupfen, fein hacken und unter die Tomatensauce mischen. Die Fischscheiben auf einer vorgewärmten Platte anrichten und mit der Sauce begießen.

Schellfisch in Tomatensauce

Pichelsteiner Eintopf

250 g Rindfleisch (Brust)
250 g Kalbfleisch (Brust)
250 g Schweinefleisch (Halsgrat)
2 große Markknochen
400 g Kartoffeln
1 kleine Sellerieknolle
2 große Zwiebeln
4 Möhren
2 Petersilienwurzeln
1 Stange Porree
1 kleiner Wirsing (300 g)
2 EL Öl
Salz
schwarzer Pfeffer aus der Mühle
1 TL Kümmel
1/2 l Fleischbrühe (aus Extrakt)
2 EL gehackte Petersilie

1. Fleisch in große Würfel schneiden. Das Mark auslösen und in Scheiben schneiden. Kartoffeln, Sellerie und Zwiebeln schälen und in Würfel schneiden. Die Möhren und die Petersilienwurzel schälen und in Scheiben schneiden, den Porree waschen und gleichfalls in Scheiben schneiden. Den Wirsing vierteln, den Strunk keilförmig herausschneiden und den Kohl in nicht zu feine Streifen schneiden.
2. Das Öl in einem großen Topf erhitzen und die Fleischwürfel darin braun anbraten. Herausnehmen und warm stellen. Die Hälfte der Markscheiben auf den Topfboden legen. Schichtweise abwechselnd darauf Fleisch, Kartoffeln und Gemüse geben. Jede Lage mit Salz, Pfeffer und Kümmel würzen. Als Abschluß die restlichen Markscheiben daraufsetzen. Die Fleischbrühe darübergießen und den Topf gut verschließen. Den Pichelsteiner Eintopf auf dem Herd oder in der Mitte des Backofens bei 180 °C in 1 1/2–2 Stunden gar dünsten. Mit Petersilie bestreut auftragen.

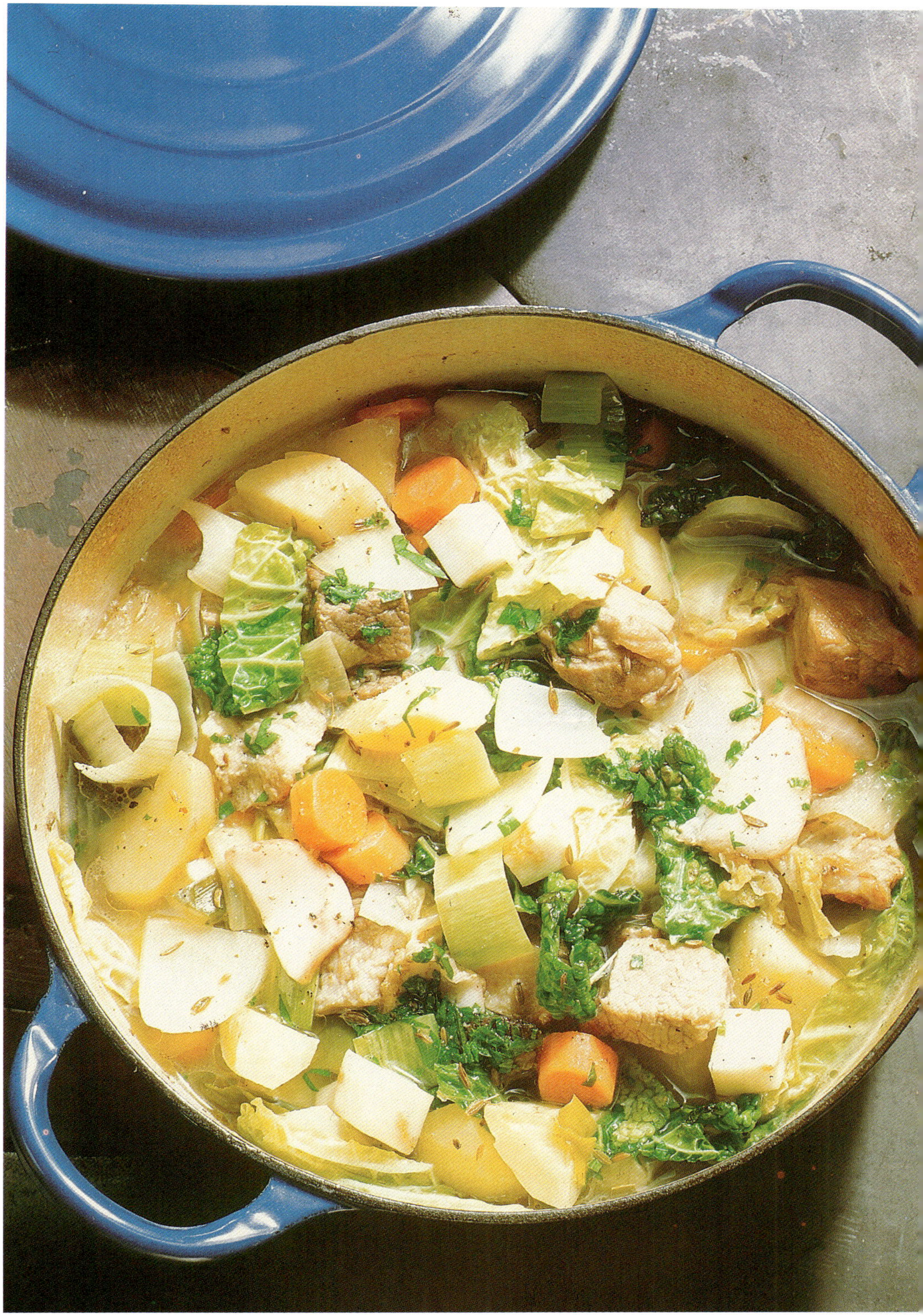

Pichelsteiner Eintopf

Risotto mit gemischtem Paprika

2 rote Paprikaschoten
2 grüne Paprikaschoten
2 gelbe Paprikaschoten
2 Schalotten
4 EL Olivenöl
300 g gekochter Reis
Salz
weißer Pfeffer aus der Mühle

Paprikaschoten waschen, halbieren und Stengelansätze und Samenkerne entfernen. Paprikahälften in kleine Würfel schneiden, geschälte Schalotten fein hacken. Das Olivenöl in einem Schmortopf erhitzen und die Gemüsewürfel darin bei starker Hitze unter Rühren etwa 5 – 6 Minuten garen. Den Reis untermischen und kurz mit erhitzen. Risotto abschmecken.

Grießklößchen mit Kirschkompott

Grießklößchen:
1/4 l Milch
ausgeschabtes Mark von 1 Vanilleschote
20 g Butter
20 g Fruchtzucker
65 g Hartweizengrieß
1 Ei, getrennt
Schale und Saft von 1 unbehandelten Zitrone
200 g fein geriebene Biskuitbrösel
40 g geklärte Butter zum Backen

Kirschkompott:
400 g Süßkirschen
0,1 l Kirschsaft
4 cl Kirschwasser
50 g Fruchtzucker
2 TL Stärkemehl

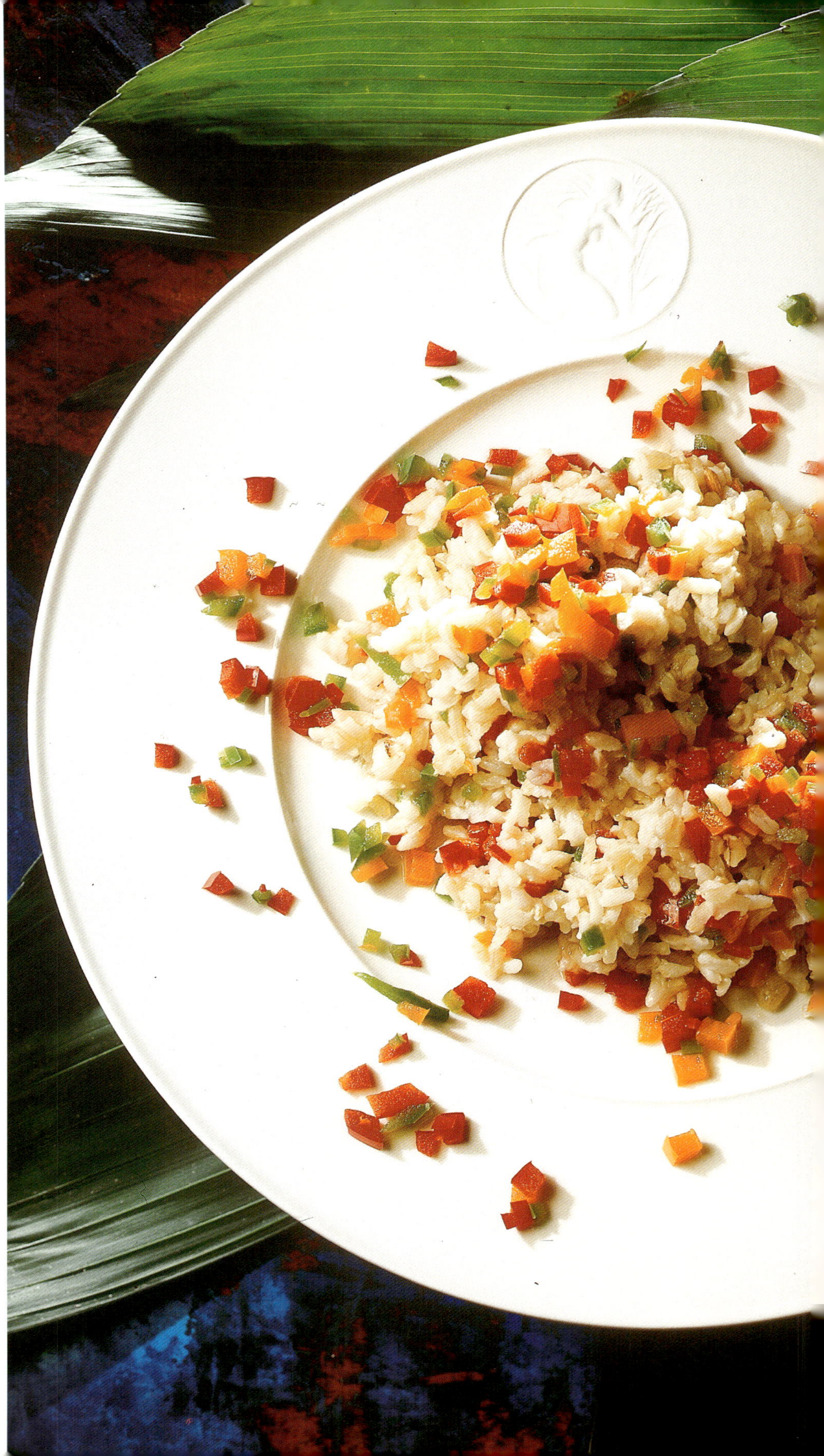

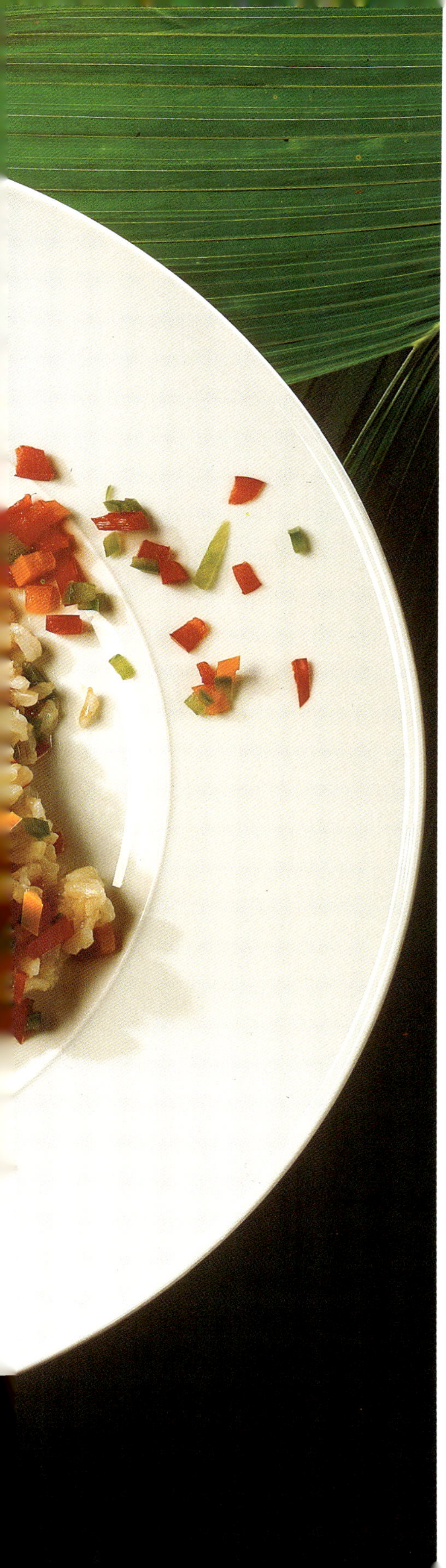

1. Für die Klößchen Milch, Vanillemark, Butter und Fruchtzucker in einen Topf geben und aufkochen lassen. Den Grieß einstreuen und unter Rühren in wenigen Minuten ausquellen lassen. Den Grießbrei vom Herd nehmen, das Eigelb sowie Zitronenschale und -saft untermischen und die Masse in ca. 30 Minuten erkalten lassen.
2. In dieser Zeit das Kompott zubereiten. Die Kirschen entsteinen. Kirschsaft, Kirschwasser und Fruchtzucker zum Kochen bringen, die entsteinten Früchte dazugeben, einmal aufkochen, dann 5 Minuten ziehen lassen. Mit dem kalt angerührten Stärkemehl binden.
3. Das Eiweiß zu steifem Schnee schlagen und gleichmäßig unter die abgekühlte Grießmasse ziehen.
4. Aus der Masse kleine Klößchen formen und diese in den Biskuitbröseln wenden. Die geklärte Butter in einer großen, beschichteten Pfanne erhitzen und die Grießklößchen darin bei mittlerer Hitze von allen Seiten goldbraun backen.
5. Die Grießklößchen mit dem Kirschkompott anrichten.

Links: Risotto mit gemischtem Paprika

Unten: Grießklößchen mit Kirschkompott

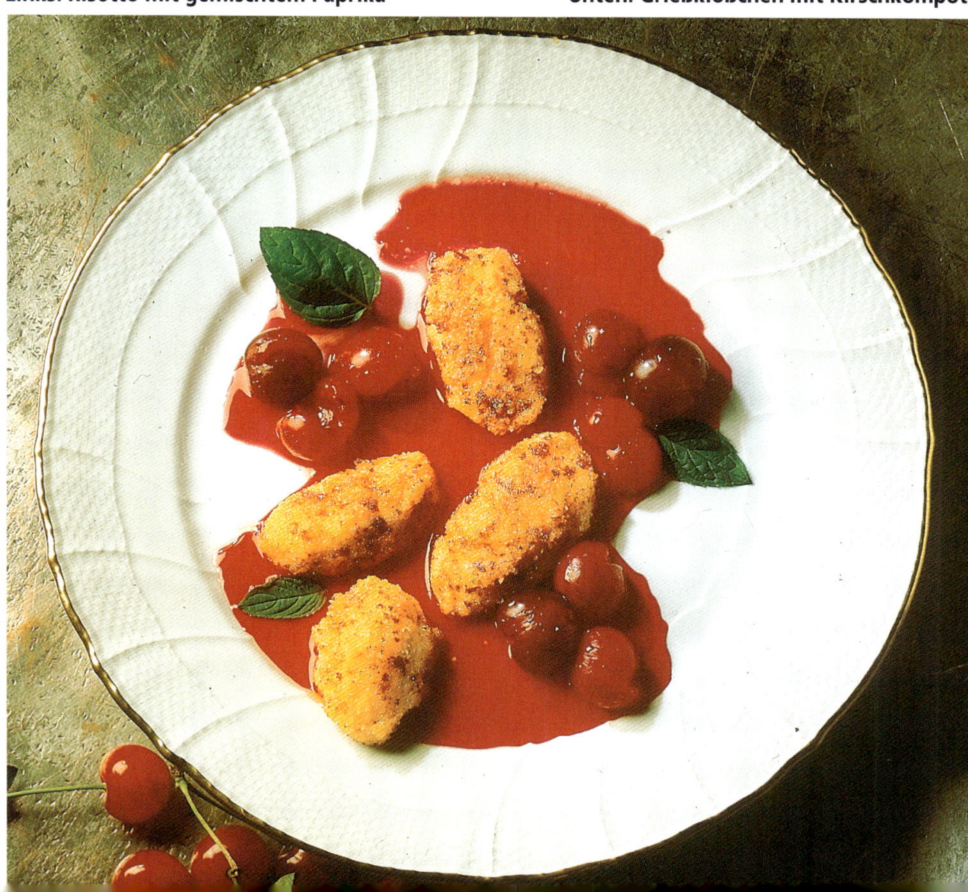

Budapester Kalbsgulasch

2 kleine rote Paprikaschoten
250 g Zwiebeln
50 g magerer roher Schinken
2 EL Öl
400 g Kalbsgulasch
Salz
schwarzer Pfeffer aus der Mühle
1 EL Paprika, edelsüß
1 TL gerebelter Majoran
¼ l Fleischbrühe (aus Extrakt)
2 EL saure Sahne
1 EL gehackte Petersilie

1. Die Paprikaschoten halbieren, entkernen, die Zwiebeln schälen. Beide Gemüse und den Schinken in kleine Würfel schneiden.
2. Das Öl in einem Schmortopf erhitzen und darin Zwiebel-, Paprika- und Schinkenwürfel einige Minuten bei mittlerer Hitze anschwitzen.
3. Das Fleisch dazugeben, mit Salz, Pfeffer, Paprika und Majoran würzen, gründlich vermischen und anbraten. Mit Brühe aufgießen und zugedeckt bei schwacher Hitze etwa 30 Minuten köcheln lassen.
4. Zum Schluß die saure Sahne untermischen, kurz durchkochen lassen und das Gulasch mit Petersilie bestreuen.

TIP

Kocht man eine in kleine Würfel geschnittene Kartoffel mit, wird das Gulasch noch sämiger.

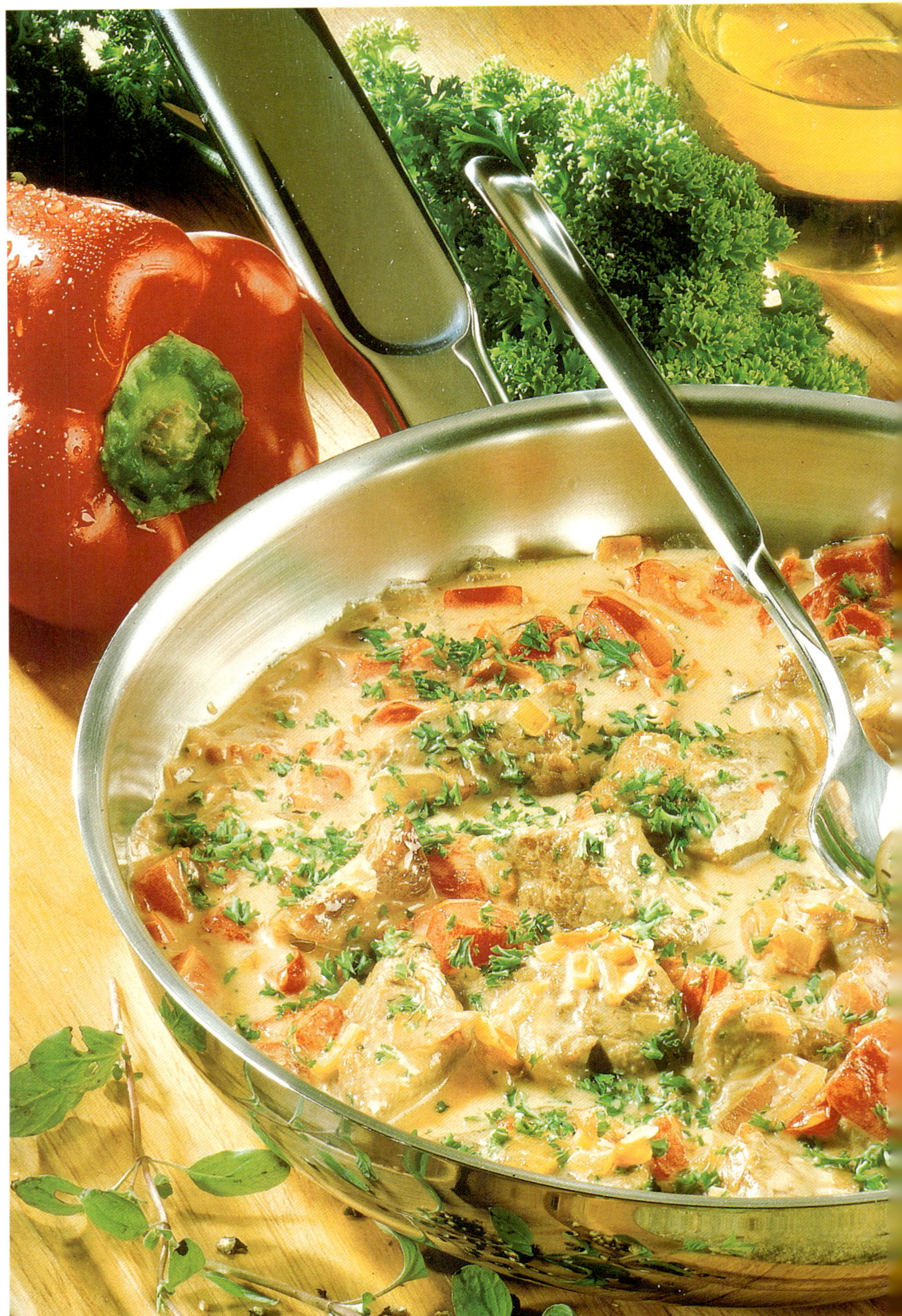

Budapester Kalbsgulasch

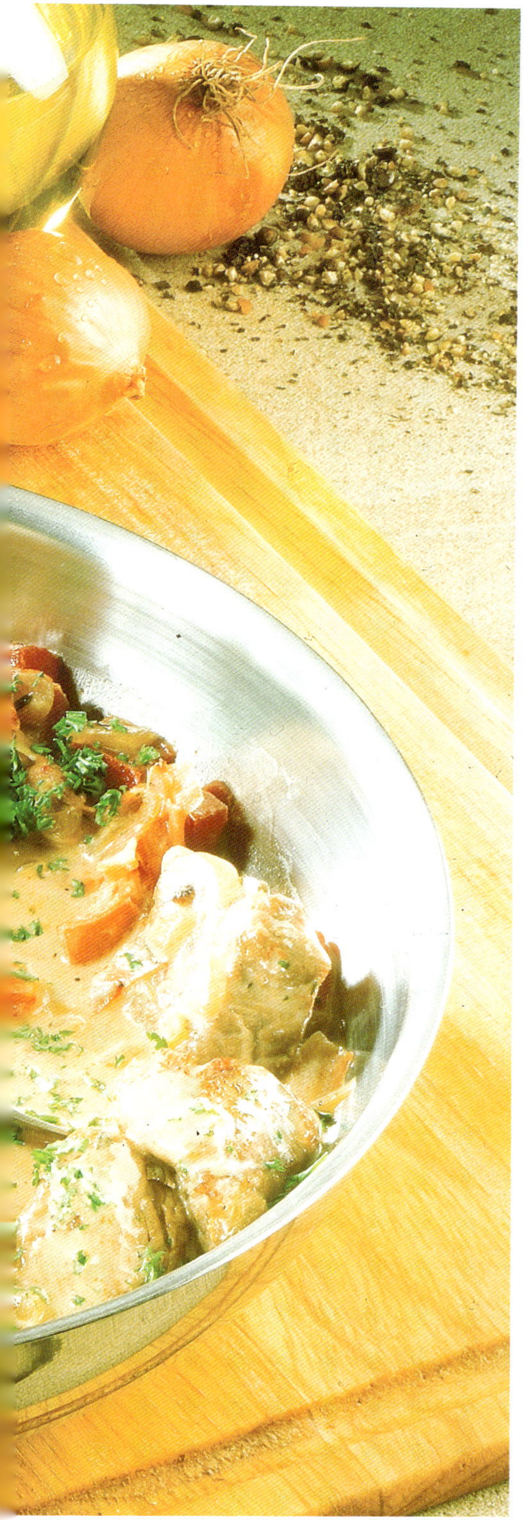

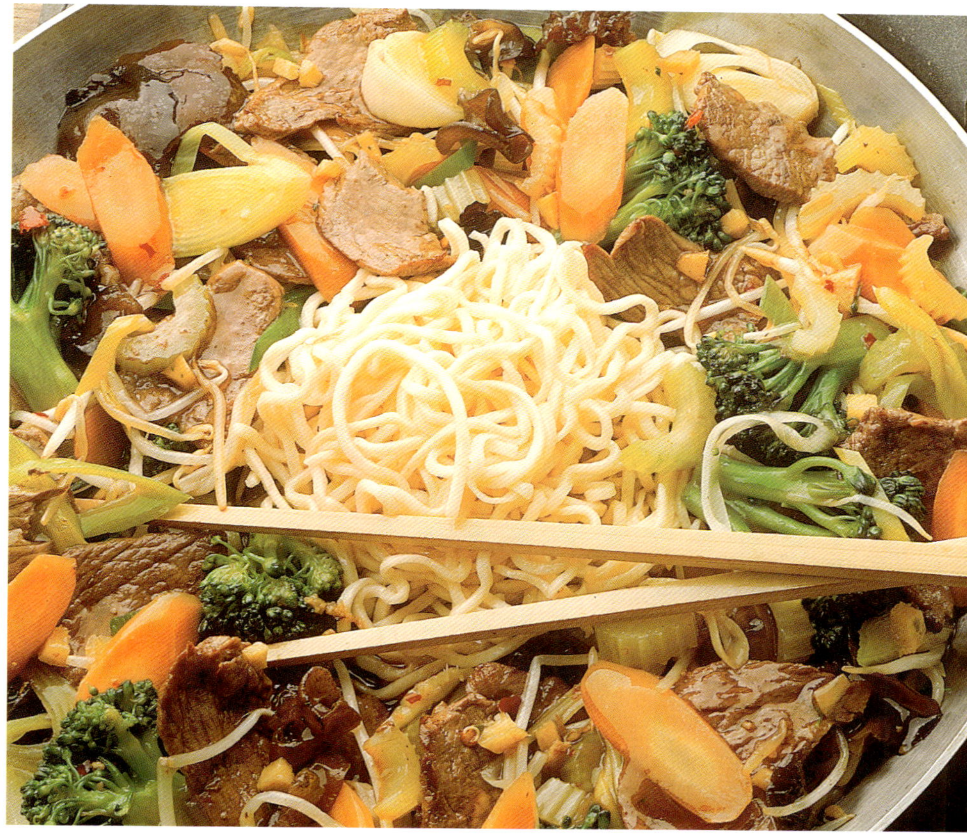

Nudeln mit Rindfleisch und Gemüse

Nudeln mit Rindfleisch und Gemüse

10 g chinesische Pilze (Mu-Err)
Salz
400 g chinesische Nudeln
250 g Rindfleisch (z. B. Hüfte)
300 g gemischtes Gemüse (z. B. Karotten, Staudensellerie, Porree, Broccoli)
100 g Sojabohnenkeimlinge
2 EL Erdnußöl
1 EL sehr fein gehackte Ingwerwurzel
2 Knoblauchzehen

Sauce:
¼ l Hühnerbrühe
1 TL Stärkemehl
2 EL Sake (Reiswein) oder Sherry
2 EL Sojasauce
1 Messerspitze Sambal Oelek

1. Die Pilze in eine kleine Schüssel geben und mit Wasser bedecken. 4 Liter Wasser mit 1 Teelöffel Salz zum Kochen bringen. Die Nudeln darin »al dente« kochen.
2. Das Fleisch in feine, kleine Scheiben schneiden. Das Gemüse putzen und in Streifen schneiden. Die Sojabohnenkeimlinge in einem Sieb mit kochendem Wasser überbrühen.
3. 1 Eßlöffel Öl in einer großen Pfanne oder in einem Wok erhitzen. Das Fleisch hineingeben und rasch unter ständigem Wenden anbraten. Herausnehmen und beiseite stellen.

4. Das restliche Öl in die Pfanne geben. Das Gemüse, die abgetropften Sojabohnenkeimlinge, die in Stücke geschnittenen Pilze, die Ingwerwurzel und den durchgepreßten Knoblauch mit 2 Prisen Salz unter Rühren knapp garen. Das Gemüse soll knackig bleiben. Aus der Pfanne nehmen und zum Fleisch geben.
5. Für die Sauce alle Zutaten gut verrühren. In die Pfanne oder in den Wok geben und unter Rühren zu einer leicht gebundenen Sauce kochen. Nach Bedarf nachwürzen. Das Gemüse und das Fleisch mit der heißen Sauce mischen. Nur kurz erwärmen, nicht mehr kochen lassen.
6. Die Nudeln abgießen, mit dem Fleisch und der Sauce dekorativ anrichten.

TIP

Nicht mehr als 10 g Pilze einweichen. Sie quellen sehr stark auf und sind äußerst ergiebig.

Süß-saures Schweinefilet

400 g Schweinefilet
1 TL Stärkemehl
2 EL Sojasauce
1 EL Sherryessig
6 EL Reiswein oder trockener Sherry (Fino)
1 TL Tomatenmark
1 TL frisch geraspelter Meerrettich
Cayennepfeffer
1/2 Ananas
1 kleine Stange Porree
je 1 kleine rote und gelbe Paprikaschote
1 frische Pfefferschote
3 EL Erdnußöl
Salz
schwarzer Pfeffer aus der Mühle

1. Das Filet waschen, trockentupfen, von anhaftenden Haut-, Fett- und Sehnenteilen befreien und in dünne Scheiben schneiden.
2. Stärkemehl mit Sojasauce, Essig, Reiswein oder Sherry, Tomatenmark und Meerrettich in einer Schüssel verrühren. Mit Cayennepfeffer würzen und die Fleischscheiben darin 15 Minuten marinieren.
3. In der Zwischenzeit die Ananas schälen und das harte Mittelstück entfernen. Die Porreestange putzen, halbieren und gründlich waschen. Paprikaschoten und Pfefferschote waschen, halbieren und die Samenstränge entfernen. Den Porree in Scheiben, Ananas und Paprika in 1 1/2 cm große Würfel schneiden, die Pfefferschote fein hacken.
4. 2 Eßlöffel Öl in einem Wok oder in einer hochwandigen Pfanne erhitzen. Nach und nach Porree, Paprika und Pfefferschote unter Rühren bei mittlerer Hitze in 5–6 Minuten anbraten.
5. Das restliche Öl in einer beschichteten

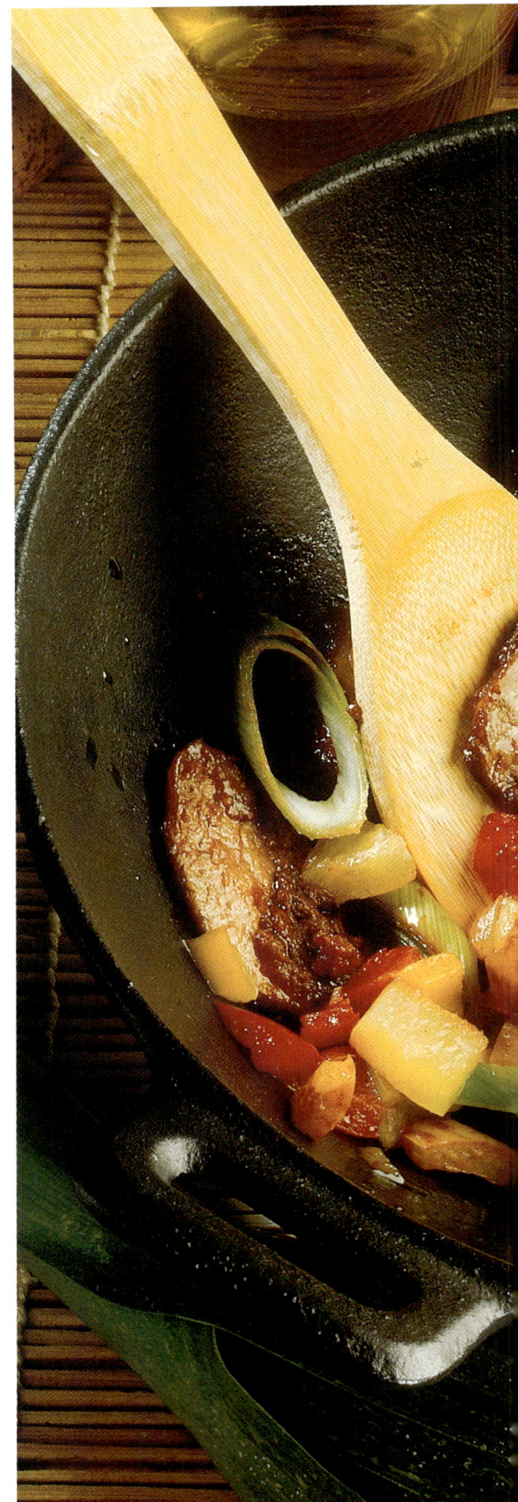

Süß-saures Schweinefilet

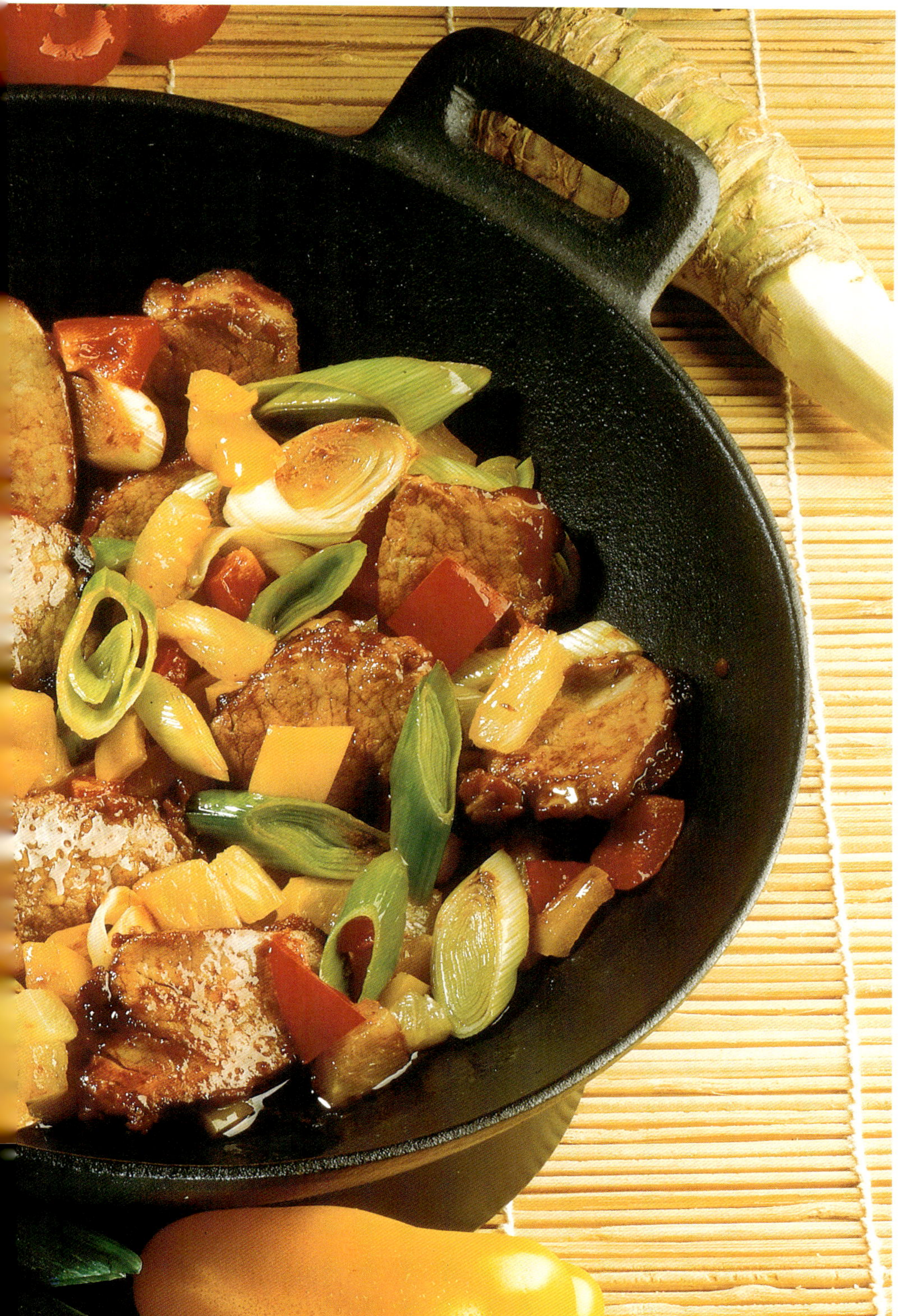

Pfanne erhitzen und darin die marinierten, trockengetupften Fleischscheiben bei starker Hitze kurz anbraten.

6. Das Fleisch, die Ananasstücke und die restliche Marinade unter die Gemüsesauce mischen und alles bei starker Hitze etwa 2–3 Minuten durchkochen lassen.
7. Das süß-saure Ragout mit Salz und Pfeffer abschmecken und am besten im Wok servieren.

TIP

Ursprünglich wird das Schweinefleisch in einen Ausbackteig getaucht, im Fett ausgebacken und dann unter eine fruchtige Gemüsesauce gemischt. Dies ist eine kalorienreduzierte Abwandlung, die aber mindestens so gut schmeckt.

Heidelbeerpfannkuchen mit Sesam

3 Eier
¹/₄ l Milch
100 g Weizenmehl
1 Prise Salz
5 EL Zucker
1 EL Vanillezucker
250 g Heidelbeeren
4 EL Butterschmalz
3 EL Sesam

1. Die Eier aufschlagen und gründlich verquirlen. Die Milch zufügen und das Mehl eßlöffelweise unterrühren. Das Salz, zwei Eßlöffel Zucker und den Vanillezucker dazugeben, alles gut mischen.
2. Die Heidelbeeren waschen und, falls nötig, von Blättchen und Stielen befreien. In einem Sieb gut abtropfen lassen. Mit dem restlichen Zucker vermischen.

3. In einer mittelgroßen, möglichst beschichteten Pfanne einen Eßlöffel Butterschmalz erhitzen, ein Viertel der Heidelbeeren dazugeben, mit etwas Sesam bestreuen und mit einem Viertel des Teiges begießen.
4. Bei mittlerer Hitze in etwa 3 Minuten stocken lassen, dann umdrehen, fertigbacken und warm stellen. So fortfahren, bis vier Heidelbeerpfannkuchen fertig sind.

TIP

Mit Kirschen schmecken die Pfannkuchen auch sehr gut, dann statt Sesam gehackte Mandeln verwenden.

Kalbsschnitzel Florentiner Art

500 g junger, frischer Spinat
Salz
20 g Butter
1 kleine Zwiebel
frisch geriebene Muskatnuß
1 TL Zitronensaft
3 EL frischgeriebener Parmesan
3 EL Sahne
4 Kalbsschnitzel (à 150 g)
weißer Pfeffer aus der Mühle
1 EL Öl

1. Den Spinat sorgfältig verlesen, bei größeren Spinatblättern, vor allem bei Winterspinat, die Mittelrippen entfernen. Spinat gründlich waschen und tropfnaß in einen Topf geben. Salzen und zugedeckt bei mittlerer Hitze so lange dünsten, bis die Spinatblätter zusammenfallen. Auf einem Durchschlag abtropfen lassen.

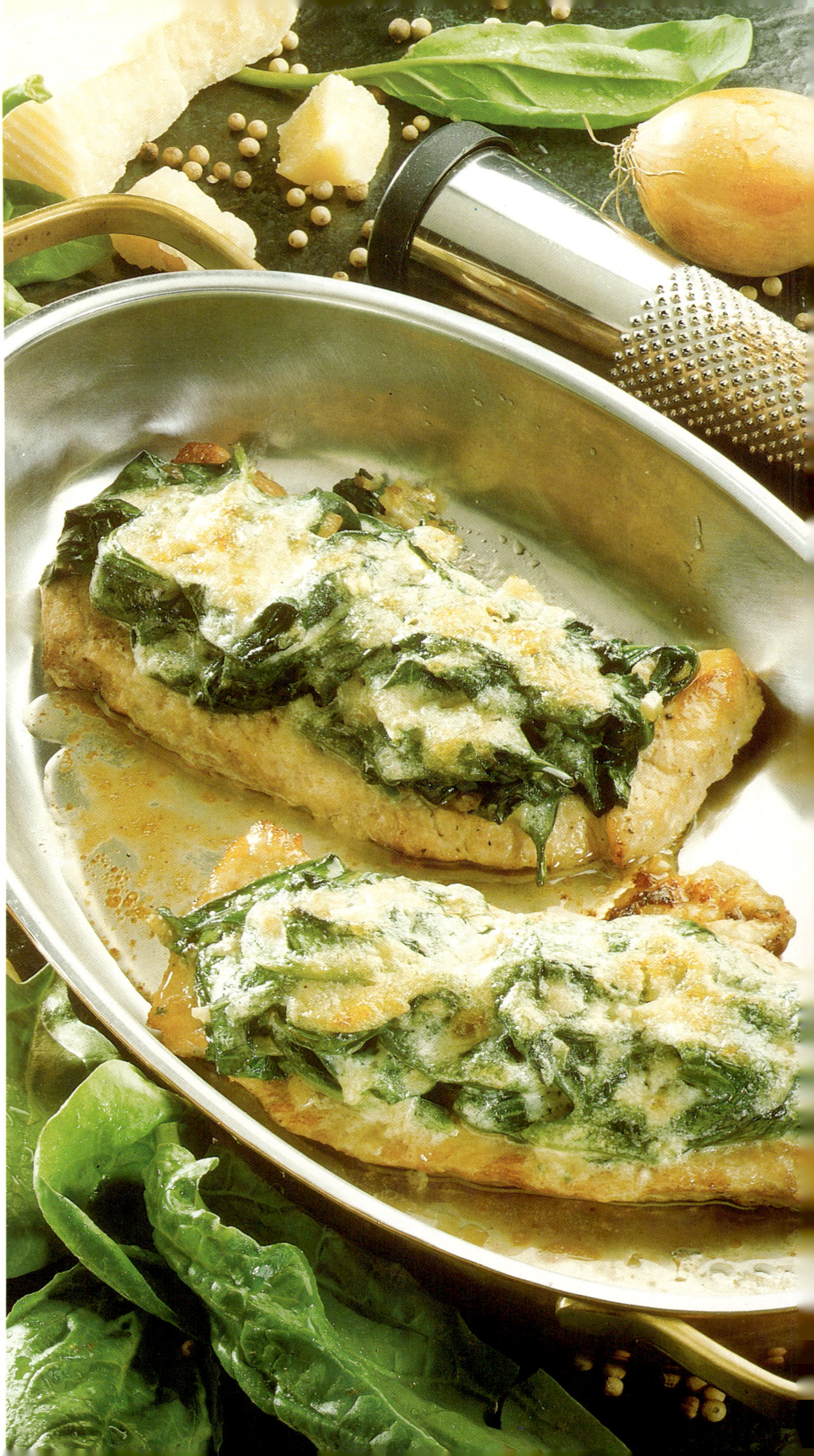

Kalbsschnitzel Florentiner Art

2. Die Butter in einer Kasserolle erhitzen und die Zwiebelwürfel darin anschwitzen. Den Spinat zufügen, mit Muskat und Zitronensaft würzen und das Gemüse kurz durchschwenken.
3. Parmesan und Sahne zu einer glatten Creme verrühren. Den Grill vorheizen.
4. Die Schnitzel trockentupfen und mit Salz und Pfeffer einreiben. Das Öl in einer beschichteten Pfanne erhitzen und die Schnitzel darin bei starker Hitze von beiden Seiten je 2 Minuten anbraten.
5. Die gebratenen Schnitzel nebeneinander auf eine feuerfeste Platte legen, jeweils etwas Spinat daraufhäufen, mit der Käsecreme bedecken und unter dem Grill gratinieren.

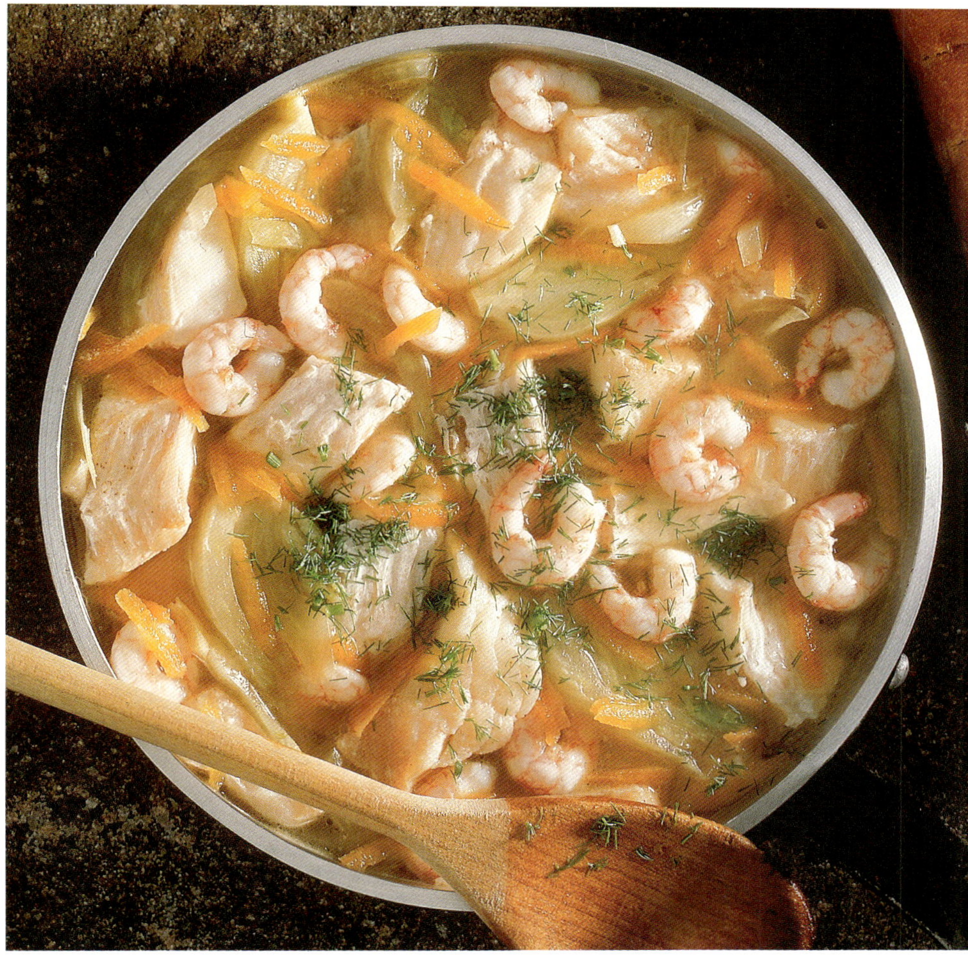

Fischsuppe mit Fenchel

Fischsuppe mit Fenchel

400 g Schwarzbuttfilet
Zitronensaft
Salz
weißer Pfeffer aus der Mühle
frisch geriebene Muskatnuß
2 EL Butter
1 mittelgroße Zwiebel, fein gehackt
3 Fenchelknollen (ca. 400 g)
200g Möhren
1/4 l trockener Weißwein
3/4 l Gemüsebrühe oder Fischfond (aus dem Glas)
100 g Krabben

1. Den Fisch waschen, trockentupfen und in mundgerechte Würfel schneiden. Mit Zitronensaft beträufeln, salzen, pfeffern und mit Muskat würzen.
2. Die Butter in einem großen Topf erhitzen. Die Zwiebelwürfel darin weich dünsten.
3. In der Zwischenzeit den Fenchel vom Grün befreien, in schmale Streifen schneiden und kurz abbrausen. Das Grün beiseite legen, den Fenchel zu den Zwiebeln geben.
4. Die Möhren schälen, waschen und mit dem Gemüsehobel grob raspeln. Kurz mitdünsten.
5. Mit dem Weißwein und der Gemüsebrühe oder dem Fischfond aufgießen. Aufkochen und 10 Minuten köcheln lassen.
6. Die Suppe mit Salz, Pfeffer und Zitronensaft abschmecken. Die Fischwürfel und die Krabben zufügen und bei kleiner Hitze 5 Minuten ziehen lassen. Das gehackte Fenchelgrün einstreuen.

Kalbsbraten mit Rosmarin

750 g Kalbsnuß
Salz
schwarzer Pfeffer aus der Mühle
2 Knoblauchzehen
2 Zweige frischer Rosmarin
50 g dünn geschnittener Parmaschinken
1 Zwiebel
2 Stangen Staudensellerie
4 Fleischtomaten
1 EL Olivenöl
$^1/_8$ l trockener Weißwein (z.B. Soave)
2 EL gehackte Petersilie

1. Das Kalbfleisch waschen, trockentupfen und mit Salz, Pfeffer und den durchgepreßten Knoblauchzehen einreiben. Eine Seite mit den Rosmarinzweigen belegen und leicht überlappend mit den Schinkenscheiben bedecken. Den Braten mit einem Baumwollfaden umwickeln.
2. Die Zwiebel schälen, den Staudensellerie waschen und beides in kleine Würfel schneiden. Die Tomaten blanchieren, häuten und ohne Stengelansätze und Kerne in Stücke teilen.
3. Den Backofen auf 200 °C vorheizen.
4. Das Öl in einem Bräter erhitzen und das Fleisch darin von allen Seiten anbraten. Zwiebel- und Selleriewürfel hinzufügen und anschwitzen. Die Tomatenstücke dazugeben, mit Wein aufgießen und das Ganze einmal aufkochen lassen.
5. Den Topf gut verschließen und den Braten auf der mittleren Schiene im Backofen in etwa 1 Stunde gar schmoren, dabei das Fleisch zwischendurch mit der Tomatensauce begießen. 15 Minuten vor Ende der Garzeit den Deckel abnehmen und den Braten offen fertiggaren.
6. Das Fleisch herausnehmen und mit Alufolie umhüllt einige Minuten ruhen lassen. Die Sauce auf der Kochstelle kurz durchkochen lassen, die Petersilie untermischen.
7. Den Kalbsbraten in Scheiben schneiden und auf einer vorgewärmten Platte anrichten. Die Sauce getrennt reichen.

Hühnchen mit Ingwer, schwarzen Pilzen und Zuckerschoten

10 g chinesische schwarze Pilze (Mu-Err)
250 g Brustfleisch vom Hühnchen oder Truthahn ohne Haut und Knochen
200 g Zuckerschoten
1 Stück frische Ingwerwurzel
2 Knoblauchzehen, grob gehackt
2 EL Erdnußöl
Salz
1 TL Maisstärke
0,15 l Hühnerbrühe
2 EL Sherry
1 Messerspitze Sambal Oelek
1 EL Sojasauce

Marinade:
2 TL Maisstärke
1 EL Sherry
$^1/_2$ TL Sesamöl
1 Eiweiß

1. Die Pilze waschen und in Wasser einweichen. Das Fleisch in feine Scheiben schneiden.
2. Für die Marinade die Maisstärke, den Sherry, das Sesamöl und das Eiweiß verrühren. Das in Streifen geschnittene Hühnchenfleisch darin wenden und durchziehen lassen.

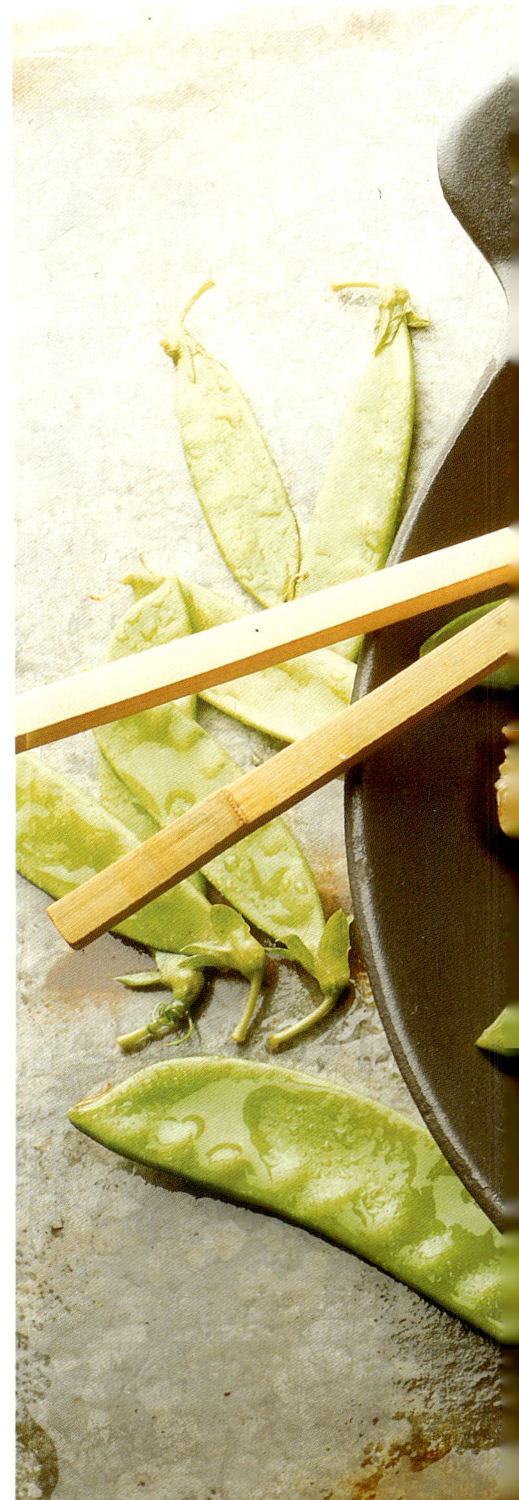

Hühnchen mit Ingwer, Pilzen, Zuckerschoten

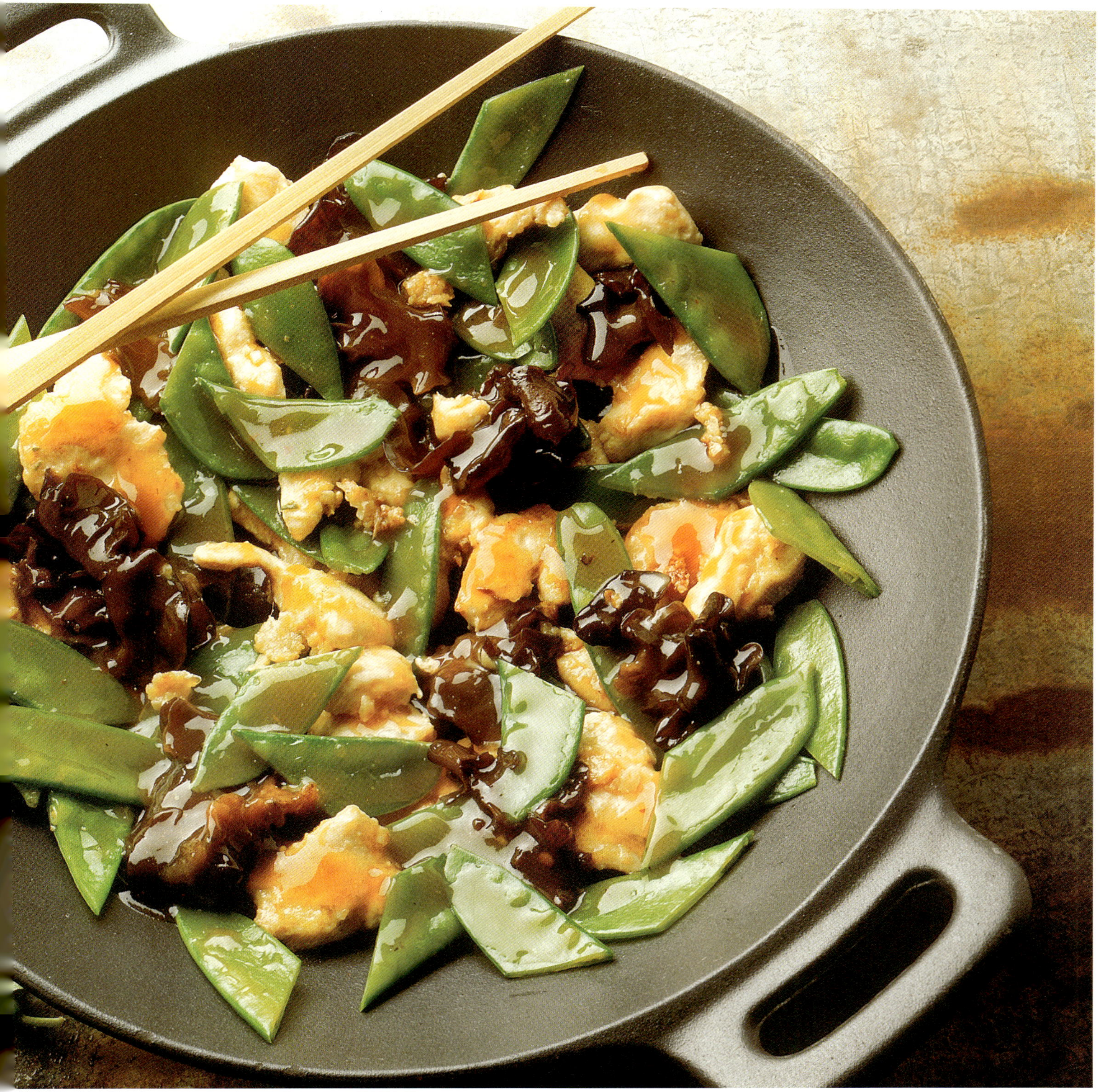

3. Die Zuckerschoten abfädeln, große schräg halbieren. Den Ingwer schälen und fein raffeln oder würfeln. Den Knoblauch durchpressen.

4. 1 Eßlöffel Erdnußöl in einer großen Bratpfanne erhitzen. 1/4 Teelöffel Salz und die Schoten hineingeben. Unter ständigem Rühren anziehen lassen. Den Ingwer und den Knoblauch zufügen. Weiterrühren, bis die Schoten knapp gar sind. Das Gemüse aus der Pfanne nehmen und warm stellen.

5. Das restliche Öl zugeben. Das Hühnchenfleisch aus der Marinade nehmen, abtropfen lassen und ebenfalls unter Rühren garen, bis es weiß und ganz leicht angebraten ist. Herausnehmen und ebenfalls warm stellen.

6. Die Maisstärke mit der Hühnerbrühe und dem Sherry anrühren. In die Pfanne geben, die abgetropften und kleingeschnittenen Pilze zufügen und unter Rühren kochen, bis die Sauce gebunden und wieder klar ist. Mit Sambal Oelek und Sojasauce abschmecken. Wenn nötig, etwas nachsalzen. Die Zuckerschoten und das Fleisch in die Sauce geben. In Porzellanschälchen servieren.

TIP

Ganz besonders gut gelingt die Zubereitung in einem Wok. Die bereits gegarten Zutaten müssen dann nicht herausgenommen, sondern nur an den Rand geschoben werden.

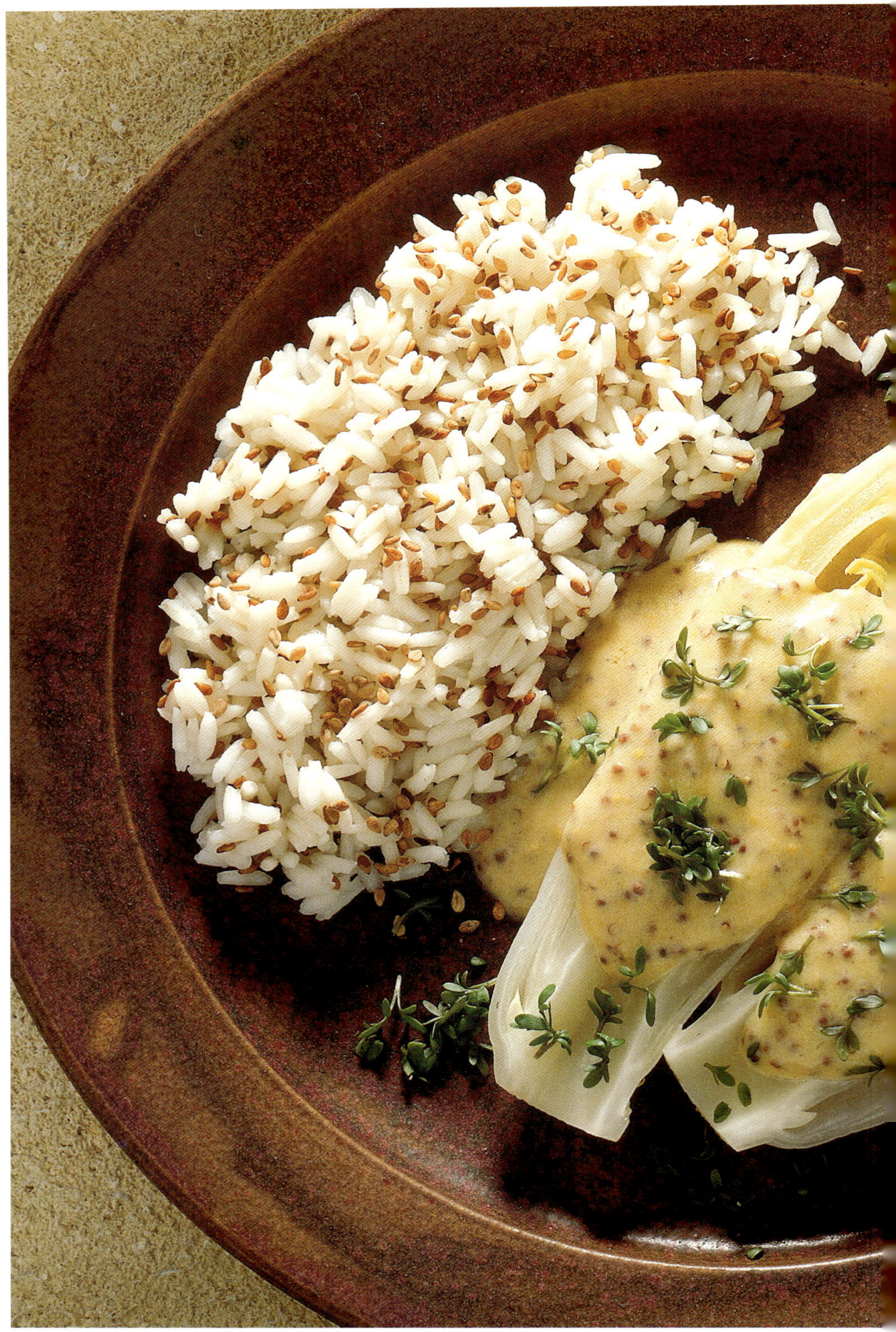

Gedünsteter Chicorée in Senfsahne

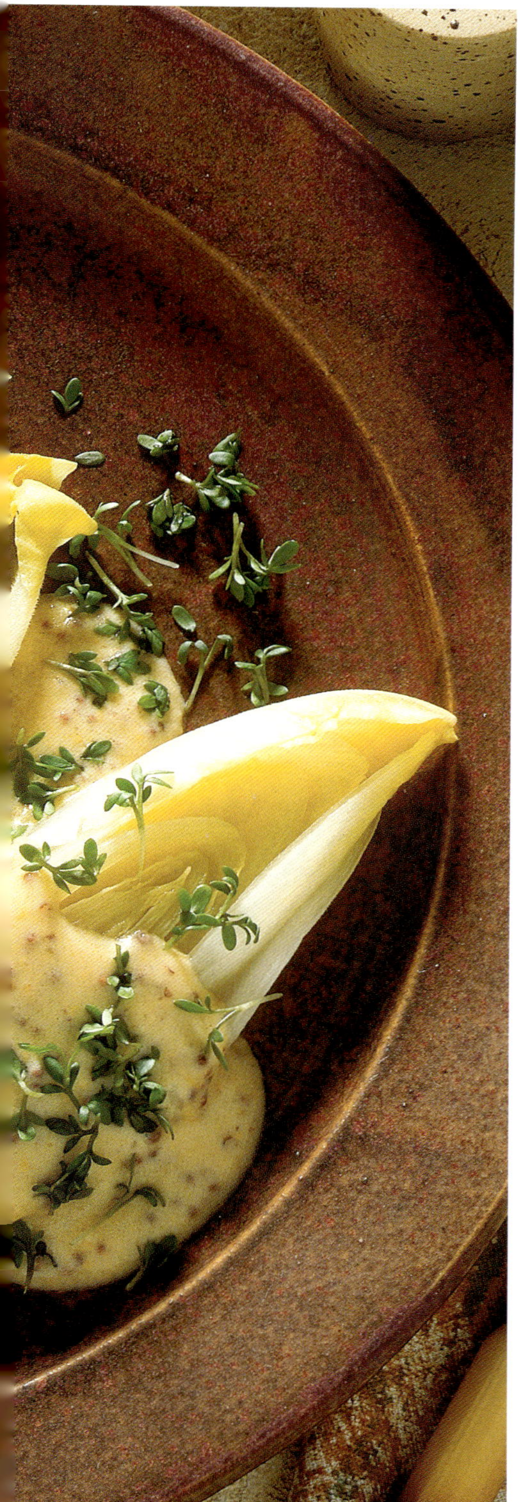

Gedünsteter Chicorée in Senfsahne

8 Stauden Chicorée (ca. 800g)
3/8 l trockener Weißwein
Salz
weißer Pfeffer aus der Mühle
3 EL grobkörniger Senf
250 g Crème double
1 Kästchen Kresse

1. Chicorée waschen, längs halbieren und den unteren, bitteren Teil kegelförmig mit einem scharfen Messer herausschneiden.
2. Die Chicoréestauden in einen Topf legen und mit dem Weißwein und 1/8 l Wasser begießen. Zugedeckt bei schwacher Hitze 10 Minuten garen.
3. Chicorée mit einem Schaumlöffel herausnehmen und über dem Topf abtropfen lassen. Auf eine Platte legen, salzen, pfeffern und zudecken.
4. Den Senf und die Crème double in den verbliebenen Weinsud rühren und im offenen Topf bei starker Hitze um gut ein Drittel einkochen. Die Sauce mit Salz und Pfeffer abschmecken.
5. Chicorée hineinlegen und darin etwa 5 Minuten erwärmen. Mit der Sauce auf einer Platte anrichten. Die Kresse abbrausen und die Blättchen mit einer Küchenschere direkt über der Platte abschneiden.

Gebratener Reis mit Rindfleisch

250 g Langkornreis
Salz
5 EL Maisöl oder Erdnußöl
250 g Rindfleisch (Rumpsteak)
1/2 TL Zucker
2 EL Sojasauce
schwarzer Pfeffer aus der Mühle
2 EL trockener Sherry
1 TL Kartoffelstärke
4 Knoblauchzehen
1 Stück Ingwerwurzel (5 – 6 cm)
4 Frühlingszwiebeln
1 Ei
3 Salatblätter von Chinakohl oder Eisbergsalat

1. Den gewaschenen Reis in 1/2 l Salzwasser mit 1 Eßlöffel Öl in 12 – 15 Minuten körnig weich kochen. Den ausgequollenen Reis auf eine Platte geben und mit zwei Gabeln auflockern. 4 Stunden trocknen lassen.
2. Das Fleisch fein wiegen oder durch den Fleischwolf drehen und in eine Schüssel geben.
3. Mit 1/2 Teelöffel Salz, Zucker, Sojasauce, Pfeffer, 1 Eßlöffel Sherry, 4 Eßlöffeln Wasser und der Kartoffelstärke gründlich vermischen, bis das Fleisch ganz leicht und locker ist. 15 Minuten stehen lassen. Zum Schluß noch 1 Eßlöffel Öl hinzufügen.
4. Die Knoblauch und die Ingwerwurzel schälen und fein hacken. Die Frühlingszwiebeln in Ringe schneiden (die grünen und weißen Teile getrennt).
5. Das restliche Öl in einem Wok erhitzen und zuerst den Knoblauch und dann den Ingwer und die weißen Zwiebelringe darin anbraten. Eine kurze Zeit unter Rühren braten lassen. Fleisch hinzufügen und unter ständigem Rühren mit der Wokspachtel anbraten, das Fleisch soll nicht klumpen. Den restlichen Sherry in den Wok geben.
6. Das Ei leicht verschlagen und zu dem Fleisch gießen, den Reis hinzugeben und unter Rühren alles miteinander vermischen.
7. Die Salatblätter in sehr feine Streifen schneiden und die Hälfte mitsamt den grünen Zwiebelringen unter den Reis mischen. Das Gericht mit den restlichen Salatstreifen bestreut anrichten.

Rotbarschfilets mit Kapern, Sardellen und Tomaten

4 Rotbarschfilets (à 200 g)
Salz
schwarzer Pfeffer aus der Mühle
3 EL Olivenöl
1 mittelgroße Zwiebel
2 Fleischtomaten
6–8 gewässerte Sardellen
2 EL kleine Kapern
Saft von 1 Zitrone

1. Die Fischfilets waschen, trockentupfen und mit Salz und Pfeffer würzen.
2. Das Olivenöl in einer beschichteten Pfanne erhitzen und die Rotbarschfilets von beiden Seiten je 3–4 Minuten bei mittlerer Hitze anbraten.
3. In dieser Zeit die Zwiebel schälen und fein hacken, die Tomaten blanchieren und ohne Stengelansätze und Kerne in kleine Würfel schneiden. Die Sardellen fein hacken.
4. Die Fischfilets herausnehmen und warm stellen. Die Zwiebelwürfel in das Bratfett geben und glasig braten. Kapern, Tomatenwürfel und Sardellen dazugeben und kurz anschwitzen. Zitronensaft dazugeben, einmal aufkochen lassen, dann sofort über die gebratenen Rotbarschfilets verteilen.

Tip

Wenn Sie anstelle von Rotbarsch Seeteufel (Lotte) nehmen, wird das Gericht noch feiner.

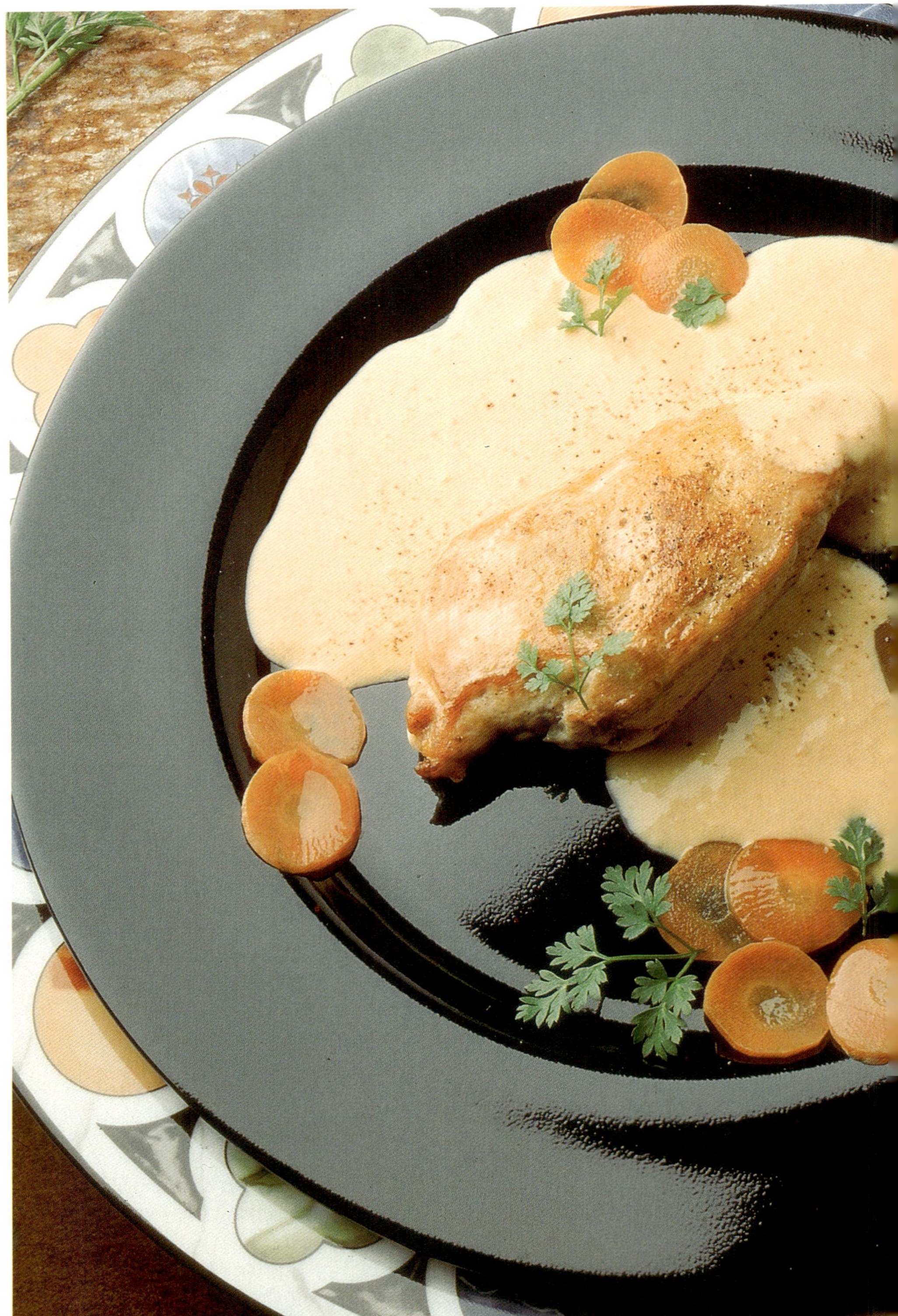

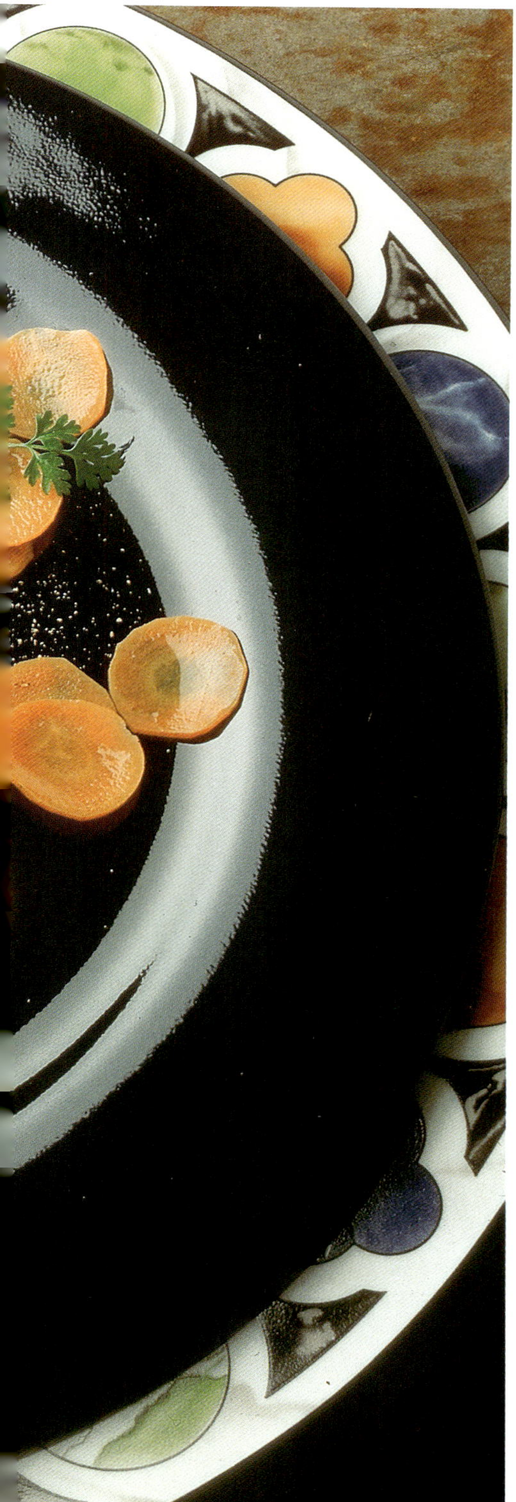

Hühnerbrüstchen mit Möhrensauce

Sauce:
3 Möhren
1/8 l Geflügelbrühe
0,1 l Sahne
1/2 TL Maisstärke
2 EL trockener, weißer Wermut
Salz
weißer Pfeffer aus der Mühle
4 Hühnerbrüstchen (je 120 g)
Salz
weißer Pfeffer aus der Mühle
1 EL Butterschmalz

1. Für die Sauce die Möhren schälen und raffeln. Mit der Geflügelbrühe zum Kochen bringen; um die Hälfte einkochen. Möhren in ein Sieb geben und gut ausdrücken. Den Möhrensud mit der Sahne kräftig durchkochen. Die Maisstärke mit dem Wermut anrühren und die Sauce damit binden. Mit Salz und Pfeffer würzen.
2. Die Hühnerbrüstchen salzen und pfeffern und im heißen Butterschmalz auf beiden Seiten 5 Minuten braten.
3. Die gebratenen Hühnerbrüstchen zusammen mit der Sauce anrichten.

Hühnerbrüstchen mit Möhrensauce

Russischer Rote-Bete-Topf mit Joghurt

1 l Wasser
Salz
1 Lorbeerblatt
einige schwarze Pfefferkörner
500 g mageres Rindfleisch aus der Keule
2 große Möhren
1 Stange Porree
500 g Weißkohl
500 g rote Beten
schwarzer Pfeffer aus der Mühle
2 EL Rotweinessig
1 Bund Petersilie, gehackt
4 TL Joghurt (3,5%)

1. Das Salzwasser mit dem Lorbeerblatt und den Pfefferkörnern in einem großen Kochtopf zum Kochen bringen und das Fleisch darin etwa 80 Minuten leicht sieden lassen.
2. In dieser Zeit die Möhren schälen, vom Porree die Wurzeln und das grüne Ende entfernen. Das Gemüse waschen und in Scheiben schneiden. Den Weißkohl in feine Streifen schneiden. Die roten Beten waschen, schälen und erst in dünne Scheiben, dann in Streifen schneiden.
3. Das vorbereitete Gemüse nach 40 Minuten zum Fleisch geben, mit Salz, Pfeffer und Essig würzen und zugedeckt bei mittlerer Hitze in etwa 30 Minuten gar kochen.
4. Das Fleisch herausnehmen, in Würfel schneiden und mit der Petersilie wieder unter das Gemüse mischen.
5. Den Eintopf in tiefe Teller füllen und jeweils in die Mitte einen Klacks Joghurt geben.

Fischtopf mit Gemüse und Safran

2 EL Butter
1 mittelgroße Zwiebel, fein gewürfelt
200 g Möhren
2 mittelgroße Porreestangen
5 Stangen Staudensellerie
1 Döschen Safran, gemahlen
1/4 l trockener Weißwein
3/4 l Fischfond (aus dem Glas)
Salz
weißer Pfeffer aus der Mühle
Saft von 1/2 Zitrone
600 g Fischfilet (z.B. Kabeljau, Goldbarsch oder andere Sorten)
150 g Krabben

1. Die Butter in einem großen Topf erhitzen und die Zwiebelwürfel darin bei schwacher Hitze dünsten.
2. Die Möhren schälen, waschen und direkt über dem Topf auf dem Gemüsehobel in dünne Scheiben schneiden, kurz mit den Zwiebelwürfeln dünsten.
3. Den Porree putzen, aufschlitzen, gründlich ausspülen und schräg in 1 cm lange Stücke schneiden.
4. Den Staudensellerie waschen und in schmale Scheiben schneiden, falls Blätter daran sind, grob hacken. Alles mit dem Porree in den Topf geben und kurz andünsten.
5. Den Safran über das Gemüse streuen, kurz anschwitzen und mit dem Weißwein ablöschen. Mit dem Fischfond aufgießen und mit Salz, Pfeffer und etwas Zitronensaft würzen. Zugedeckt 15 Minuten bei mittlerer Hitze köcheln lassen.
6. Den Fisch waschen, trockentupfen und dann in mundgerechte Würfel schneiden. Mit Zitronensaft beträufeln, salzen und pfeffern. Zusammen mit den

Fischtopf mit Gemüse und Safran

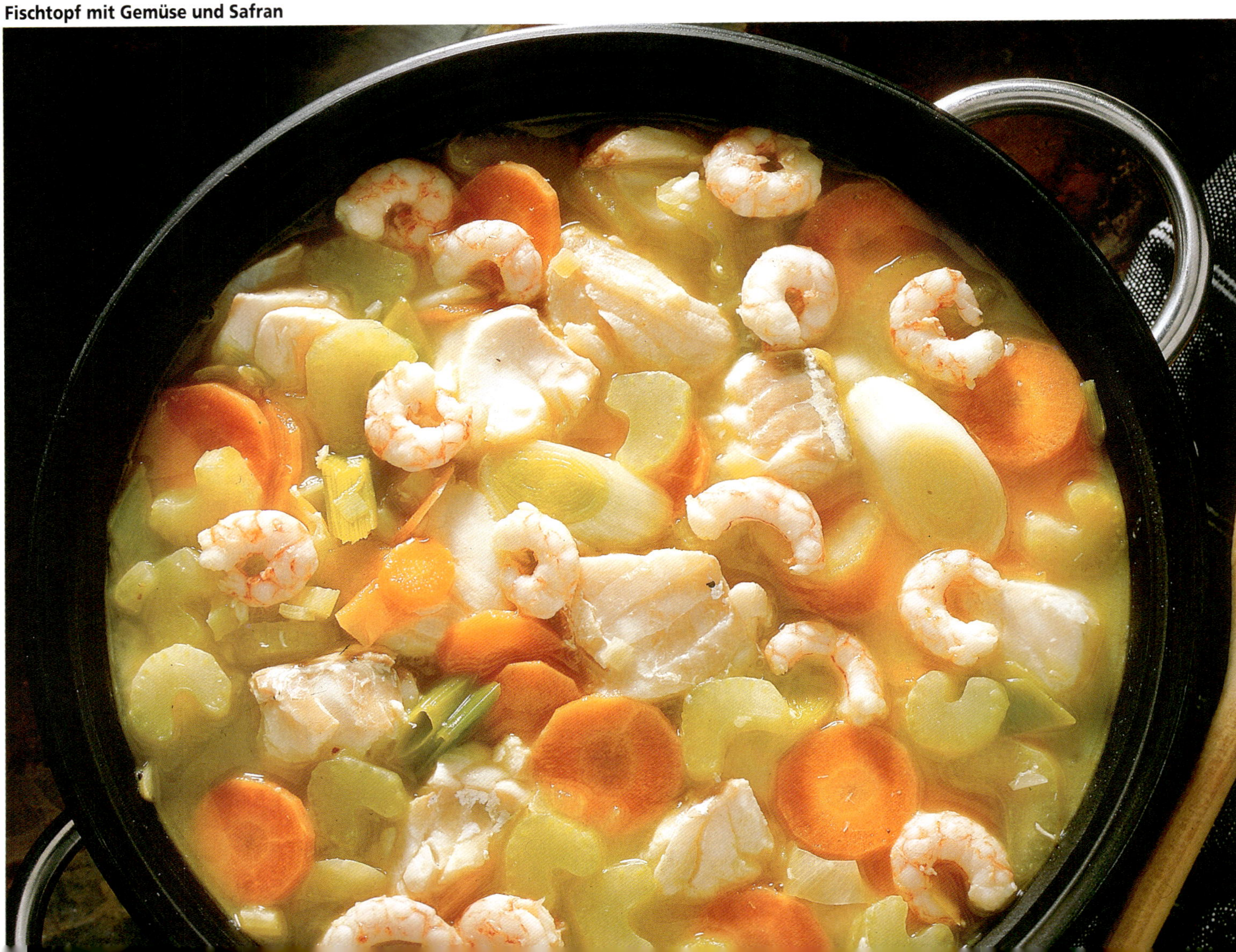

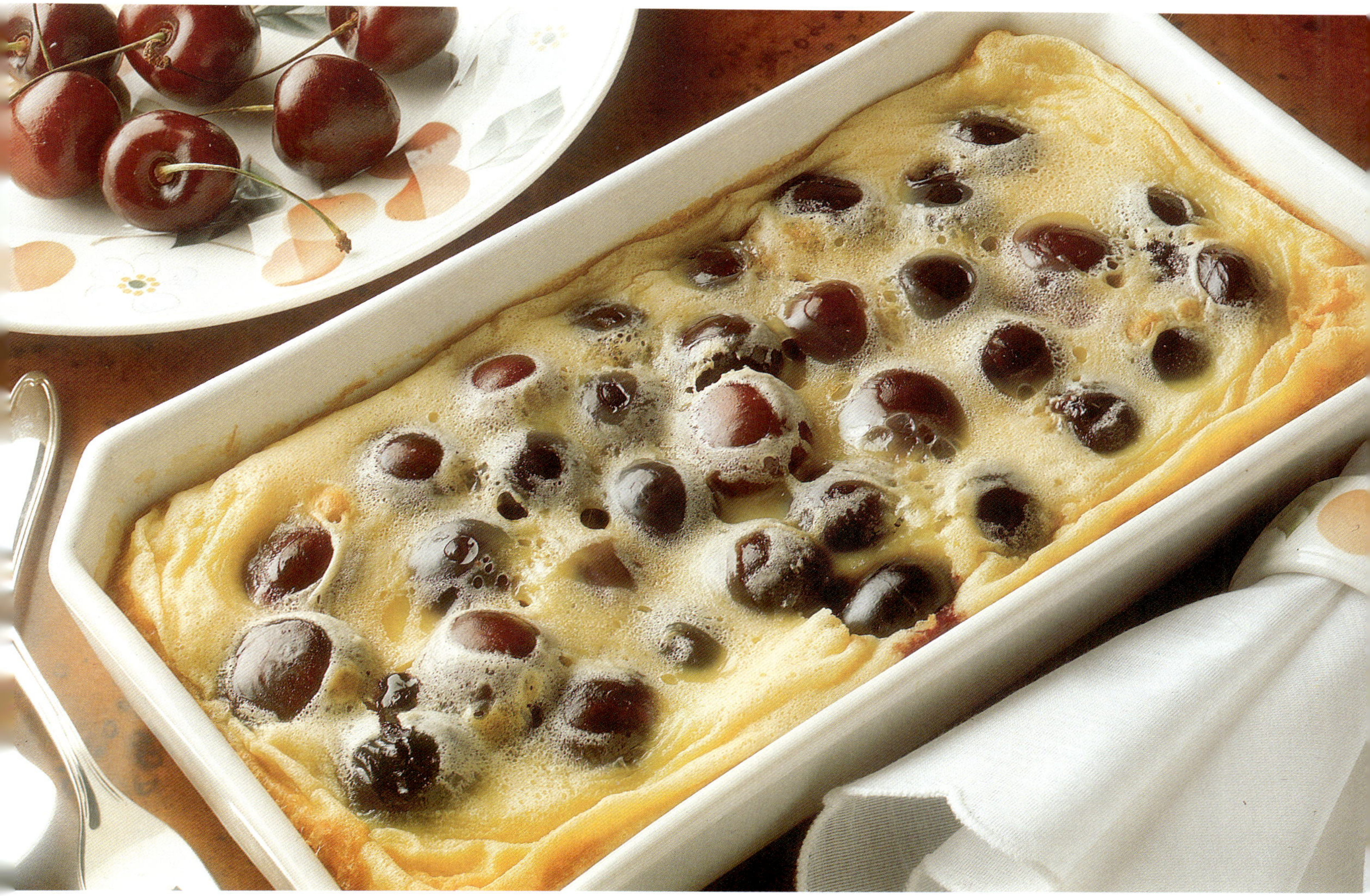

Französischer Kirschauflauf

Krabben in den Topf geben und bei schwacher Hitze in 5 Minuten gar ziehen lassen. Den Fischtopf nochmals abschmecken.

TIP

Anstelle des Fischfonds können Sie auch Gemüsebrühe verwenden und den Safran durch Curry ersetzen.

Französischer Kirschauflauf

750 g schwarze Süßkirschen
Butter für die Form
40 g Zucker
Puderzucker zum Bestreuen

Teig:
3 Eier
60 g Zucker
30 g Weizenmehl
0,3 l Vollmilch
abgeriebene Schale von ½ unbehandelten Zitrone

1. Die Süßkirschen waschen, abtrocknen und entsteinen. Man kann sie aber auch mit Stein verwenden.
2. Eine Auflaufform mit Butter ausstreichen. Die Kirschen gleichmäßig in der Form verteilen und mit dem Zucker gleichmäßig bestreuen.
3. Den Backofen auf 220°C vorheizen.

4. Für den Teig Eier, Zucker, Mehl, Milch und abgeriebene Zitronenschale mit dem Schneebesen oder Handrührgerät gründlich vermischen. Über die Kirschen gießen.
5. Den Kirschauflauf auf der mittleren Schiene des Backofens bei mittlerer Hitze in etwa 45–50 Minuten goldgelb backen. Mit Puderzucker bestreuen und sofort servieren.

Spaghetti mit Zucchini und Tomaten

4 kleine Zucchini
4 vollreife Fleischtomaten
1 gehackte Knoblauchzehe
1 EL gehackte Zwiebeln
1 Stückchen getrocknete Pfefferschote
2 EL Olivenöl
Salz
schwarzer Pfeffer aus der Mühle
300 g Spaghetti
6–8 fein geschnittene Basilikumblätter

1. Von den Zucchini die Enden abschneiden, das Gemüse waschen und erst in längliche Scheiben, dann quer in schmale Streifen schneiden. Die Tomaten blanchieren, die Haut abziehen und das Fruchtfleisch ohne Stengelansätze und Kerne in Würfel schneiden.
2. In einer beschichteten, hochwandigen Pfanne die Knoblauch- und Zwiebelwürfel sowie die zerbröselte Pfefferschote in dem Olivenöl bei mittlerer Hitze glasig braten. Dann die Zucchinistreifen dazugeben, salzen und pfef-

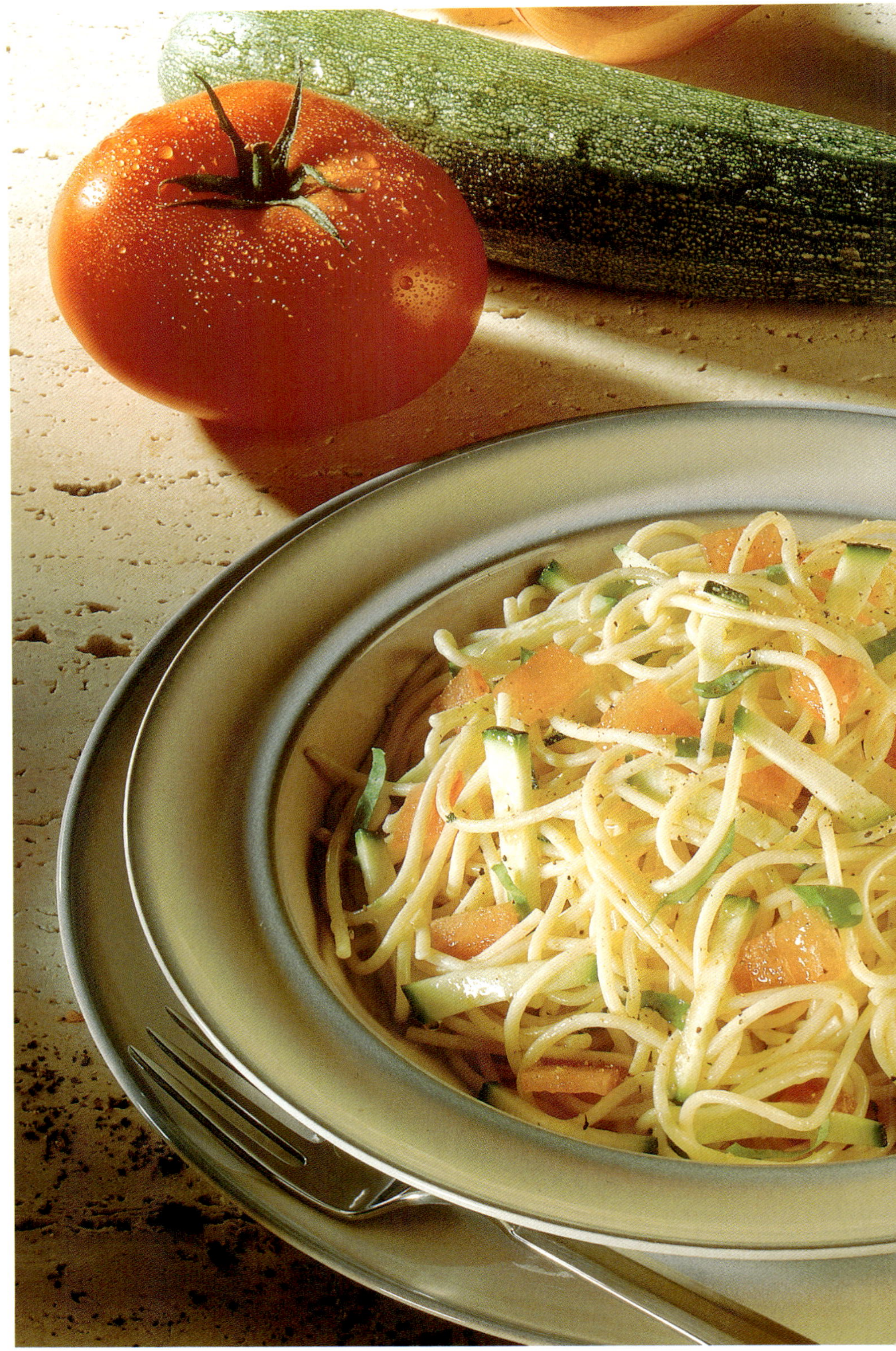

Spaghetti mit Zucchini und Tomaten

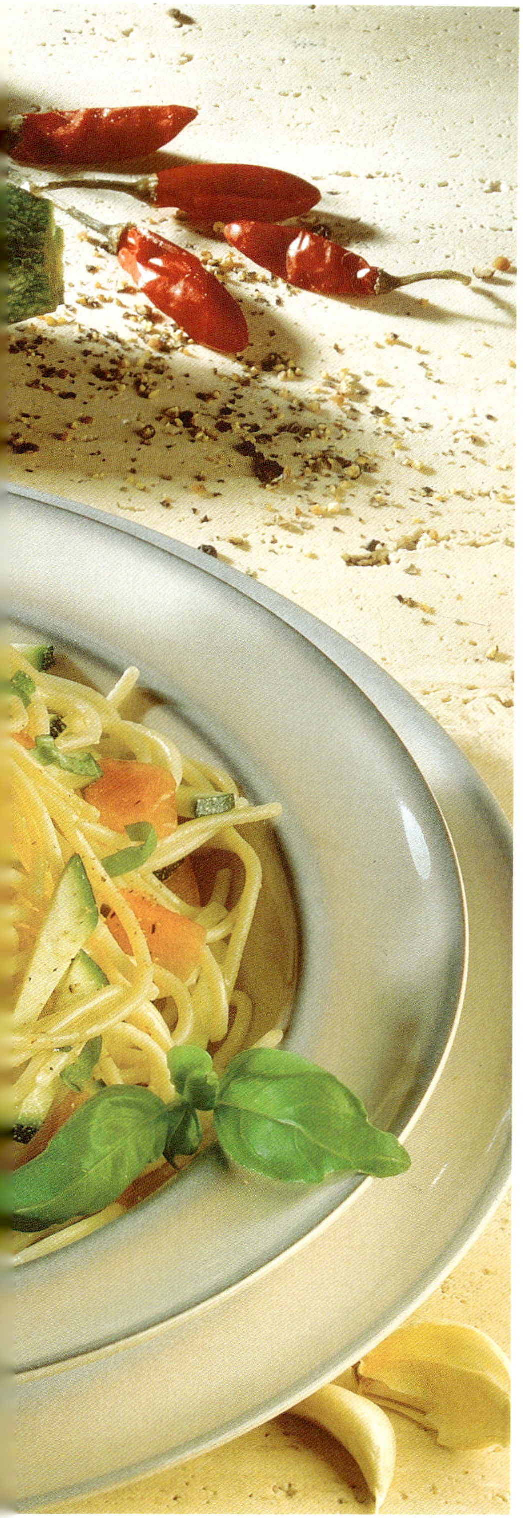

fern und unter Rühren so lange braten lassen, bis sie leicht geröstet sind.

3. In der Zwischenzeit in einem großen Kochtopf 2 Liter Salzwasser zum Kochen bringen und die Spaghetti darin in etwa 8–10 Minuten al dente kochen.

4. Die Tomatenwürfel zu den Zucchini geben und kurz mit anschmoren. Zum Schluß die abgetropften Nudeln in die Pfanne geben und gründlich mit dem Gemüse vermischen. Noch einmal mit Salz und Pfeffer abschmecken und mit Basilikum bestreut servieren.

Putencurry mit Mandelstiften

750 g Putenschnitzel
2 EL Butterschmalz
1 mittelgroße Zwiebel, fein gehackt
2 Knoblauchzehen
Salz
weißer Pfeffer aus der Mühle
2 EL Curry
½ TL Kreuzkümmel, gemahlen
1 Packung Tomatenstückchen (500 g)
¼ l Hühnerbrühe (aus Extrakt)
Saft von ½ Zitrone
1 Bund Petersilie, mittelfein gehackt
3 EL Mandelstifte

1. Die Putenschnitzel längs halbieren, dann das Fleisch in fingerbreite Streifen schneiden.

2. Das Butterschmalz in einem breiten Topf erhitzen und die Putenstreifen darin bei starker Hitze portionsweise kräftig anbraten. Herausnehmen und beiseite stellen.

3. Die Zwiebel im verbliebenen Bratfett glasig dünsten, die Knoblauchzehen dazupressen. Salzen und pfeffern, mit Curry bestäuben und den Kreuzkümmel untermischen und anschwitzen. Die Tomatenstückchen und die Hühnerbrühe dazugießen, aufkochen und 10 Minuten im offenen Topf köcheln lassen.

4. Putenstreifen samt ausgetretenem Saft unter die Sauce mischen. Den Zitronensaft, die Hälfte der Petersilie und die Mandelstifte einrühren. Weitere 5 Minuten unter gelegentlichem Rühren sanft köcheln, nochmals abschmecken und mit der restlichen Petersilie bestreuen.

Thailändische Hühnersuppe mit Glasnudeln

1 kleines, fleischiges Huhn
1 TL Stärkemehl
Salz
1 l Wasser
1 Bund Suppengrün
weißer Pfeffer aus der Mühle
100 g Glasnudeln
1 große Frühlingszwiebel
100 g Sojabohnensprossen
1 EL gehackte Korianderblätter

1. Das noch rohe Hühnerfleisch von den Knochen lösen, enthäuten und fein hacken. Mit Stärkemehl und Salz vermischen und kleine Klößchen aus der Masse formen.

2. Hühnerhaut und -knochen mit Wasser, geputztem Suppengrün, Salz und Pfeffer in einen Topf geben, zum Kochen bringen und 1 Stunde köcheln lassen. Die Brühe durch ein Sieb gießen, entfetten und erneut zum Kochen bringen. Die Klößchen in die Suppe geben und 5 Minuten in der leicht kochenden Brühe ziehen lassen. Aus der Brühe nehmen.

3. Die Glasnudeln mit der Schere in kleine Stücke schneiden und in die Suppe ge-

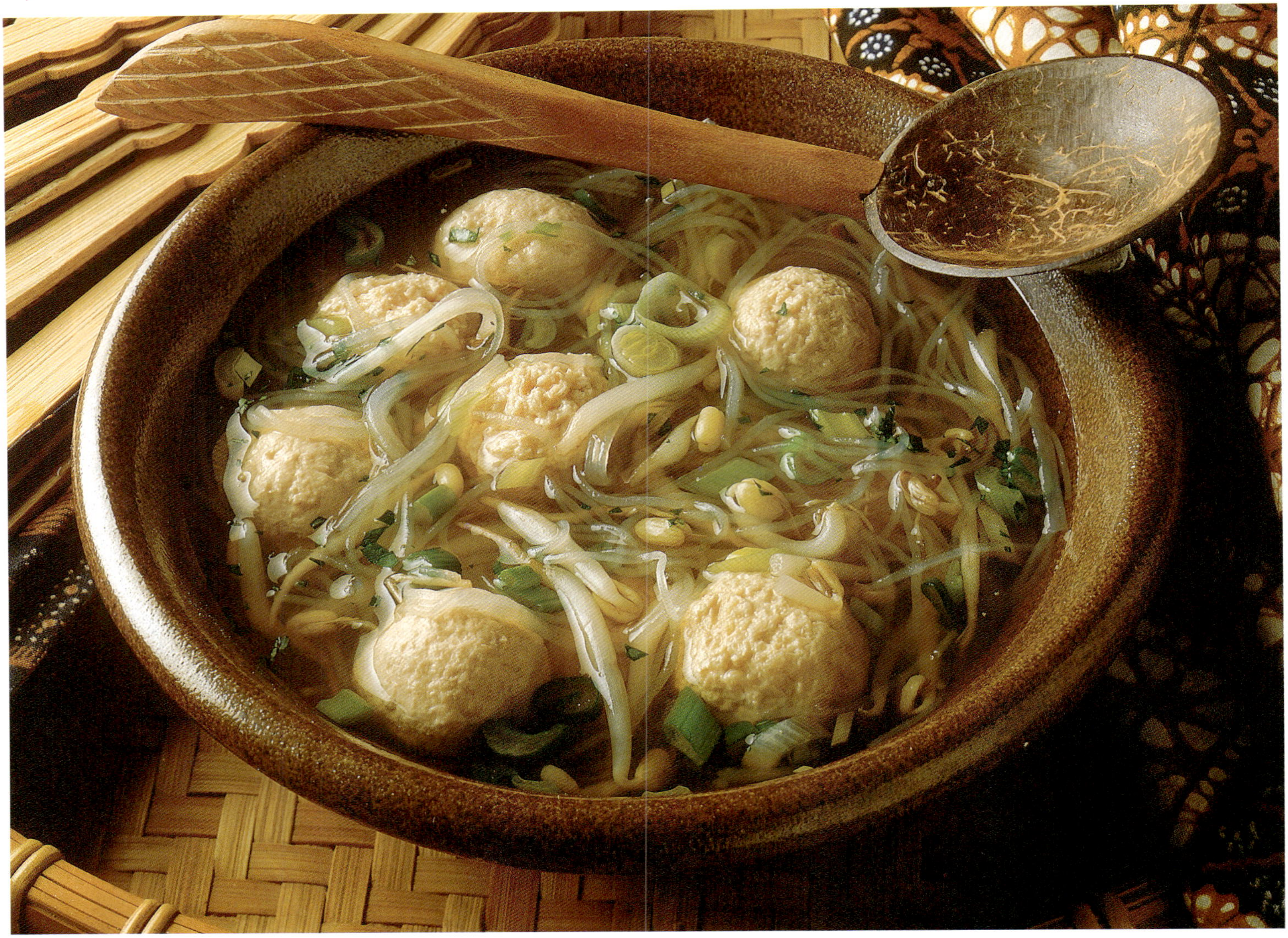

Thailändische Hühnesuppe mit Glasnudeln

ben. Erneut aufkochen lassen. Die Frühlingszwiebel in dünne Scheiben schneiden und mit den Bohnensprossen hinzufügen. Einige Minuten kochen lassen, zum Schluß den Koriander und die Hühnerklößchen dazugeben und warm werden lassen. Die Hühnesuppe abschmecken und sofort servieren.

Graupengemüsepfanne mit Kasseler

150 g Graupen
Salz
2 Möhren
3 EL Olivenöl
2 Porreestangen
300 g Kasseleraufschnitt in $^1/_2$ cm dicken Scheiben
schwarzer Pfeffer aus der Mühle
1 TL Thymian, frisch oder getrocknet

1. In einem großen Topf $^3/_4$ l Wasser aufkochen. Die Graupen einstreuen, salzen und 20 Minuten zugedeckt köcheln.
2. Die Möhren schälen. Das Olivenöl in einer breiten Pfanne mit hohem Rand erhitzen und die Möhren über der Pfanne in feine Scheiben hobeln.

3. Den Porree putzen, längs aufschlitzen, gründlich ausspülen und in feine Scheiben schneiden. Zu den Möhren in die Pfanne geben und 10 Minuten unter Rühren dünsten.
4. Das Kasseler in kleine Würfel schneiden und untermischen.
5. Die Graupen in ein Sieb schütten, abtropfen lassen und unter den Pfanneninhalt mischen. Mit Salz, Pfeffer und Thymian kräftig abschmecken.

TIP

Die Graupen lassen sich abgekühlt auch sehr gut als Salat mit verschiedenen Gemüsen und Pilzen zubereiten.

Reisauflauf mit Austernpilzen

150 g Langkornreis
Salz
1 Schalotte
1 EL Butter
150 g junge Austernpilze
2 EL Sonnenblumenkerne
50 g geräucherter Schinken
80 g Schweizer Emmentaler, frisch gerieben
4 Eigelb
weißer Pfeffer aus der Mühle
5 Eiweiß
1 EL grob gehackte Kräuter (Petersilie, Kerbel oder Dill)
Butter und Mehl für die Form

1. Eine Auflaufform mit Butter ausstreichen und mit Mehl bestäuben.
2. Den Reis in reichlich Salzwasser in 12–15 Minuten körnig weich kochen. Auf einen Durchschlag schütten und gut abtropfen lassen.
3. Die geschälte Schalotte fein hacken und in der Butter andünsten. Die Austernpilze putzen, falls nötig zerkleinern, zu den Schalottenwürfeln geben und weich schmoren.
4. Die Sonnenblumenkerne in einer kleinen Pfanne trocken rösten, bis sie eine etwas dunklere Farbe angenommen haben. Den Schinken sehr fein hacken.

Reisauflauf mit Austernpilzen

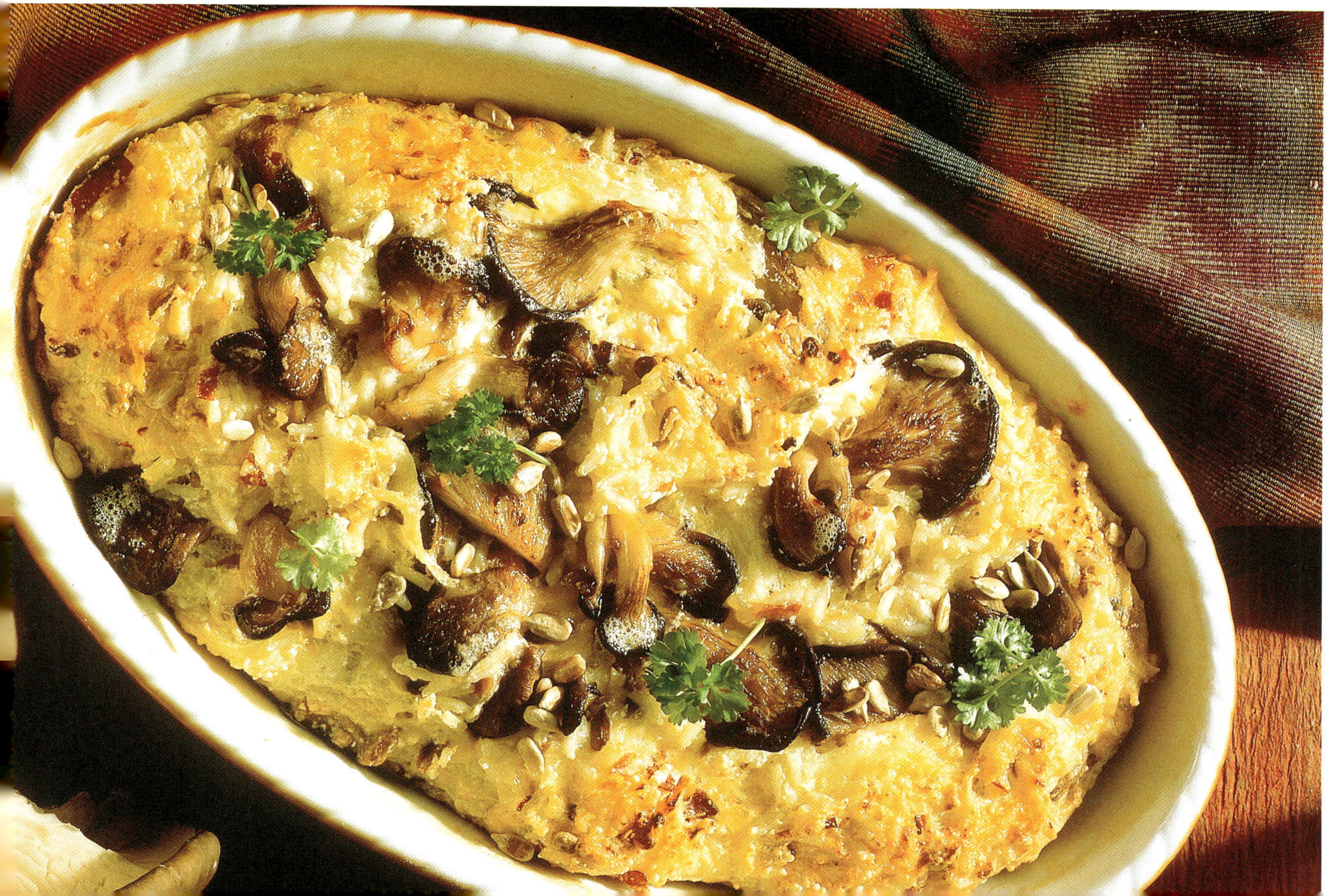

5. Den Backofen auf 200 °C vorheizen.

6. Reis, Pilze, Sonnenblumenkerne, Schinken und Käse in einer Schüssel vermischen. Die Eigelbe gründlich mit Salz und Pfeffer verrühren und zu dem Reis geben. Die Eiweiße zu festem Schnee schlagen und ein Viertel der Masse mit der Reismischung verrühren, den Rest vorsichtig unterheben.

7. Die Reismasse löffelweise in die Auflaufform geben. Den Rand zwischen Reis und Form mit dem Messer nachziehen, so daß er leicht von der Form gelöst wird.

8. Auf der mittleren Schiene im Backofen in etwa 30 Minuten goldgelb backen. Mit den Kräutern bestreuen und sofort auftragen. Anstelle von Austernpilzen kann man auch sehr gut Pfifferlinge verwenden.

Gedämpfte Seezungenfilets auf Spargel

8 Seezungenfilets (à 80-100 g)
800 g frischer Spargel
Meersalz
2 TL Puderzucker
100 g Mayonnaise (selbstgemacht oder Fertigprodukt)
abgeriebene Schale und Saft von 1 unbehandelten Orange
2 TL grüne Pfefferkörner
4 EL Sahne

1. Die Filets waschen und mit Küchenpapier trockentupfen. Den Spargel sorgfältig bis zum Ansatz der Köpfe schälen, die holzigen Enden entfernen.

2. Den Spargel in den Siebeinsatz eines Dampfkochtopfs geben, leicht salzen und mit dem Puderzucker bestreuen. Wenig Wasser in den Topf füllen, den

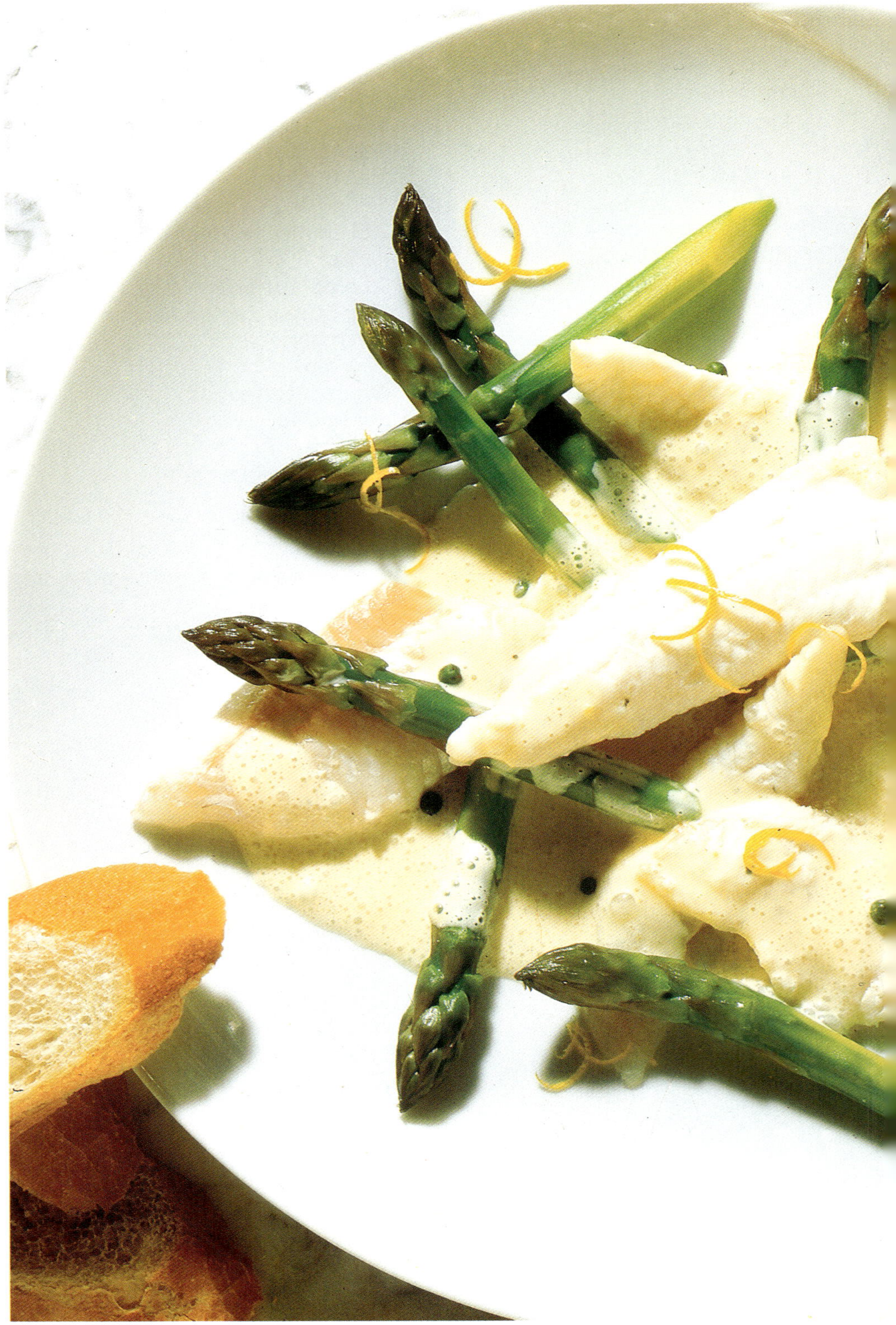

Gedämpfte Seezungenfilets auf Spargel

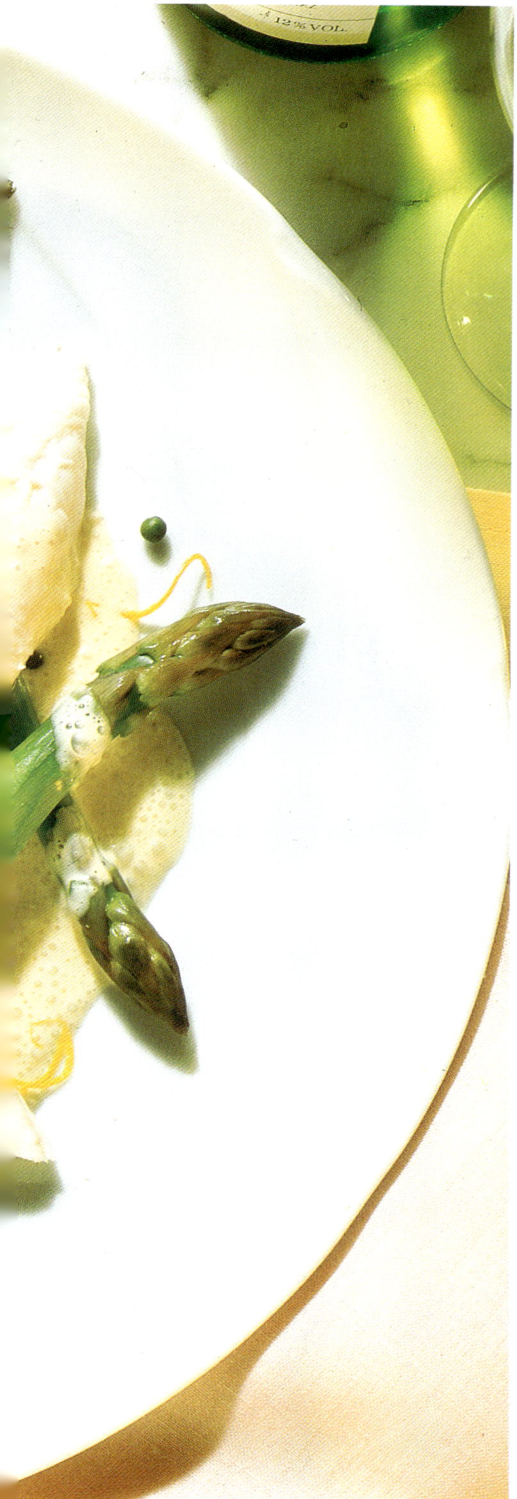

Siebeinsatz hineinstellen und den Topf gut verschließen. Den Spargel 10 Minuten dämpfen lassen.

3. Die Seezungenfilets leicht salzen, auf den Spargel geben und den Topf erneut fest verschließen. Weitere 5 Minuten garen lassen. Den Topfdeckel abnehmen und 2 Minuten abdampfen lassen.
4. Die Mayonnaise mit der Orangenschale und dem Orangensaft gründlich verrühren und die grob gehackten Pfefferkörner hinzufügen. Die Sahne steif schlagen und unter die Mayonnaise ziehen, mit Salz abschmecken.
5. Den Spargel auf 4 vorgewärmten Tellern sternförmig mit den Köpfen zum Tellerrand hin anrichten und in die Mitte die Filets geben. Die Fische mit der Mayonnaise überziehen.

Filetstreifen mit Radicchio und Tomaten

500 g Rinderfilet
Salz
schwarzer Pfeffer aus der Mühle
1–2 Knoblauchzehen
1 mittelgroßer Kopf Radicchio
1 Zwiebel
4 kleine Fleischtomaten
2 EL Olivenöl
1 EL Zitronensaft
6–8 Basilikumblätter, fein geschnitten

1. Das Rinderfilet waschen und trockentupfen. Erst in Scheiben, dann in etwa 1 cm breite Streifen schneiden. Mit Salz, Pfeffer und durchgepreßtem Knoblauch würzen.
2. Radicchio putzen, halbieren und den Strunk entfernen. Den Salat in breite Streifen schneiden, waschen und trockenschleudern. Die Zwiebel schälen und fein hacken. Die Tomaten blanchieren, häuten und ohne Stengelansätze und Kerne in kleine Würfel schneiden.
3. Das Öl in einer beschichteten Pfanne erhitzen und die Fleischstreifen darin bei starker Hitze anbraten. Das Fleisch herausnehmen und zugedeckt warm stellen.
4. Zwiebelwürfel und Radicchio im Bratfett bei mittlerer Hitze anschwitzen. Die Tomatenwürfel hinzufügen, mit Zitronensaft beträufeln und zugedeckt 3–4 Minuten dünsten.
5. Die Fleischstreifen wieder hinzufügen und vermischen. Alles noch einmal kurz aufkochen lassen und mit Salz und Pfeffer abschmecken. Mit Basilikum bestreut servieren.

Putenleber in Portweinsauce mit Salbei

3 EL Olivenöl
2 Schalotten, fein gehackt
700 g Putenleber
150 g frische Egerlinge oder Champignons
6–8 Salbeiblättchen, frisch oder getrocknet
Salz
schwarzer Pfeffer aus der Mühle
2 EL Tomatenmark
0,2 l Portwein

1. Das Olivenöl in einer großen Pfanne mit breitem Rand erhitzen. Die Schalotten darin glasig dünsten.
2. Die Putenleber in ½ cm breite Scheiben schneiden und zufügen. Kurz, aber kräftig anbraten und herausnehmen.
3. Die Egerlinge oder die Champignons abbrausen, putzen und blättrig schneiden. Die Pilze im verbliebenen Fett fünf Minuten dünsten und mit der Hälfte der Salbeiblättchen bestreuen. Salzen und pfeffern.

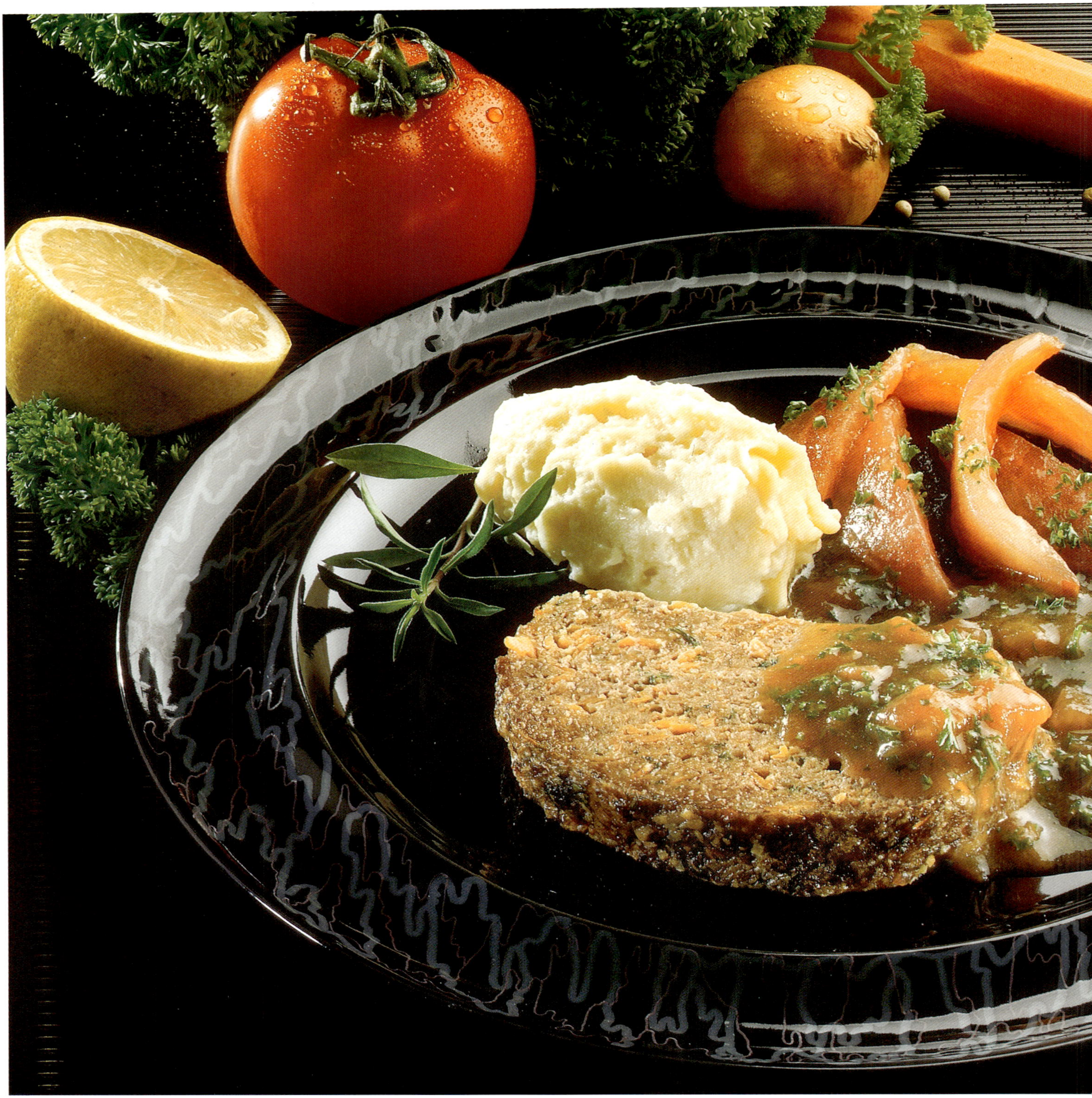

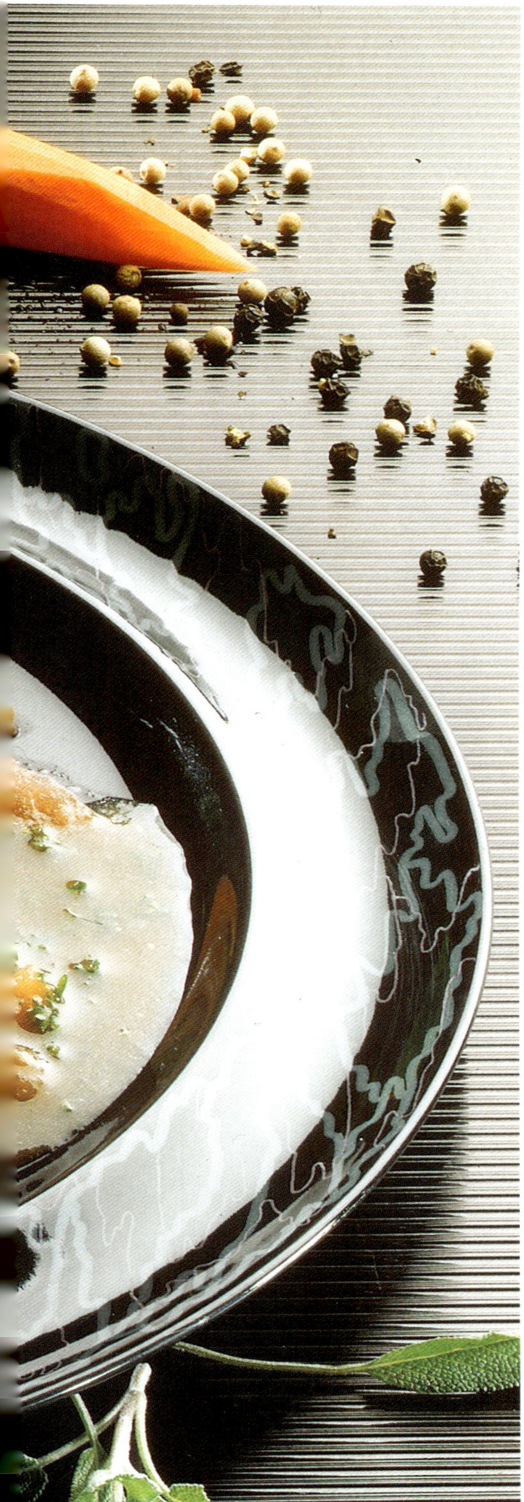

4. Das Tomatenmark unterrühren und den Portwein zugießen, 3 Minuten köcheln lassen, dann die Putenleber unterheben und erwärmen. Mit Salz und Pfeffer abschmecken, mit den übrigen fein gehackten Salbeiblättern bestreuen.

Kräuterhackbraten

100 g magerer roher Schinken
500 g Hackfleisch vom Rind
1 Scheibe Toastbrot
1 Ei
1 Zwiebel
1 große Möhre
1/2 Bund gehackte Petersilie
1 TL gehackte Majoranblätter
2 gehackte Salbeiblätter
1 TL gehackte Thymianblätter
abgeriebene Schale von
1 unbehandelten Zitrone
1 TL Kräutersenf
Salz
schwarzer Pfeffer aus der Mühle
20 g Butter
1/8 l Fleischbrühe (aus Extrakt)
2 Fleischtomaten
1 EL gehackte Petersilie

1. Den Schinken im Cutter fein pürieren und mit dem Hackfleisch vermischen. Das Toastbrot in Wasser einweichen, ausdrücken und mit dem Ei zur Fleischmischung geben.
2. Den Backofen auf 200 °C vorheizen.
3. Die Zwiebel schälen und fein hacken, die Möhre schälen und auf der feinen Seite der Rohkostreibe raspeln. Mit den Kräutern und der Zitronenschale zum Fleisch geben und alles zu einem Fleischteig verarbeiten. Mit Senf, Salz und Pfeffer würzig abschmecken und zu einem länglichen Laib formen.
4. Eine ovale Kasserolle mit der Hälfte der Butter ausfetten, den Fleischlaib hineinsetzen und mit der restlichen Butter in kleinen Flöckchen belegen. Auf der mittleren Schiene in etwa 30 – 40 Minuten gar braten. Dabei nach 15 Minuten mit der Fleischbrühe aufgießen.
5. Die Tomaten blanchieren, häuten und ohne Stengelansätze und Kerne in Würfel oder Viertel schneiden.
6. Den Hackbraten auf eine Fleischplatte heben. Die Tomaten in den Bratenfond geben und auf der Kochstelle kurz durchkochen lassen. Die Petersilie untermischen.
7. Den Braten in Scheiben schneiden und auf einer vorgewärmten Platte anrichten. Die Sauce getrennt dazu reichen.

Kräuterhackbraten

Tip

Der Kräuterhackbraten schmeckt auch kalt vorzüglich.

Heilbutt auf Basilikumtomaten

500 g mittelgroße Tomaten
1 EL Olivenöl
Salz
schwarzer Pfeffer aus der Mühle
1 Bund Basilikum
4 Heilbuttkoteletts (à 180 g)
Zitronensaft
Zitronenpfeffer
frisch geriebene Muskatnuß
1/4 l Fischfond (aus dem Glas)
4 TL Butter als Flöckchen

1. Die Tomaten blanchieren, häuten und in Scheiben schneiden, dabei Kerne und Stengelansätze entfernen.

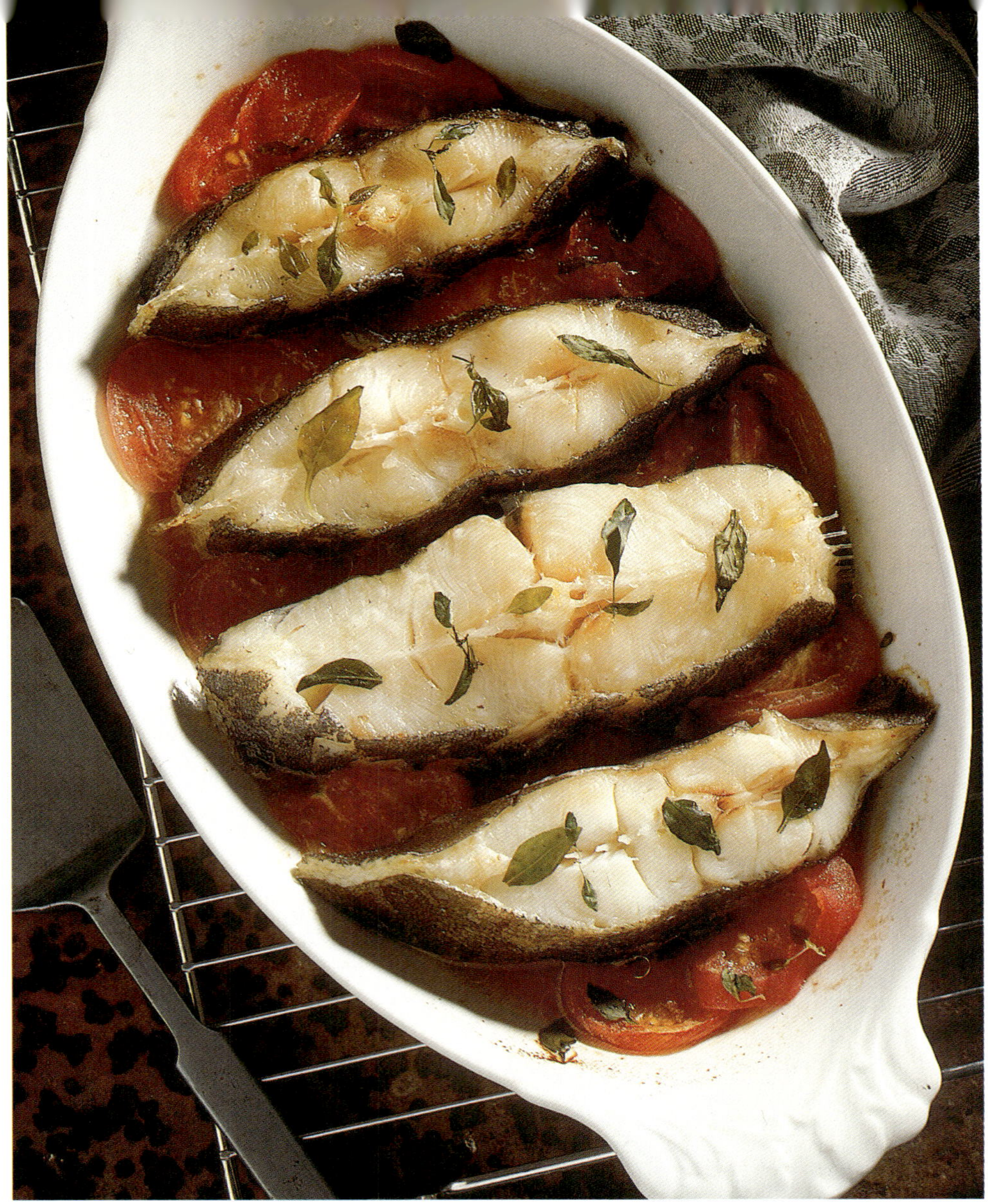

Heilbutt auf Basilikumtomaten

2. Eine Auflaufform mit Olivenöl auspinseln, die Tomaten hineinlegen, salzen und pfeffern.
3. Das Basilikum abbrausen und 4 Zweige beiseite legen. Von den restlichen die Blättchen über den Tomaten abzupfen.
4. Den Backofen auf 200 °C vorheizen.
5. Die Heilbuttkoteletts waschen, trokkentupfen, mit Zitronensaft beträufeln, salzen und mit Zitronenpfeffer und Muskat leicht würzen.
6. Den Fischfond in die Form gießen und die Heilbuttkoteletts nebeneinander auf die Tomatenscheiben legen. Die Butterflöckchen darauf verteilen und auf jedes Heilbuttkotelett einen Zweig Basilikum legen.
7. Die Auflaufform auf die mittlere Schiene des Backofens stellen und den Fisch in 15–20 Minuten garen. nach Belieben mit Basilikum bestreut servieren.

Gegrillter Fleisch-Gemüse-Spieß

400 g Schweinefilet
2 kleine Zucchini
je 1 rote und gelbe Paprikaschote
2 mittelgroße Zwiebeln

Marinade:
2 EL Öl
2 EL Sojasauce
4 cl trockener Sherry (Fino)
1 EL Tomatenmark
etwas frisch geraspelte Ingwerwurzel
½ TL Chinagewürzmischung
schwarzer Pfeffer aus der Mühle

1. Das Schweinefilet waschen und gut trockentupfen, die Zucchini waschen. Beides in 1 cm dicke Scheiben schneiden. Paprikaschoten waschen, halbieren, entkernen und in etwa 3 cm große Stücke aufschneiden. Die Zwiebeln schälen und vierteln. Das Fleisch abwechselnd mit dem Gemüse auf vier Spieße stecken.
2. Aus den angegebenen Zutaten eine Marinade rühren. Die Spieße damit bestreichen und etwa 2 Stunden zugedeckt marinieren.
3. Auf den Rost eines Elektro- oder Holzofengrills legen und rundum in 5–7 Minuten goldbraun grillen. Während des Grillens immer wieder mit der Marinade bestreichen.

TIP

Wird auf einem Holzkohlengrill gegrillt, den Rost vorher mit Alufolie belegen.

Gegrillter Fleisch-Gemüse-Spieß

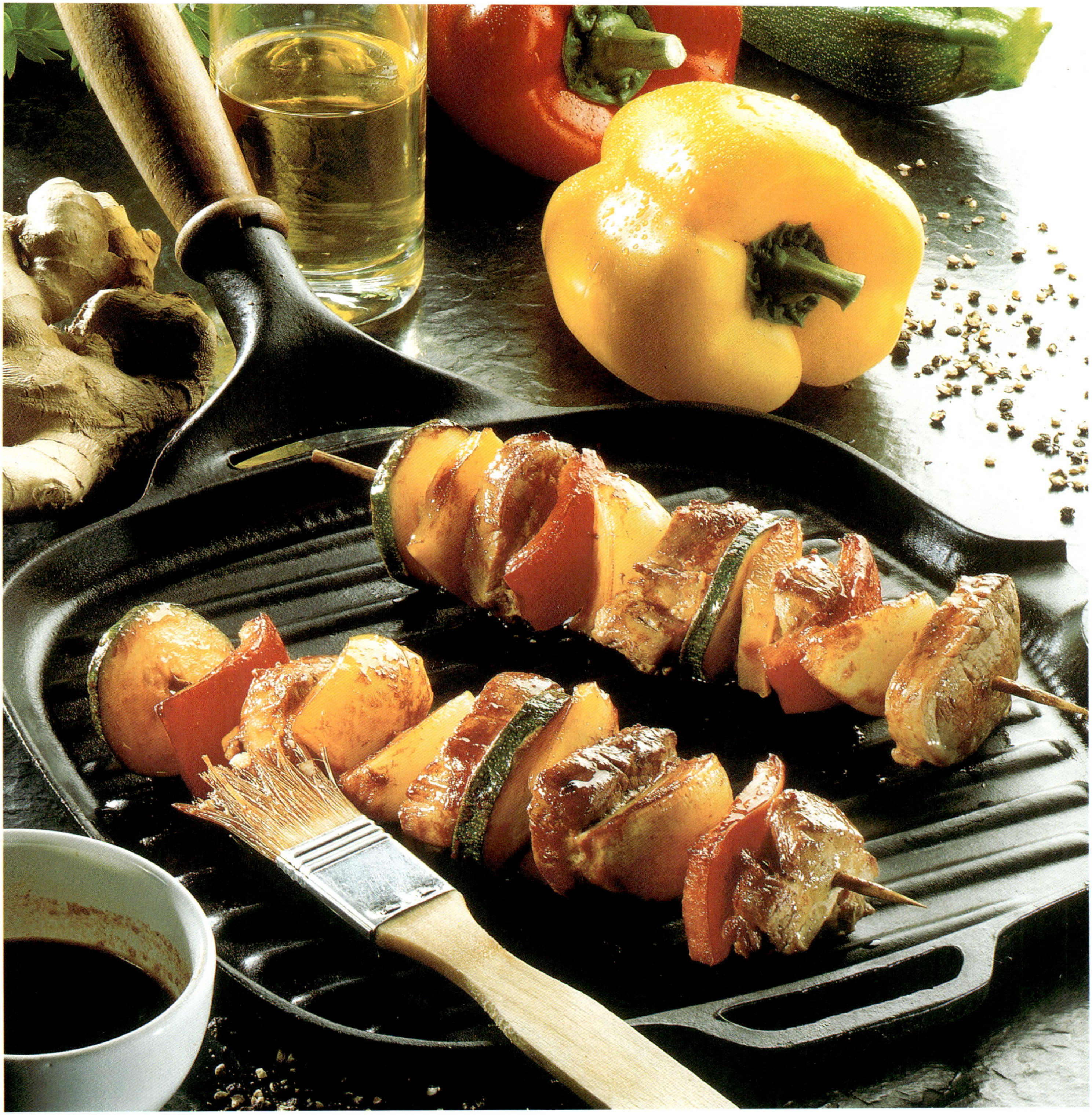

Mangoldstrudel, gefüllt mit Gemüse und Grünkern

200 g Grünkern
400 g gemischtes Gemüse nach Wahl, z. b. Porree, Möhren, Zucchini, Kohlrabi usw.
10 große Mangoldblätter
Salz
2 Schalotten
2 EL Butter oder Margarine
weißer Pfeffer aus der Mühle
frisch geriebene Muskatnuß
200 g Quark
4 Eier

1. Die Grünkernkörner mit Wasser bedeckt im Schnellkochtopf 15 Minuten kochen, dann abgießen und abtropfen lassen.
2. Das Gemüse putzen, waschen und in feine Streifen schneiden. Die Mangoldstiele von den Blättern trennen, die Stiele ebenfalls feinstreifig schneiden und zum übrigen Gemüse geben.
3. Reichlich Salzwasser zum Kochen bringen und erst das gemischte Gemüse darin etwa 2 Minuten, dann die Mangoldblätter ½ Minute blanchieren. Die Blätter abtropfen lassen, dann auf einem großen Stück gefetteter Alufolie nebeneinander leicht überlappend ausbreiten.
4. Die geschälten Schalotten in kleine Würfel schneiden und in dem erhitzten Fett anschwitzen. Das gut abgetropfte Gemüse dazugeben, mit andünsten und mit Salz, Pfeffer und Muskat würzen.
5. Den Quark in einer Schüssel mit den Eiern verrühren, die Grünkernkörner sowie das Gemüse hinzufügen, gründlich vermischen und würzig abschmecken.
6. Die Masse auf den ausgebreiteten Mangoldblättern verteilen und die Blätter zu einem Strudel aufrollen. Fest mit der Alufolie umhüllen und im leicht siedenden Salzwasser 15 Minuten gar ziehen lassen.

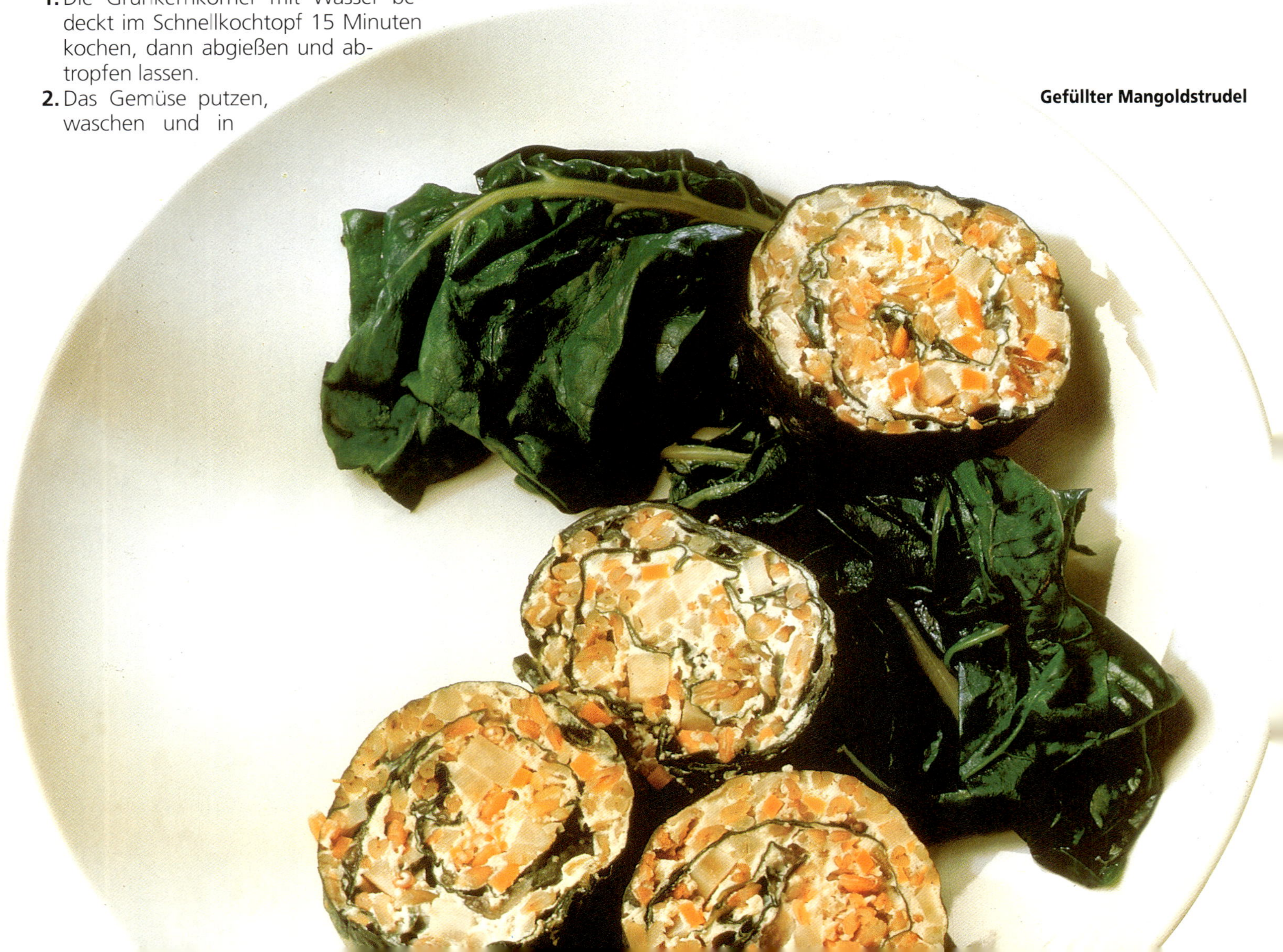

Gefüllter Mangoldstrudel

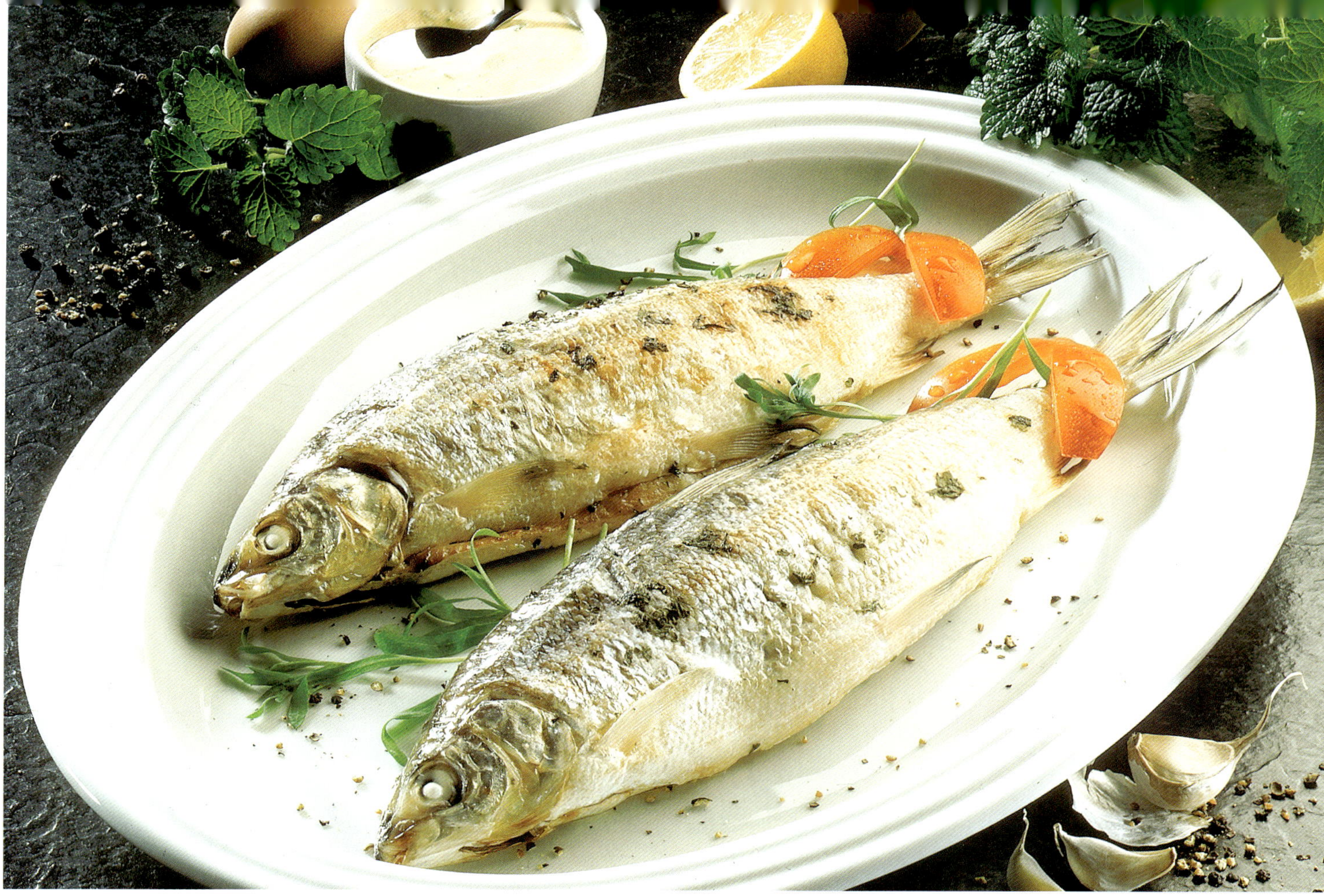

Renke vom Rost mit Joghurt-Kräuter-Sauce

Renke vom Rost mit Joghurt-Kräuter-Sauce

4 küchenfertige Renken (à 250 g)
2 Knoblauchzehen
1 Bund gemischte Kräuter (z.B. Petersilie, Basilikum, Estragon, Dill)
Saft von einer Zitrone
2 EL Traubenkernöl
Salz
schwarzer Pfeffer aus der Mühle
Öl zum Bestreichen

Sauce:
1 Ei, hartgekocht
1 TL feiner Kräutersenf
300 g Joghurt (3,5%)
1 EL gehackte Schalotten
3 EL gehackte, gemischt Kräuter (z.B. Petersilie, Basilikum, Dill, Schnittlauch)
Salz
weißer Pfeffer aus der Mühle
1 EL Zitronensaft

1. Die Fische innen und außen waschen und trockentupfen.
2. Für die Marinade die Knoblauchzehen abziehen und in eine kleine Schüssel pressen. Die Kräuter kurz waschen, trockentupfen und fein hacken, mit Zitronensaft und Öl zum Knoblauch geben, alles vermischen. Mit Salz und Pfeffer würzen. Die Renken innen und außen mit der Marinade bestreichen, zugedeckt 1 Stunde marinieren.
3. Währenddessen das Ei schälen, halbieren und das Eigelb mit einer Gabel fein zerdrücken. Unter Rühren den Senf und den Joghurt hinzufügen. Das Eiweiß fein hacken und mit den Schalottenwürfeln und den fein gehackten Kräutern vermischen. Mit Salz, Pfeffer und Zitronensaft nach Geschmack würzen. Die Sauce kalt stellen.
4. Den Grill vorheizen.
5. Alufolie mit Öl bepinseln und den Grillrost damit belegen. Die Fische nebeneinander darauf anordnen. Die Renken auf der mittleren Schiene von einer Seite etwa 6–8 Minuten grillen, dann wenden, mit der restlichen Marinade bestreichen und in 5-6 Minuten fertiggrillen. Mit der Sauce servieren.

Gesottene Rinderlende mit Gemüsejulienne

1 Bund Suppengrün
1 Zwiebel
1 1/2 l Wasser
2 Lorbeerblätter
1 Zweig Thymian
1/2 Zitrone
500 g Rinderlende (gut abgehangen)
Salz
schwarzer Pfeffer aus der Mühle
2 große Möhren
1/2 Sellerieknolle
1 kleine Stange Porree
30 g Butter
Saft von 1/2 Zitrone
1 Bund fein geschnittener Schnittlauch

1. Das Suppengrün waschen und kleinschneiden, die Zwiebel schälen und halbieren. Mit dem Wasser in einen Schmortopf geben. Die Kräuter sowie die in Scheiben geschnittene Zitrone dazugeben und zum Kochen bringen.
2. Das Lendenstück waschen, trockentupfen, salzen und pfeffern.
3. Die Brühe salzen und das Fleisch hineinlegen. Die Lende zugedeckt bei schwacher Hitze in etwa 30 Minuten gar ziehen lassen. Das Fleisch soll innen noch rosa sein.
4. In dieser Zeit Möhren und Sellerie schälen, Porree putzen und das Gemüse gründlich waschen. Den Porree halbieren, in 5 cm lange Stücke, dann in feine Streifen schneiden. Möhre und Sellerie erst in sehr dünne Scheiben, dann ebenfalls feinstreifig schneiden.
5. Währenddessen das Rindfleisch aus der Brühe nehmen und einige Minuten zugedeckt ruhen lassen. Dann in dünne Scheiben schneiden und auf einer Platte mit dem Gemüse anrichten und mit Schnittlauch bestreuen.

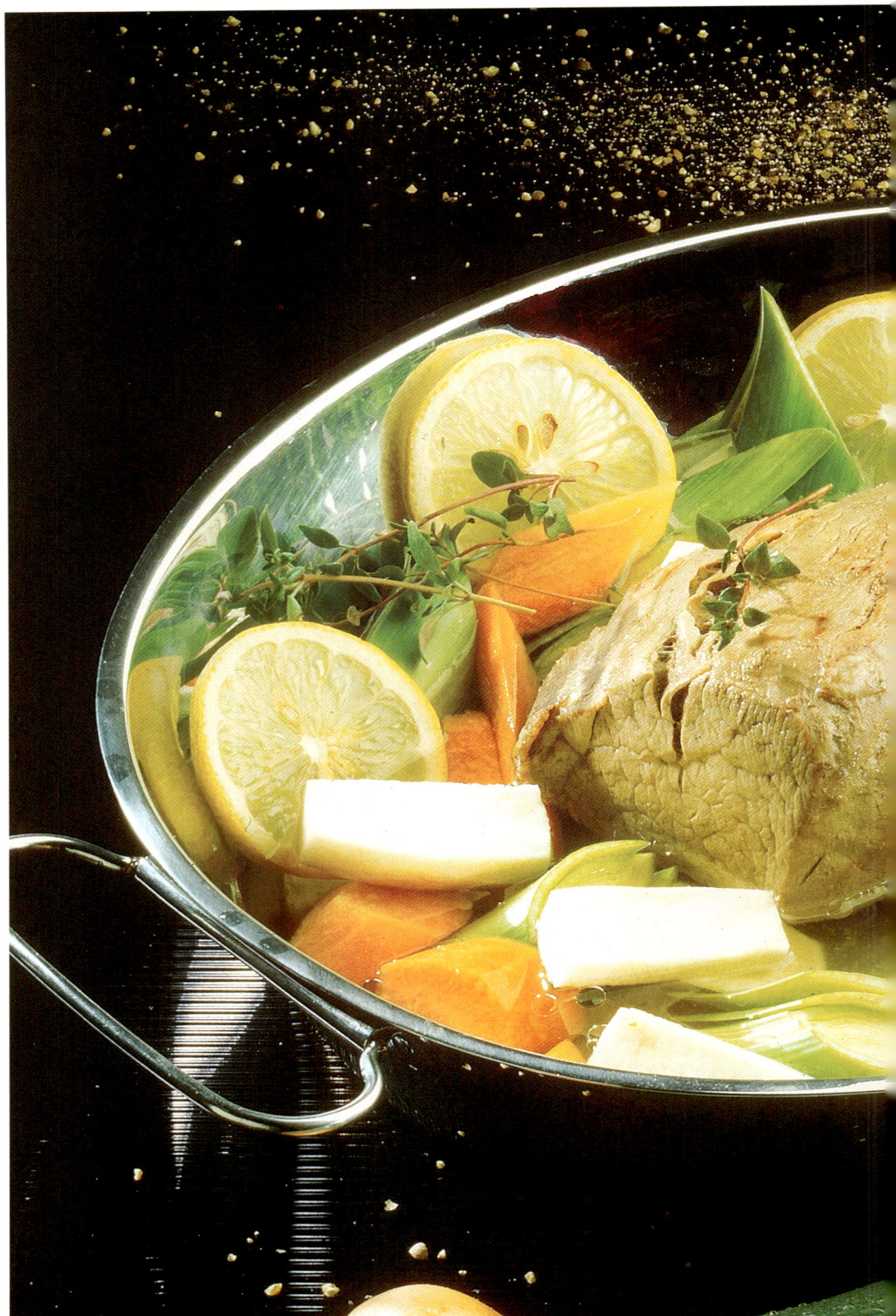

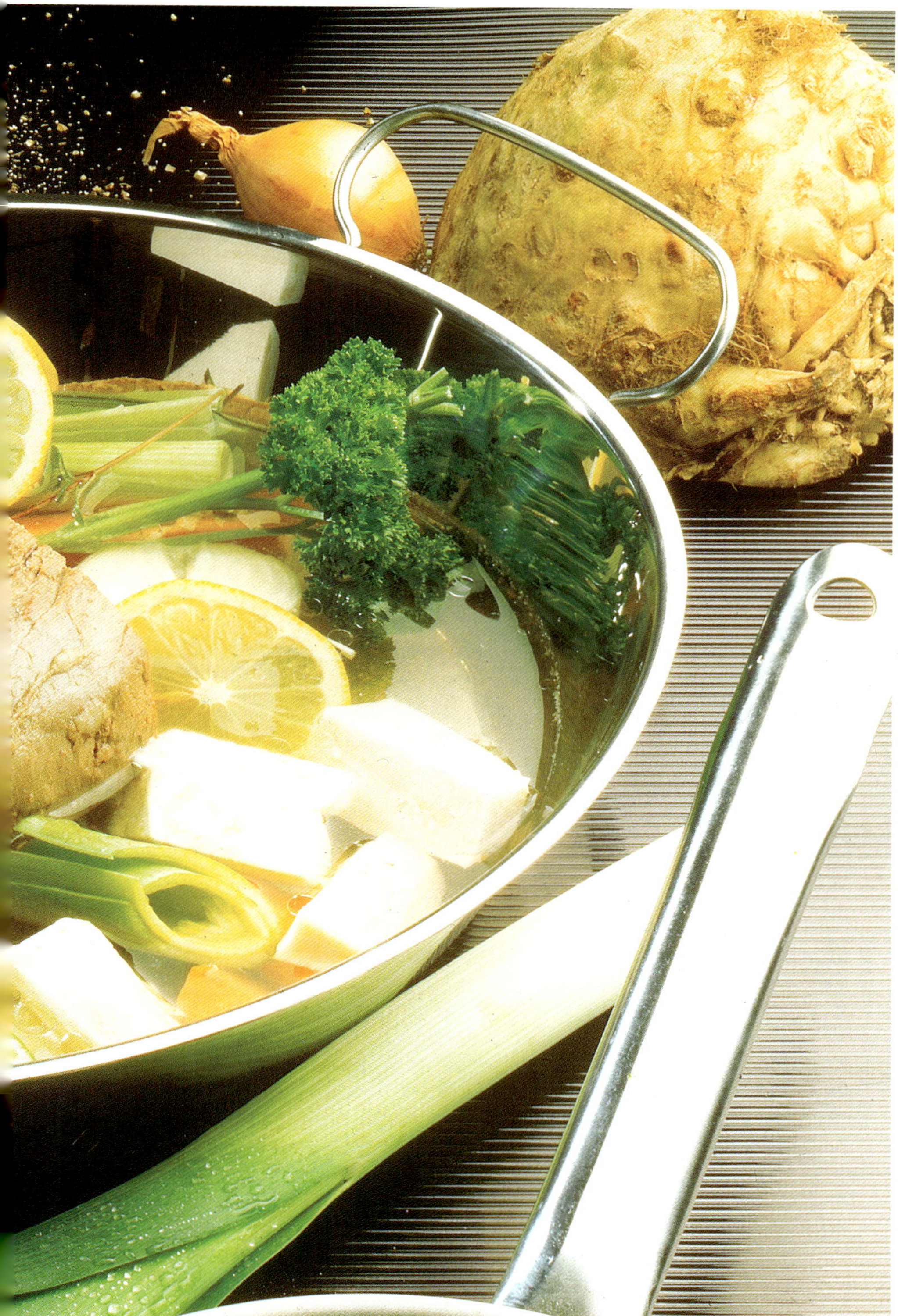

TIP

Die Qualität der Rinderlende ist entscheidend für das Gelingen des Gerichtes. Das Fleisch muß gut abgehangen sein. Ansonsten statt der Lende das Mittelstück vom Rinderfilet nehmen. Die Garzeit verkürzt sich dann auf etwa 20 Minuten.

Chinesische Hühnerpfanne aus dem Wok

500 g Hühnerfleisch ohne Haut und Knochen
2 EL Speisestärke
weißer Pfeffer aus der Mühle
1 Stück Ingwerwurzel (ca. 2 cm)
2 Knoblauchzehen
1 Bund Frühlingszwiebeln
150 g Sojasprossen, frisch oder aus dem Glas
4 EL Sojaöl
6 cl trockener Sherry (Fino)
6 EL Sojasauce
Salz

1. Das Hühnerfleisch in schmale Streifen schneiden, Speisestärke darüberstäuben und fest einmassieren.
2. Ingwerwurzel und Knoblauchzehen schälen und sehr fein hacken. Die Frühlingszwiebeln putzen, waschen und in feine Ringe schneiden. Die Sojasprossen abbrausen beziehungsweise abtropfen lassen.
3. Das Sojaöl in einem Wok oder einer breiten Pfanne erhitzen. Das Hühnerfleisch darin rundum kräftig anbraten und herausnehmen.

Gesottene Rinderlende mit Gemüsejulienne

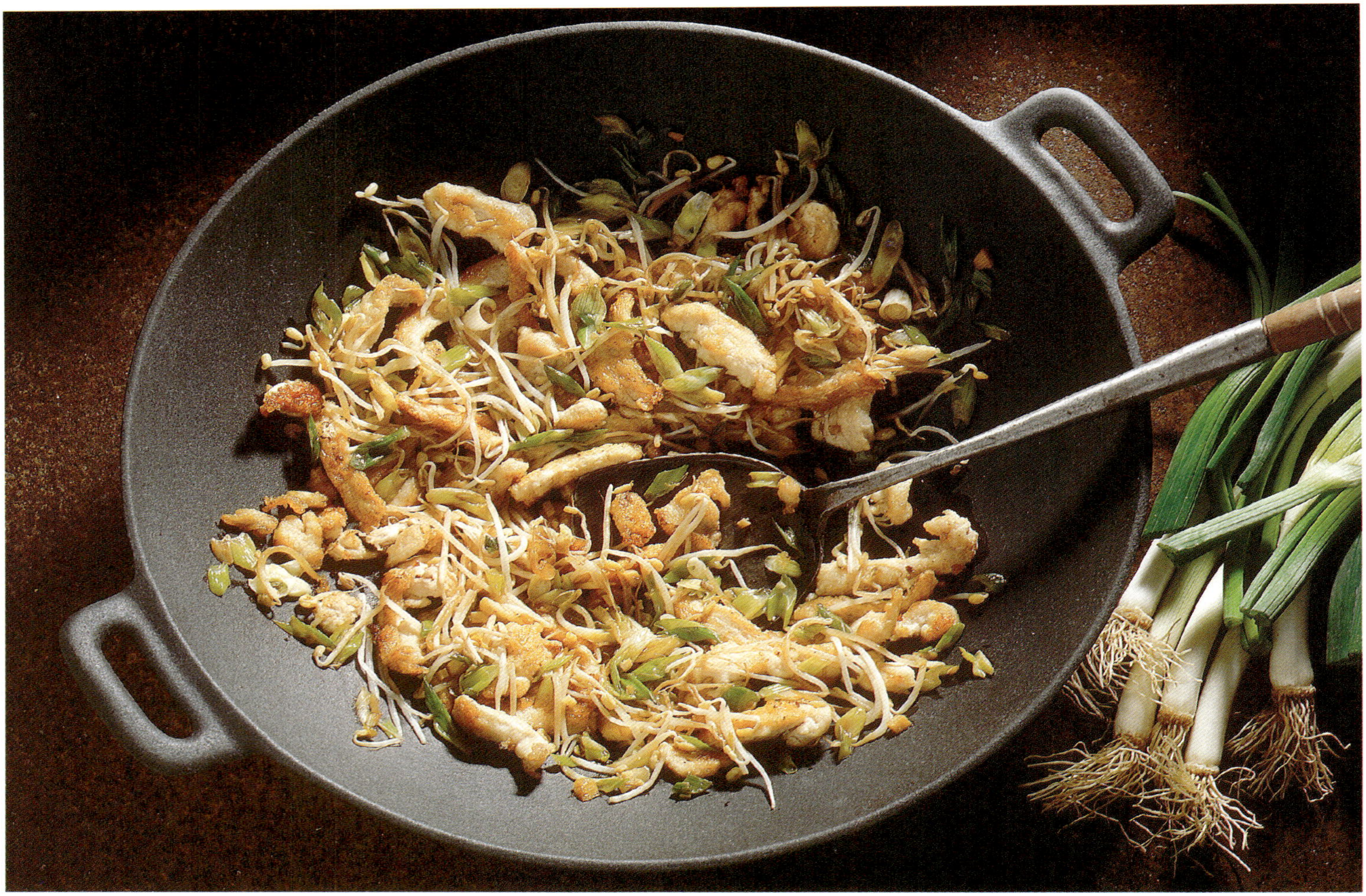

Chinesische Hühnerpfanne

4. Ingwerwurzel, Knoblauch, Frühlingszwiebeln und Sojasprossen im verbliebenen Sojaöl unter Rühren 8 Minuten dünsten. Sherry und Sojasauce untermischen, einmal aufkochen, salzen, pfeffern und die Hühnerstreifen einrühren.

Tortellini mit Tomaten-Basilikum-Sauce

2 EL Olivenöl
1 Zwiebel, gehackt
4 Stangen Staudensellerie
2 Möhren
500 g passierte Tomaten (Fertigprodukt)
2 Knoblauchzehen
Salz
schwarzer Pfeffer aus der Mühle
1 Lorbeerblatt
je 1 TL Oregano und Thymian
500 g Tortellini
1 Bund Basilikum

1. Das Olivenöl in einer Kasserolle erhitzen. Die Zwiebelwürfel zufügen und glasig dünsten.
2. Staudensellerie abbrausen und, falls nötig, abfädeln, dann in feine Scheiben schneiden. In die Kasserolle geben. Die Möhren schälen und über dem Topf grob raspeln. Alles 5 Minuten dünsten.
3. Die Tomaten zufügen. Den Knoblauch schälen und dazudrücken. Die Sauce salzen, pfeffern, Lorbeerblatt, Oregano und Thymian zufügen und 10 Minuten köcheln.
4. In der Zwischenzeit die Tortellini 10–15 Minuten, nach Packungsanleitung, kochen.
5. Die Sauce nochmals abschmecken, das Lorbeerblatt herausfischen und weg-

werfen. Das Basilikum abbrausen, von den Stengeln zupfen und kurz vor dem Servieren in die Sauce streuen. Die Sauce getrennt zu den Tortellini reichen.

Risotto mit Vongole und Scampi

500 g Vongole (Venusmuscheln)
4 EL Olivenöl
0,2 l Weißwein
10 kleine Scampischwänze
60 g Selleriewürfel
60 g Karottenwürfel
60 g Porreestreifen
1 Prise Zucker
1 EL Whisky oder Cognac
gut 1/2 l Geflügelbrühe
Salz
weißer Pfeffer aus der Mühle
240 g Risotto-Reis
3 Schalotten, gehackt
1 Knoblauchzehe
1/2 Bund glatte Petersilie

1. Die Vongole waschen. 1 Eßlöffel Olivenöl erhitzen und die Muscheln darin kurz anbraten. Mit dem Weißwein ablöschen und aufkochen lassen. Die Muscheln auf ein Sieb gießen, den Sud auffangen.
2. Die Scampi aus der Schale lösen, 4 Scampi beiseite legen.
3. Den Sellerie, die Karotten, den Lauch und die Scampischalen in 1 Eßlöffel Olivenöl leicht anrösten. Den Zucker zufügen und mit dem Whisky oder Cognac ablöschen. Mit der Brühe auffüllen und mit Salz und Pfeffer abschmecken. Den Scampisud 30 Minuten kochen lassen (im Dampfkochtopf 10 Minuten). Anschließend durch ein Sieb gießen.

Tortellini mit Tomaten-Basilikum-Sauce

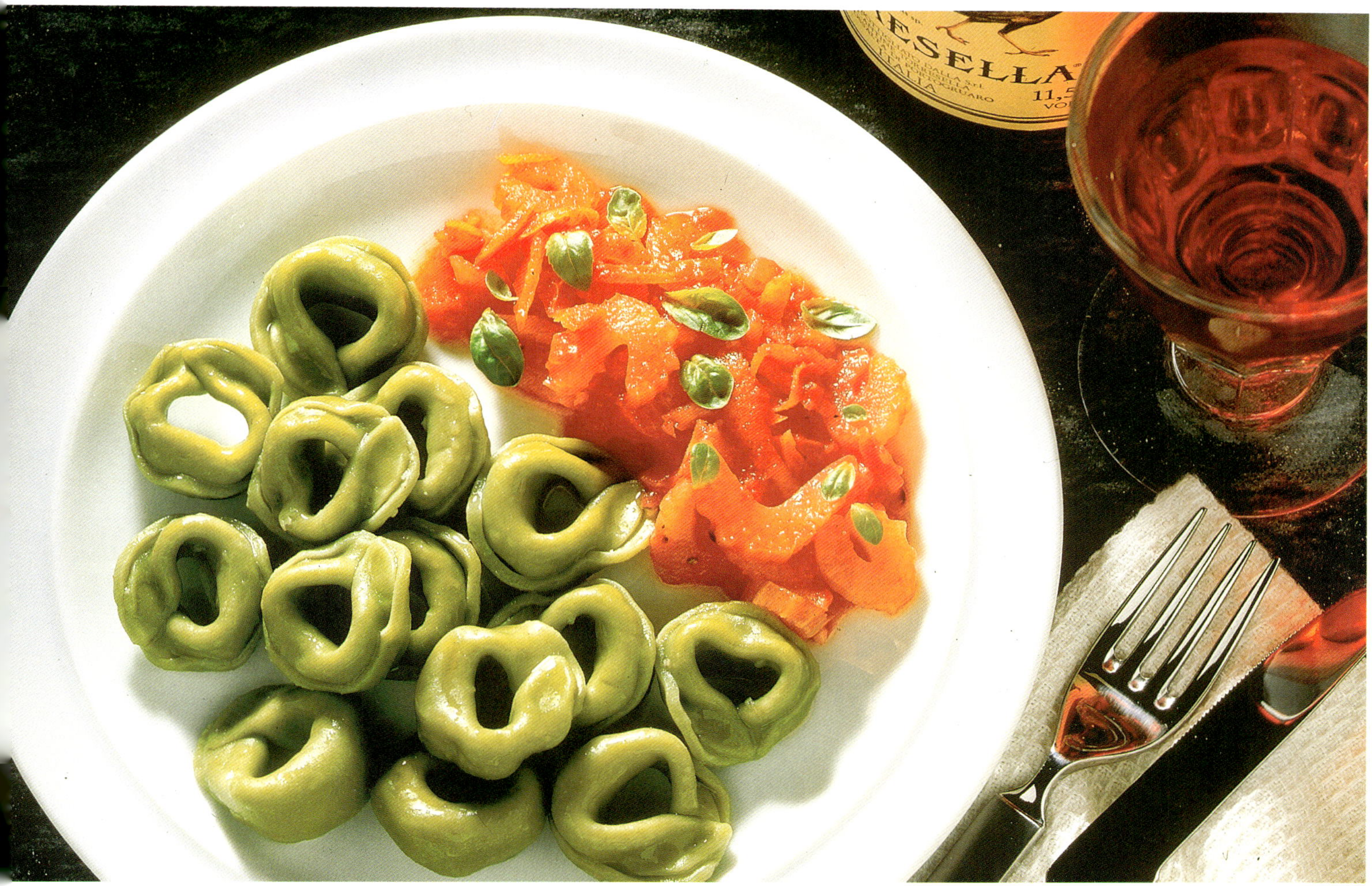

4. Für den Risotto das restliche Olivenöl erhitzen, den Reis zugeben und glasig braten. Die Schalotten und den geschälten, ausgepreßten Knoblauch kurz mitbraten. Den Muschelfond passieren und damit den Reis ablöschen. Etwas einkochen lassen und mit dem Scampifond nach und nach auffüllen. In 15–18 Minuten unter mehrmaligem Rühren den Reis al dente kochen.
5. Die Vongole (bis auf 12 Stück) aus den Schalen trennen und zusammen mit 6 kleingeschnittenen Scampischwänzen im Risotto erwärmen. Mit Salz und Pfeffer abschmecken.
6. Den Risotto auf 4 Tellern anrichten. Mit je 3 Vongole, 1 Scampischwanz und etwas Petersilie garnieren.

TIP

Für dieses Gericht kann man tiefgekühlte Scampi ohne Kopf verwenden und sollte sie vor dem Schälen im Kühlschrank auftauen lassen. Falls keine frischen Vongole zu bekommen sind, eignen sich auch eingelegte.

Thunfisch-Steaks mit geschmorten Äpfeln

4 Thunfischsteaks (à 200 g)
Salz
weißer Pfeffer aus der Mühle
Saft von 1 Zitrone
4 mittelgroße, aromatische Äpfel (z.B. Cox Orange oder Boskoop)
20 g Butter
1 TL Zucker
1 Msp. Safran
1 Msp. Cayennepfeffer
schwarzer Pfeffer, grob geschrotet
1 Zweig Thymian
$^1/_8$ l Cidre
2 EL Öl

1. Die Thunfischsteaks kurz waschen, trockentupfen, mit Salz und Pfeffer würzen und mit Zitronensaft beträufeln.
2. Die Äpfel schälen, halbieren, entkernen und in Spalten schneiden.
3. Die Butter in einer Kasserolle erhitzen und den Zucker darin bei mittlerer Hitze karamelisieren lassen. Die Äpfel hinzufügen, mit Safran, Cayennepfeffer, Salz, Pfeffer und abgezupften Thymianblättchen würzen. Mit Cidre aufgießen und zugedeckt in 3–5 Minuten weich schmoren.
4. Währenddessen das Öl in einer beschichteten Pfanne erhitzen und die Fischscheiben bei starker Hitze von beiden Seiten in je 3–4 Minuten goldbraun braten.
5. Die gebratenen Thunfischscheiben auf eine vorgewärmte Platte legen. Die Schmoräpfel noch einmal würzig abschmecken und dazu anrichten.

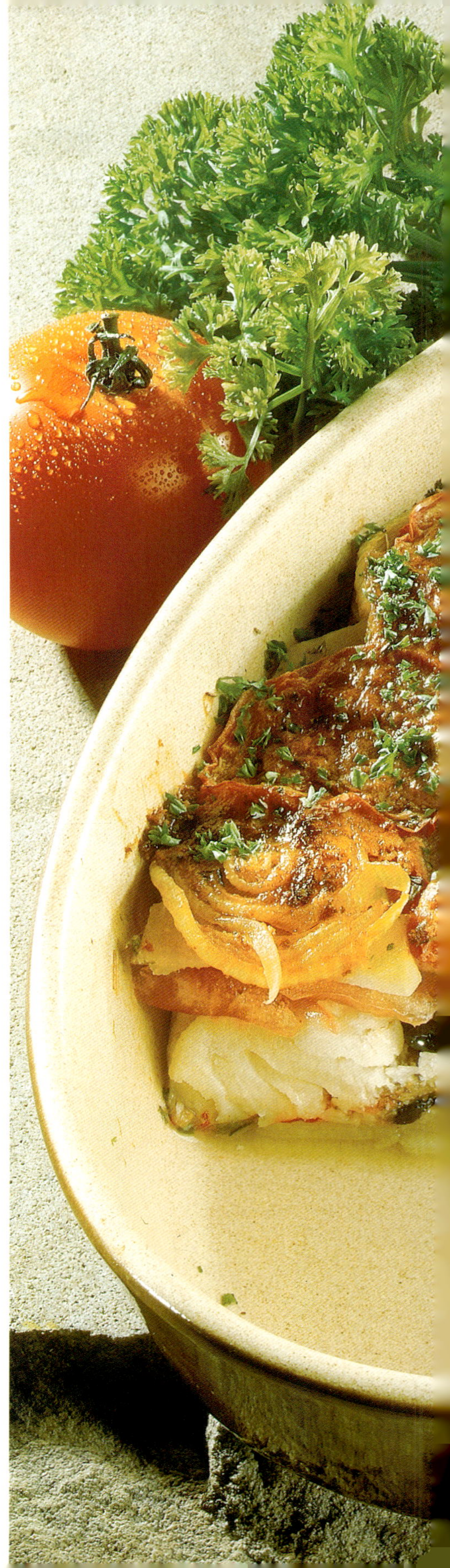

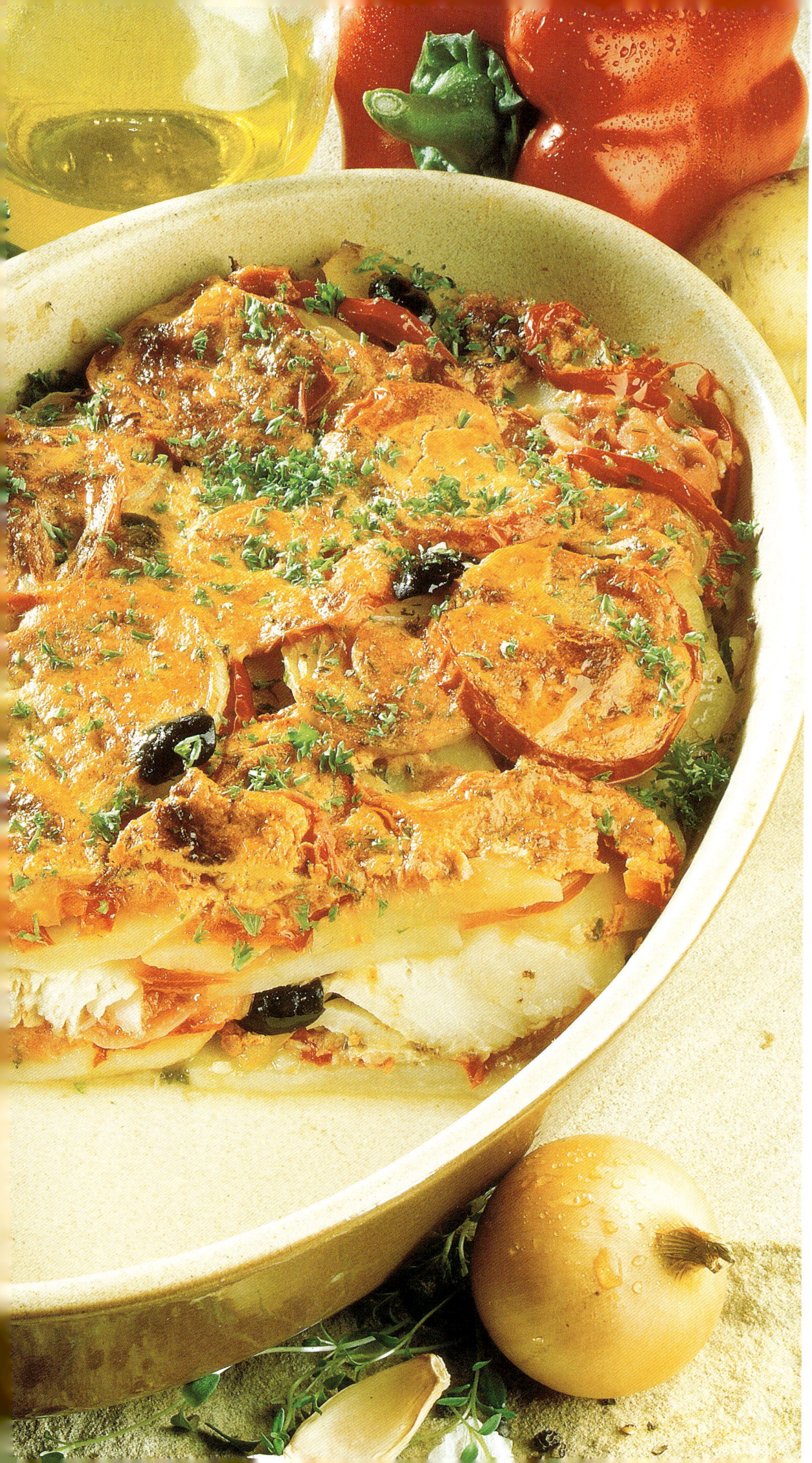

Spanischer Fischtopf

1 Gemüsezwiebel
2 Knoblauchzehen
400 g mehligkochende Kartoffeln
2 rote Paprikaschoten
3 Fleischtomaten
10 schwarze, entsteinte Oliven
600 g Fischfilet (z.B. Rotbarsch, Lengfisch, Kabeljau)
Salz
schwarzer Pfeffer aus der Mühle
Saft von 1 Zitrone
2 EL Olivenöl
1 TL gerebelter Thymian
2 EL gehackte Petersilie
1/8 l Fischfond (aus dem Glas)
2 EL saure Sahne
1/2 TL Paprika, edelsüß

1. Gemüsezwiebel und Knoblauchzehen schälen, die Zwiebel in hauchdünne Scheiben schneiden, am besten auf dem Gurkenhobel. Die Knoblauchzehen fein hacken. Die Kartoffeln waschen, schälen und in sehr dünne Scheiben schneiden.
2. Paprikaschoten waschen, halbieren, entkernen und in schmale Streifen schneiden. Die Tomaten blanchieren, häuten und in Scheiben schneiden, die Oliven vierteln oder halbieren.
3. Das Fischfilet waschen, trockentupfen und in 2 cm breite Streifen schneiden. Mit Salz und Pfeffer würzen und mit Zitronensaft beträufeln.
4. Den Backofen auf 200°C vorheizen.
5. Eine feuerfeste Auflaufform mit einem Eßlöffel Öl ausstreichen und abwechselnd eine Schicht Kartoffeln, Paprika, Zwiebelringe, Tomaten, Oliven und Fisch hineingeben und so fortfahren, bis alle Zutaten verbraucht sind. Jede Lage mit Salz, Pfeffer, Thymian und Petersilie bestreuen. Mit Fischfond be-

Spanischer Fischtopf

gießen und die Form mit Alufolie oder einem Deckel verschließen.

6. Den Auflauf in etwa 30 – 40 Minuten auf der mittleren Schiene garen. Nach etwa 20 Minuten die Folie abnehmen. Restliches Öl, saure Sahne und Paprika verquirlen und den Auflauf damit bestreichen.
7. Den Fischtopf vor dem Servieren einige Minuten ruhen lassen.

TIP

Der Auflauf läßt sich gut vorbereiten und ist daher ideal für ein Essen mit Gästen.

Fernöstliche Nudelpfanne

½ Kopf junger Weißkohl (500 g)
3 EL Öl
150 g Bandnudeln
Salz
250 g Rinderhackfleisch
2–3 EL Sojasauce
1 TL Dayong (China-Gewürz)
schwarzer Pfeffer aus der Mühle
frische Korianderblätter oder Petersilie

1. Vom Weißkohl den harten Strunk entfernen und den Kohl auf dem Gurkenhobel in sehr feine Streifen hobeln.
2. 2 Eßlöffel Öl in einem Wok oder einer hochwandigen Pfanne erhitzen und eine Handvoll Kohl darin bei mittlerer Hitze unter ständigem Rühren glasig braten. Er darf auf keinen Fall Farbe annehmen. Unter weiterem Rühren im-

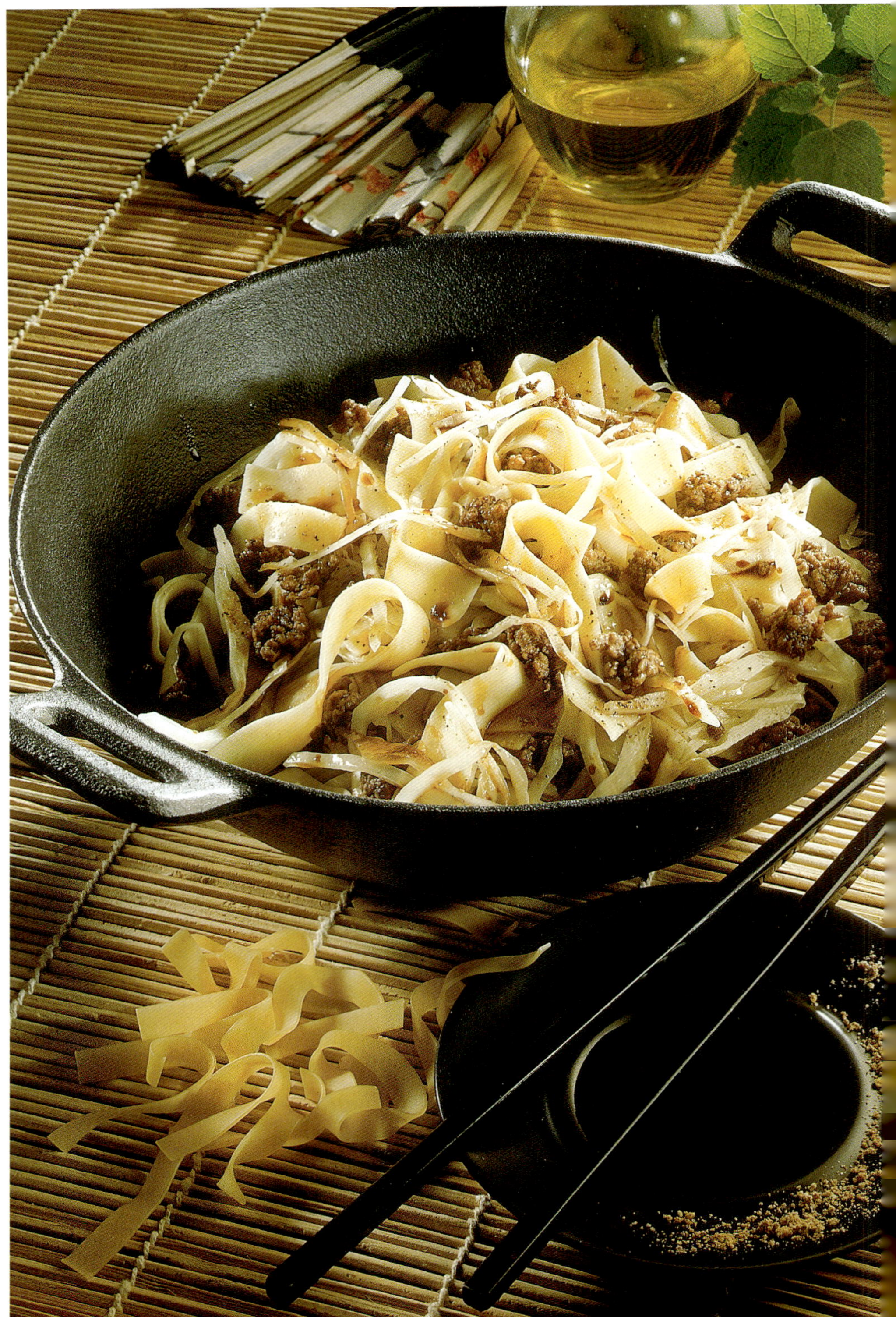

Fernöstliche Nudelpfanne

mer wieder etwas Kohl hinzufügen, bis alles verbraucht ist.

3. 1 ½ l Salzwasser zum Kochen bringen und die Bandnudeln darin in 5–8 Minuten al dente kochen.
4. Nachdem das Gemüse gar, aber noch knackig ist, in einer beschichteten Pfanne das restliche Öl erhitzen und das Rinderhackfleisch darin unter Rühren kurz anbraten.
5. Die Nudeln auf einem Durchschlag gut abtropfen lassen, dann mit dem angerösteten Hackfleisch unter den Kohl mischen. Mit Sojasauce, Dayong, Salz und Pfeffer würzig abschmecken und mit den abgezupften Korianderblättern bestreut sofort servieren.

Kalbshaxe Mailänder Art

1 große oder zwei kleine Kalbshaxen (ca. 1,5 kg)
80 g Butter
1 Zwiebel
Mehl zum Wenden
1 Möhre
1 Stange Staudensellerie
3 Tomaten
Salz
schwarzer Pfeffer aus der Mühle
einige Rosmarinblätter
gut ⅛ l Weißwein
evtl. etwas Wasser oder Fleischbrühe
1 EL gehackte Petersilie
1 fein gewiegte Knoblauchzehe
2 gehackte Sardellen
fein gewiegte Schale von 1 unbehandelten Zitrone

1. Die Kalbshaxe gleich beim Einkauf in 4–6 etwa 4 cm dicke Scheiben sägen lassen. 50 g Butter in einem großen Schmortopf zerlassen und die fein geschnittene Zwiebel darin glasig rösten. Das Fleisch kurz waschen, trockentupfen, leicht in Mehl wenden und in dem Fett hellbraun anbraten.
2. Möhre und Sellerie putzen und in Streifen schneiden, die Tomaten überbrühen und häuten. Alles zum Fleisch geben, salzen und pfeffern, Rosmarin hinzufügen, mit dem Wein aufgießen und zugedeckt 1 Stunde schmoren lassen. Wenn nötig, etwas Wasser oder Fleischbrühe hinzugießen.
3. Etwa 5 Minuten vor dem Servieren Petersilie, Knoblauch, Sardellen und Zitronenschale vermischen und auf dem Fleisch verteilen. Dann mit dem Gemüse auf eine große vorgewärmte Platte legen.

Kalbshaxe Mailänder Art

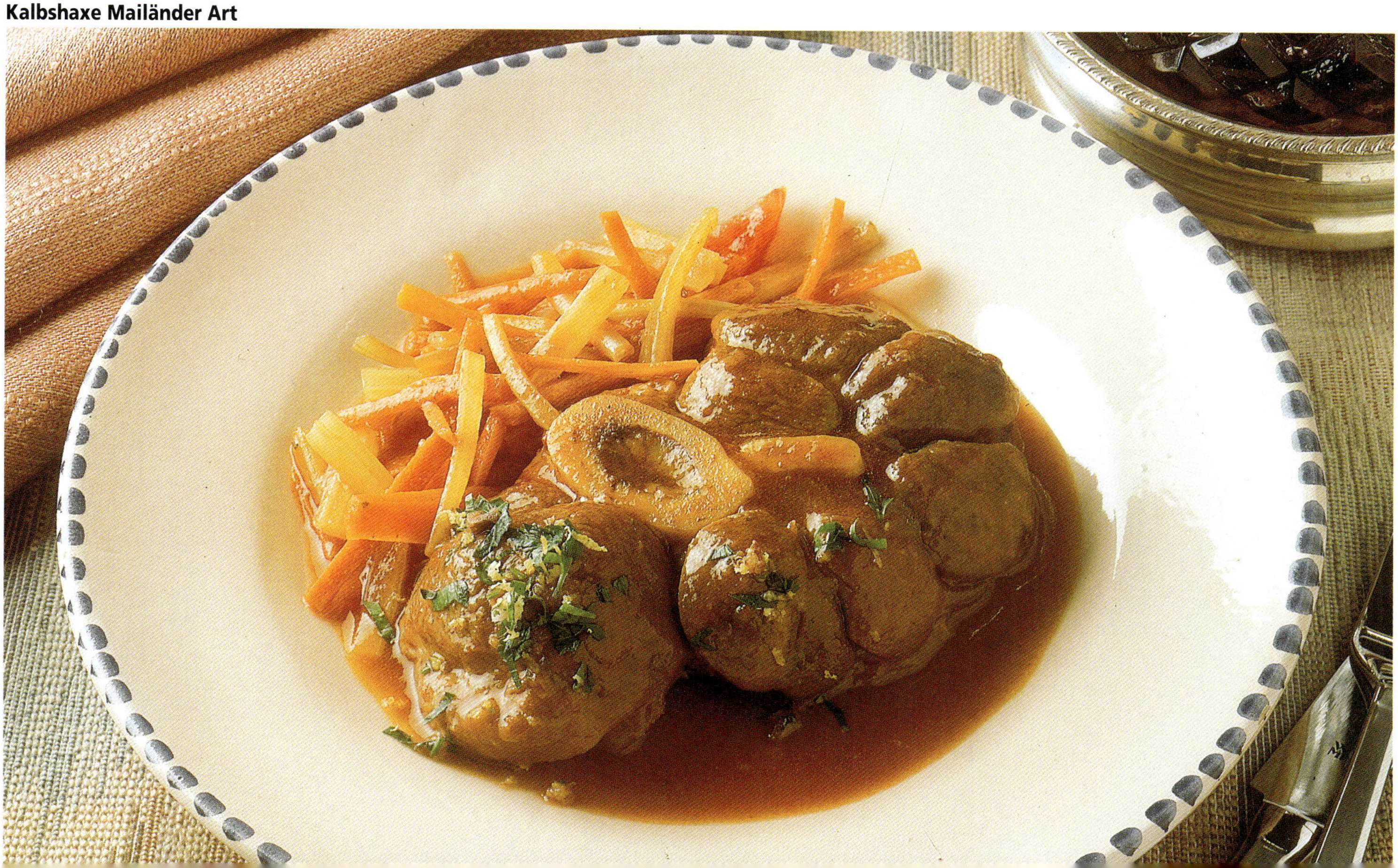

4. Den Bratensaft mit etwas Wasser gut loskochen und die restliche Butter in Flöckchen unterschlagen. Die Sauce über das Fleisch gießen.

TIP

Man kann 30 g in Streifen geschnittenen Parmaschinken mit den Gemüsestreifen schmoren, dann genügt die Hälfte der Buttermenge.

Vollkornliwanzen mit Topfen und Heidelbeeren

Liwanzen:
200 g feines Weizenmehl, frisch gemahlen
10 g frische Hefe
1/8 l lauwarme Milch
2 EL flüssige Butter
1 Ei
15 g Fruchtzucker
abgeriebene Schale von 1 unbehandelten Zitrone
30 g Margarine zum Ausbacken
4 schöne Minzeblätter zum Garnieren

Füllung:
200 g Magerquark (Topfen)
ausgeschabtes Mark von 1 Vanilleschote
Schale und Saft von 1 unbehandelten Zitrone
1 TL Ahornsirup
300 g frische Waldheidelbeeren
4 cl Himbeergeist

1. Für die Liwanzen das Mehl in eine Schüssel sieben, in die Mitte eine Vertiefung drücken und die Hefe hineinbröckeln. Die Milch dazugießen und mit etwas Mehl zu einem Vorteig verrühren. Zugedeckt an einem warmen Ort 15 Minuten gehen lassen.

2. Anschließend flüssige Butter, Ei Zucker und Zitronenschale hinzufügen und alles zu einem glatten Teig verkneten. Zugedeckt an einem kühlen Ort 1 Stunde ruhen lassen.

3. In dieser Zeit für die Füllung den Quark mit Vanillemark, Zitronenschale und -saft sowie Ahornsirup zu einer cremigen Masse verrühren.

4. Die Beeren sorgfältig verlesen und mit Himbeergeist marinieren.

5. In einer großen, beschichteten Pfanne die Margarine erhitzen. Aus dem Hefeteig 8 kleine Plätzchen mit einem Durchmesser von ca. 8–10 cm formen und in dem Fett von beiden Seiten goldbraun backen.

6. 4 Liwanzen mit der Hälfte der Quarkcreme bestreichen, die Beeren darauf verteilen und mit der restlichen Creme überziehen. Mit den übrigen Liwanzen bedecken und mit Minzeblättchen verziert servieren.

Waldheidelbeeren kann man durch andere frische Beeren ersetzen.

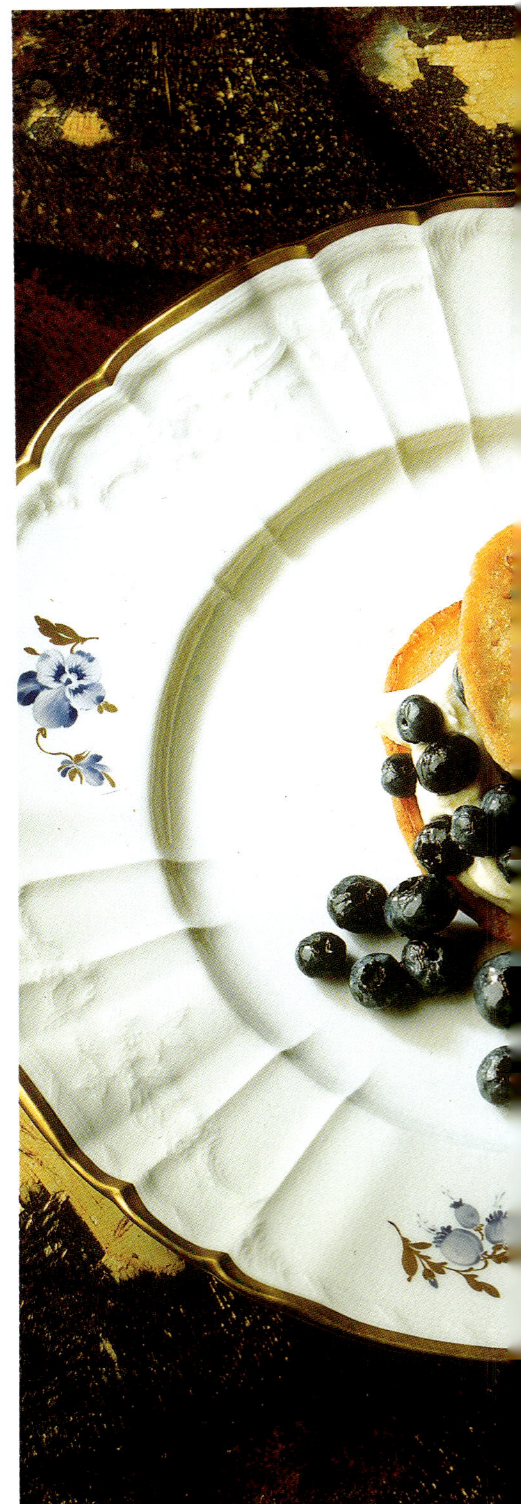

Vollkornliwanzen mit Heidelbeer-Topfen

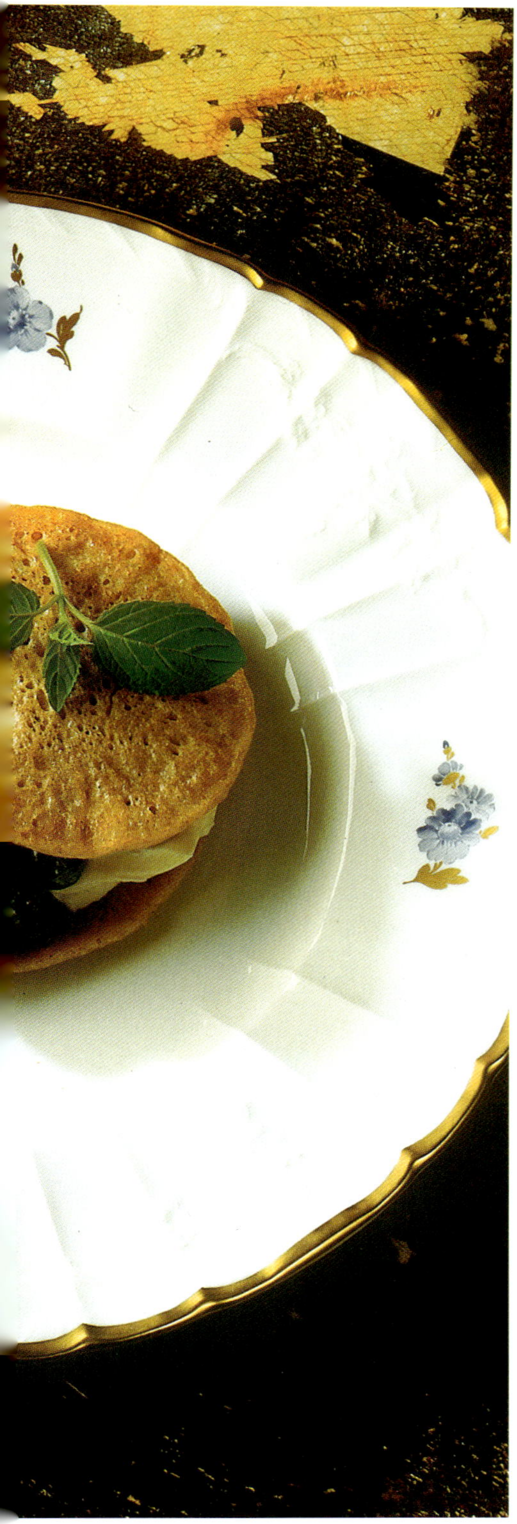

Zwetschgenauflauf

150 g Weizenmehl, Type 405
4 Eigelb
1 Prise Salz
ca. 0,35 l Milch
1 cl Armagnac
4 Eiweiß
75 g Zucker
500 g Zwetschgen
Butter für die Form
10 g Butterflocken

1. Mehl in eine große Schüssel sieben, eine Vertiefung hineindrücken und die Eigelbe und das Salz hineingeben.
2. Alles miteinander verrühren und so viel Milch hinzufügen, bis ein dickflüssiger Teig entsteht. Zum Schluß den Armagnac dazugeben.
3. Die Eiweiße mit dem Zucker sehr steif schlagen und unmittelbar vor dem Backen unter den Teig ziehen.
4. Den Backofen auf 180 °C vorheizen.
5. Die Zwetschgen entsteinen, halbieren, locker unter den Teig mischen und die Masse in eine gut ausgebutterte Springform füllen.
6. Die Butterflocken auf der Oberfläche verteilen und den Auflauf im vorgeheizten Ofen bei 180 °C 40 – 50 Minuten backen.
7. Am besten schmeckt der Auflauf lauwarm serviert.

TIP

Anstelle von Armagnac kann man auch Zwetschgenwasser verwenden. Der Auflauf läßt sich ebensogut mit Aprikosen zubereiten.

Zwetschgenauflauf

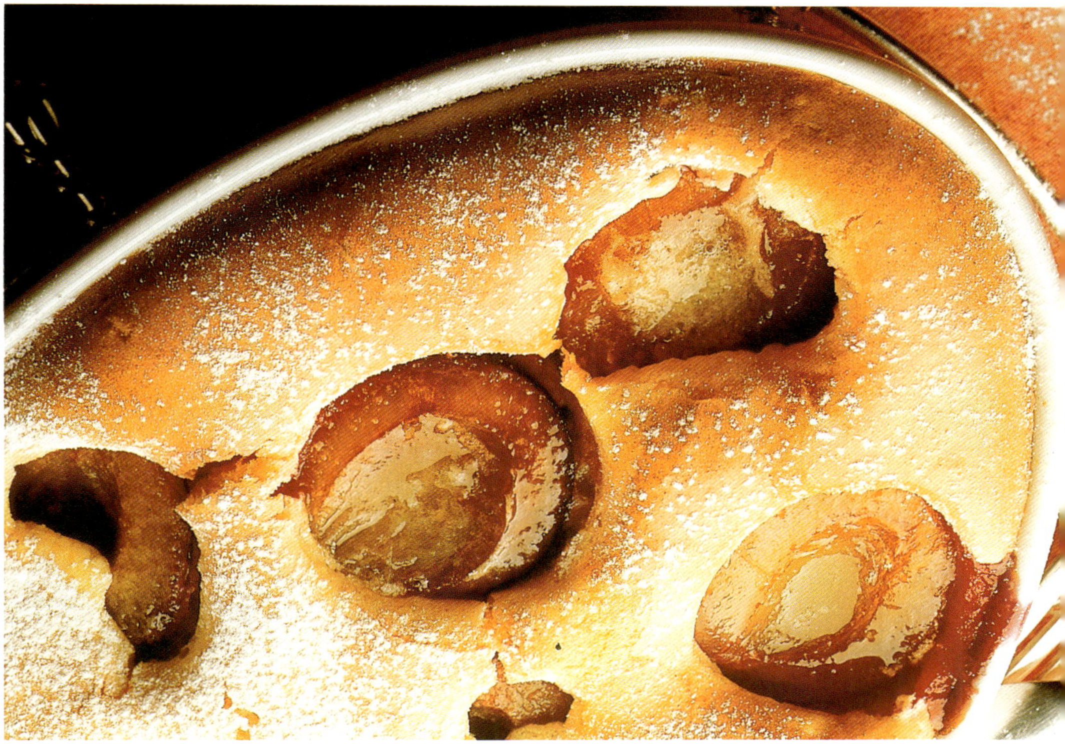

Rinderhacksteaks mit geschmorten Tomaten

500 g Tatar
100 g Magerquark
1 Zwiebel, fein gehackt
Salz
schwarzer Pfeffer aus der Mühle
1 TL feinwürziger Kräutersenf
4 Fleischtomaten
2 EL Olivenöl
1–2 Knoblauchzehen
1 EL gehackte frische Oreganoblätter oder 1 TL getrockneter Oregano
1 EL gehackte Petersilie

1. Das Tatar mit Quark und Zwiebelwürfeln zu einem Fleischteig verkneten. Mit Salz, Pfeffer und Senf herzhaft abschmecken und zu vier gleich großen, runden Hacksteaks formen.
2. Die Tomaten blanchieren, häuten und vierteln, dabei Stengelansätze und Kerne entfernen.
3. Das Öl in einer beschichteten Pfanne erhitzen und die Hacksteaks darin von jeder Seite 2 Minuten bei mittlerer Hitze anbraten. Die Tomatenstücke um die Fleischplätzchen verteilen, mit Knoblauch aus der Presse beträufeln und mit dem Oregano bestreuen. Zugedeckt 4–5 Minuten bei schwacher Hitze köcheln lassen.
4. Die Hacksteaks aus der Sauce nehmen und auf eine vorgewärmte Platte legen. Mit den Tomaten bedecken und mit Petersilie bestreuen.

Tip

Fein schmeckt es, wenn man die Hacksteaks vor Ende der Garzeit mit je einer Scheibe Mozzarella belegt.

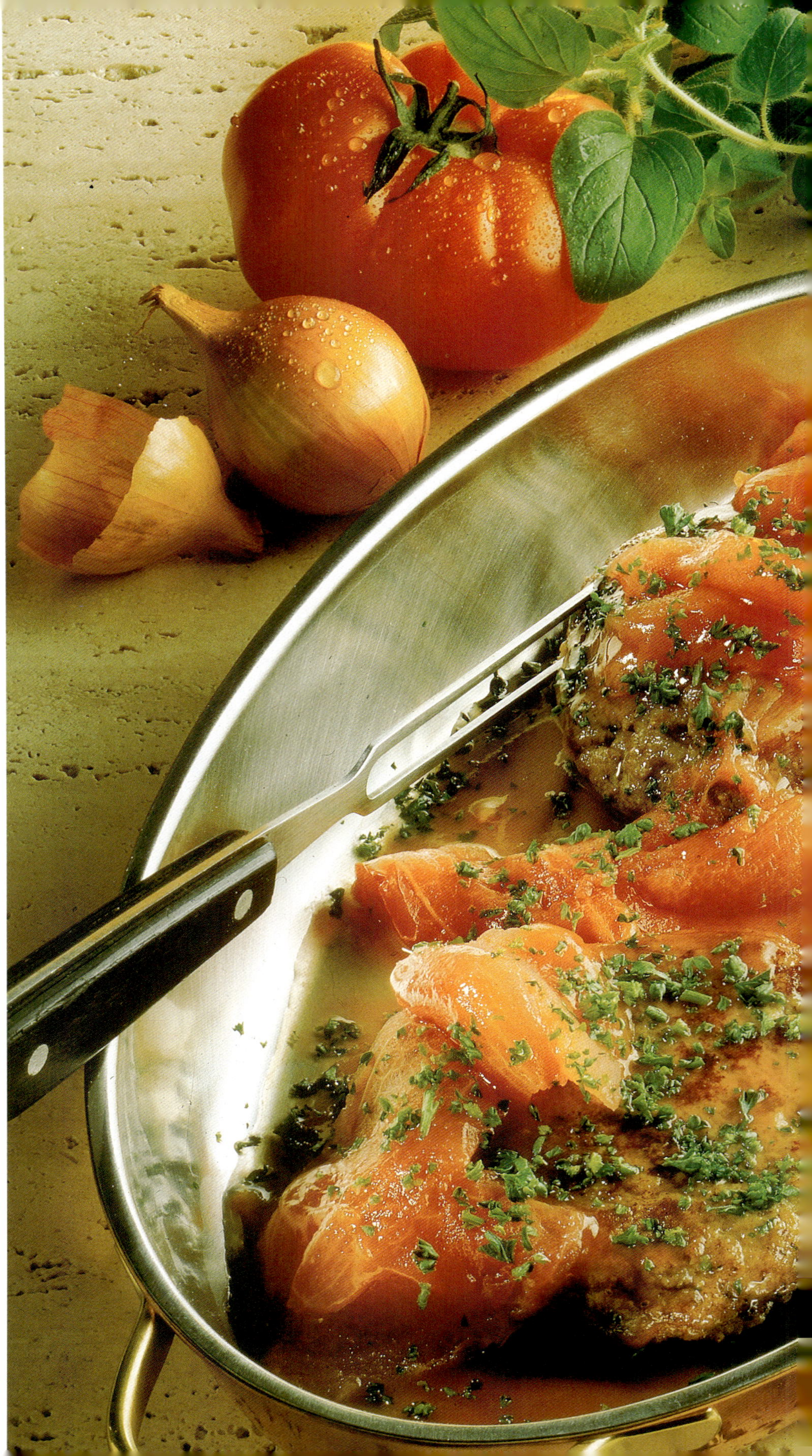

Rinderhacksteaks mit geschmorten Tomaten

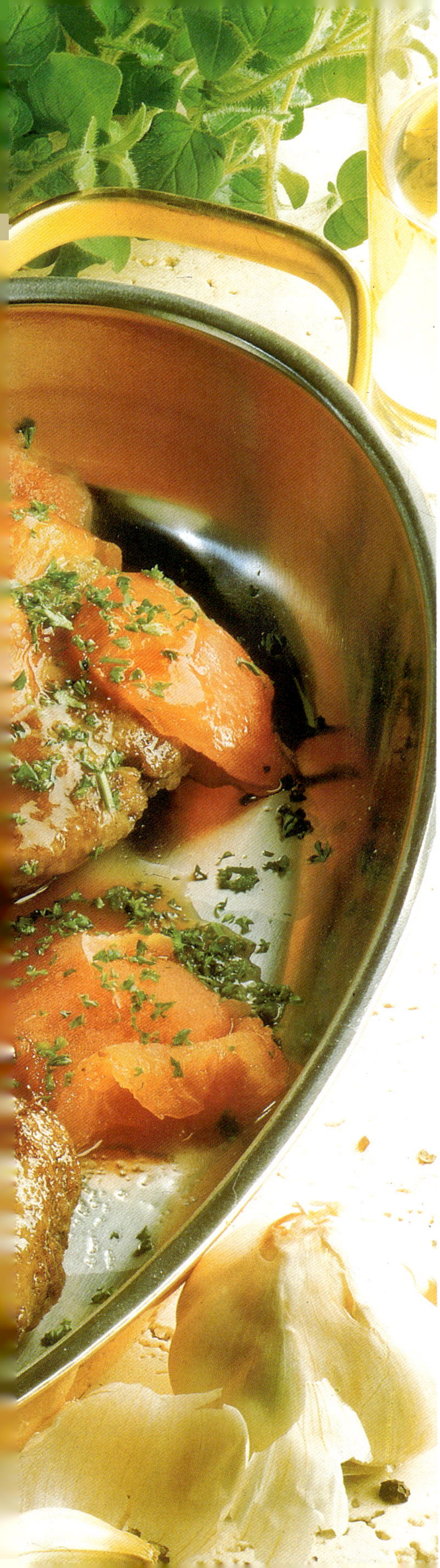

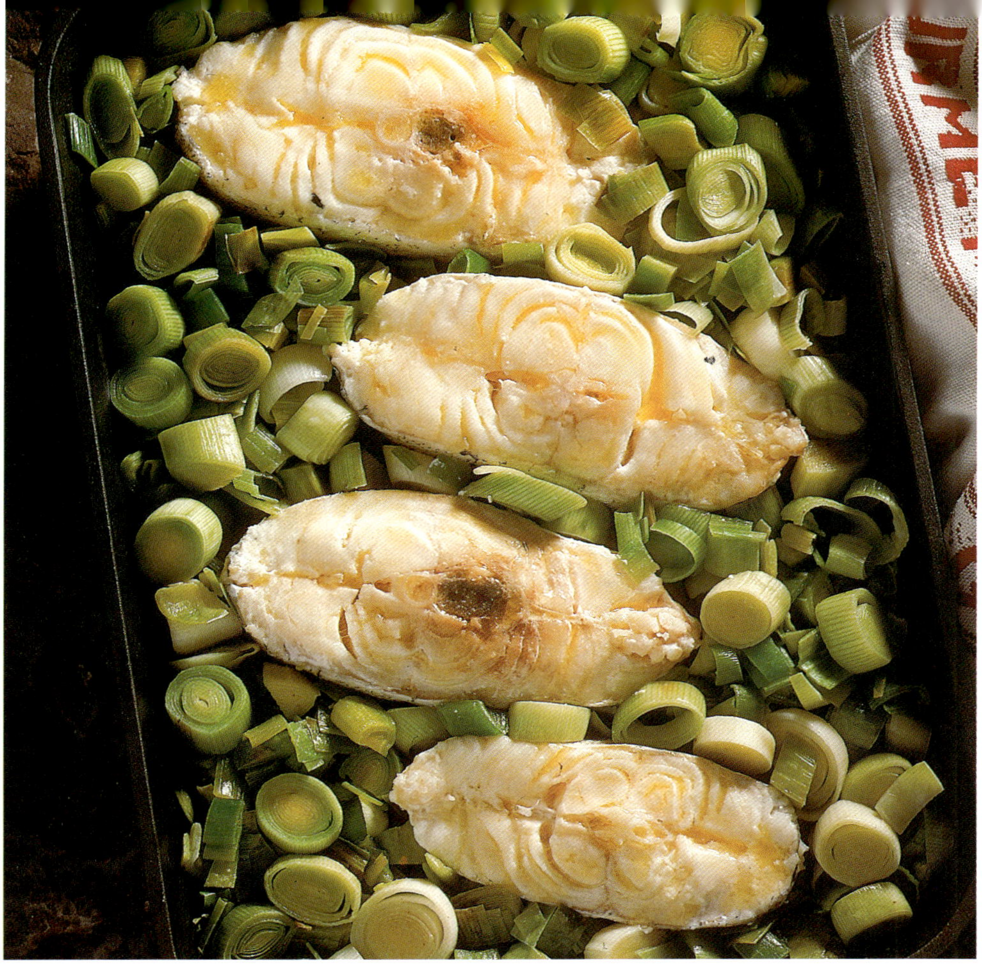

Kabeljaukoteletts auf Lauchbett

Kabeljaukoteletts auf Lauchbett

500 g Porree (Lauch)
3 EL Butter
¼ l Weißwein
Salz
weißer Pfeffer aus der Mühle
frisch geriebene Muskatnuß
4 Kabeljaukoteletts (à 180 g)
1 Zitrone

1. Den Porree putzen, längs aufschlitzen und unter fließendem Wasser gründlich ausspülen. Anschließend in schmale Ringe schneiden.
2. Die Hälfte der Butter in einer Bratreine oder einem Bräter erhitzen. Die Porreeringe darin 5 Minuten dünsten. Mit dem Weißwein aufgießen und mit Salz, Pfeffer und Muskat würzen. Einmal aufkochen lassen und bei milder Hitze weitere 5 Minuten garen.
3. Die Kabeljaukoteletts waschen, trokkentupfen und mit dem Saft einer halben Zitrone beidseitig beträufeln. Salzen, pfeffern und nebeneinander auf den Porree legen.
4. Die restliche Butter als Flocken auf dem Fisch verteilen. Die zweite Zitronenhälfte in dünne Scheiben schneiden und auf die Kabeljaukoteletts legen. Zugedeckt bei mittlerer Hitze in 15 Minuten garen.
5. Zum Servieren die Kabeljaukoteletts auf vorgewärmte Teller legen und den Porree daneben anrichten. Mit dem Garsud übergießen. Ganz festlich wird das Gericht, wenn Sie anstelle des Kabeljaus Lachs verwenden.

Schollenröllchen auf Kohlrabi-Julienne

8 Schollenfilets (à 70 g)
Salz
weißer Pfeffer aus der Mühle
Saft von 1 Zitrone
2 EL gehackte Petersilie
2 mittelgroße, junge Kohlrabi
20 g Butter
1 EL gehackte Zwiebeln
4 EL trockener Weißwein
1 EL Crème fraîche
1 EL Petersilie zum Bestreuen

1. Die Schollenfilets waschen, trockentupfen, mit Salz und Pfeffer würzen und mit Zitronensaft beträufeln. Die Filets auf einer Seite mit Petersilie bestreuen und aufrollen. Mit einem Holzspieß zusammenstecken.
2. Die Kohlrabi schälen und erst in dünne Scheiben, dann in schmale Streifen schneiden. Die inneren zarten Blätter auch in feine Streifen schneiden.
3. Die Butter in einer Kasserolle erhitzen und erst die Zwiebelwürfel, dann die Kohlrabistifte darin anschwitzen. Mit Wein aufgießen und zugedeckt etwa 5 Minuten dünsten.
4. Die Crème fraîche unter das Gemüse mischen, die Fischröllchen darauf verteilen und mit dem Kohlrabigrün bestreuen. Zugedeckt bei schwacher Hitze in 5–8 Minuten garen.
5. Die Röllchen auf dem Gemüse mit der Petersilie bestreut servieren.

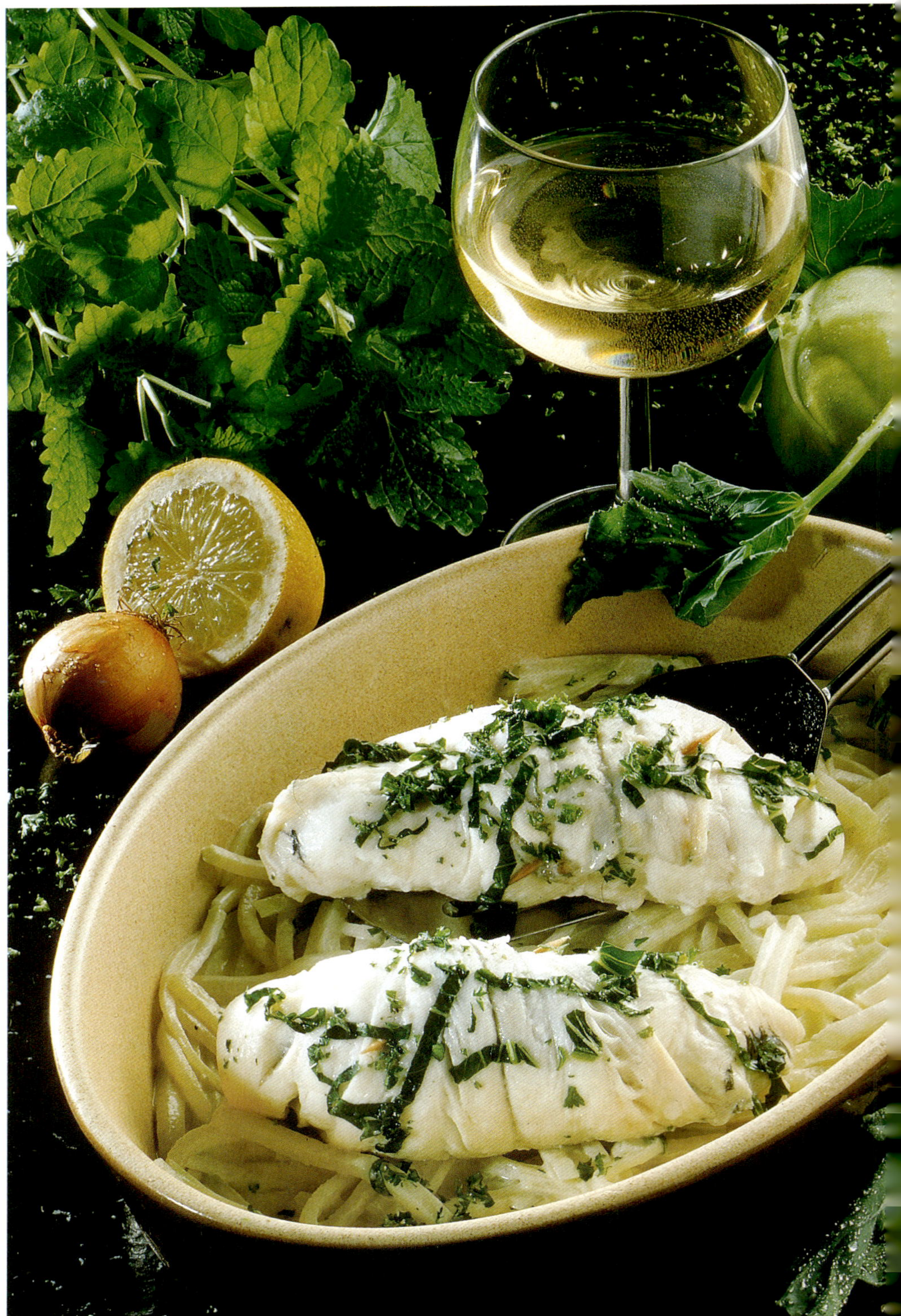

Schollenröllchen auf Kohlrabi-Julienne

Chinapfanne mit Glasnudeln

150 g Glasnudeln
10 g Mu-Err-Pilze
1 Stange Porree
2 Möhren
1 Knoblauchzehe
200 g Putenbrustfleisch
1 TL Speisestärke
2 EL Sesamöl
1 TL frisch gehackte Ingwerwurzel
1 Stückchen getrocknete Pfefferschote
3 EL Sojasauce
2 EL trockener Sherry (Fino)
$^1/_8$ l Hühnerfond (aus dem Glas)
Salz
schwarzer Pfeffer aus der Mühle
1 EL gehackte Petersilie

1. Die Glasnudeln und die Pilze jeweils in eine Schüssel geben und mit kochendem Wasser überbrühen. 30 Minuten quellen lassen.
2. Porree und Möhren putzen, waschen und in dünne Scheibchen schneiden. Knoblauchzehen schälen, fein hacken. Fleisch in schmale Streifen schneiden, mit der Speisestärke bepudern.
3. Das Öl in einem Wok oder einer hochwandigen Pfanne erhitzen. Zuerst das Gemüse unter Rühren anbraten, dann das Fleisch hinzufügen und mitbraten. Nun die gut abgetropften Glasnudeln und Pilze sowie den Ingwer und die zerbröselte Pfefferschote dazugeben, gründlich verrühren und mit Sojasauce, Sherry und Hühnerfond aufgießen. Alles bei starker Hitze gut durchkochen lassen, bis die Sauce leicht sämig ist. Mit Salz und Pfeffer abschmecken und mit der Petersilie bestreuen.

Pizza mit Oliven und Sardinen

Fett für das Blech
300 g Hefeteig (gekühlter Frischteig)
250 g passierte Tomaten (Fertigprodukt)
Salz
schwarzer Pfeffer aus der Mühle
2 Knoblauchzehen
150 g entsteinte grüne Oliven
2 Dosen entgrätete Ölsardinen
2 TL Oregano
4 EL Emmentaler, frisch gerieben

1. Ein Backblech einfetten. Den Teig darauf ausrollen und einen Rand bilden.
2. Die Tomaten 8 Minuten kochen, salzen und pfeffern. Den Knoblauch schälen und dazudrücken.
3. Den Backofen auf 200 °C vorheizen.
4. Die Oliven in Scheiben schneiden und die Sardinen in einem Sieb sehr gut abtropfen lassen.
5. Den Teigboden mit den Tomaten gleichmäßig bestreichen. Die Sardinen in Stückchen teilen, auf die Tomaten legen, die Oliven darüberstreuen. Mit Salz, Pfeffer und Oregano würzen und den Emmentaler darüberstreuen. Auf der unteren Schiene 20–25 Minuten backen, bis der Teig goldgelb ist.

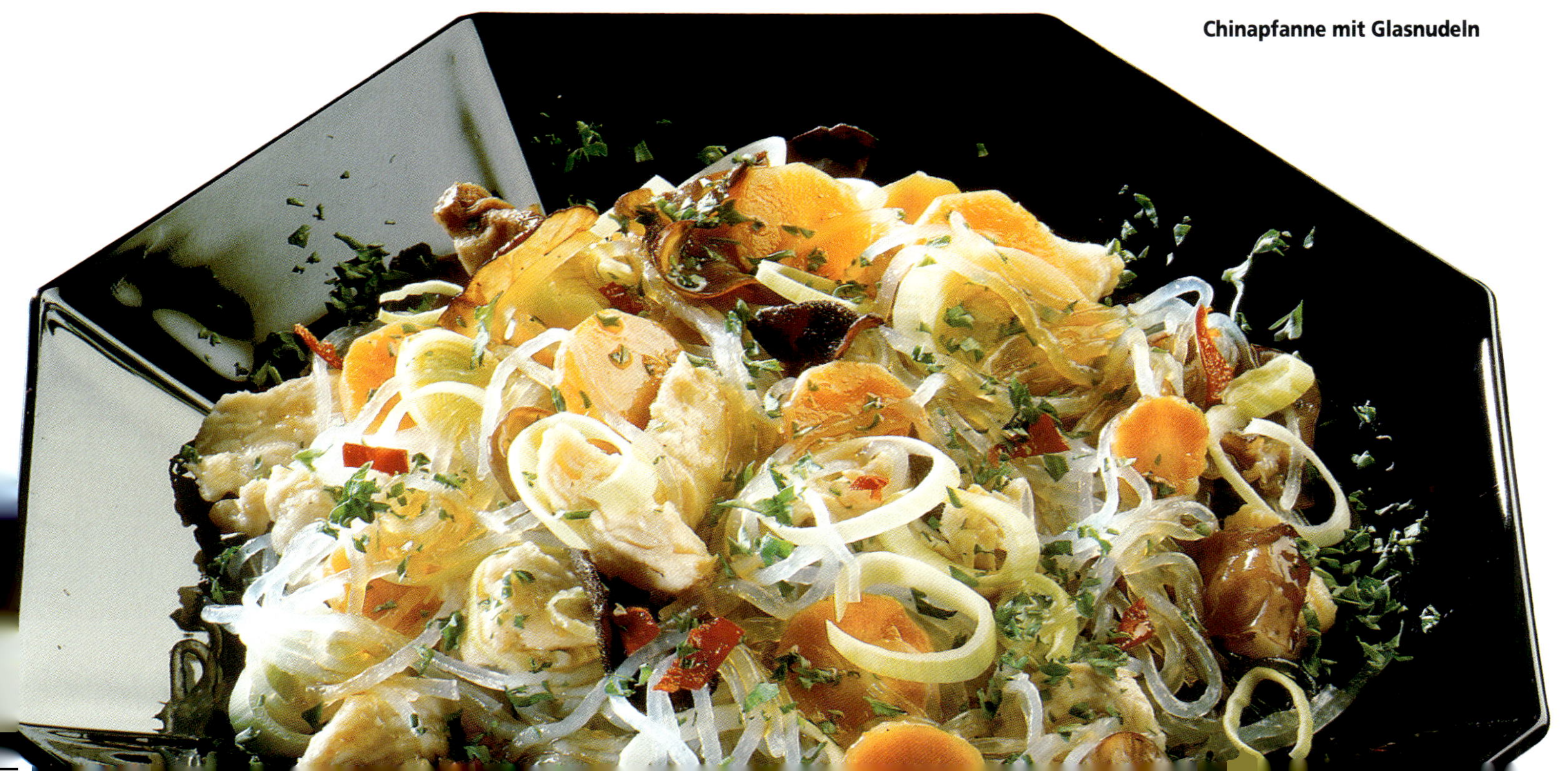

Chinapfanne mit Glasnudeln

Salat von Zuckerschoten mit Kirschtomaten

300 g Zuckerschoten
Salz

Vinaigrette:
2 EL Weißweinessig
Salz
½ TL Dijonsenf
2 EL Öl
1 EL fein gehackte Schalotten
1 EL gemischte Frühlingskräuter
schwarzer Pfeffer aus der Mühle

Außerdem:
200 g Kirschtomaten

1. Von den Zuckerschoten die Enden abschneiden und die Schoten, falls nötig, entfädeln. Reichlich Salzwasser in einem großen Kochtopf zum Kochen bringen und das Gemüse darin etwa 3–5 Minuten blanchieren. Auf einen Durchschlag schütten, dann kurz in eisgekühltes Wasser tauchen und abtropfen lassen.
2. Für die Vinaigrette Essig mit Salz und Senf so lange verrühren, bis sich das Salz gelöst hat, dann unter weiterem Rühren das Öl hinzugießen. Zum Schluß Schalottenwürfel, Kräuter und Pfeffer untermischen.
3. Die Zuckerschoten in eine Schüssel geben, gründllich mit der Vinaigrette vermischen und 30 Minuten durchziehen lassen.
4. Die Kirschtomaten waschen, in Viertel schneiden und unter den Salat mischen.
5. Den Salat auf vier Schälchen verteilen und servieren.

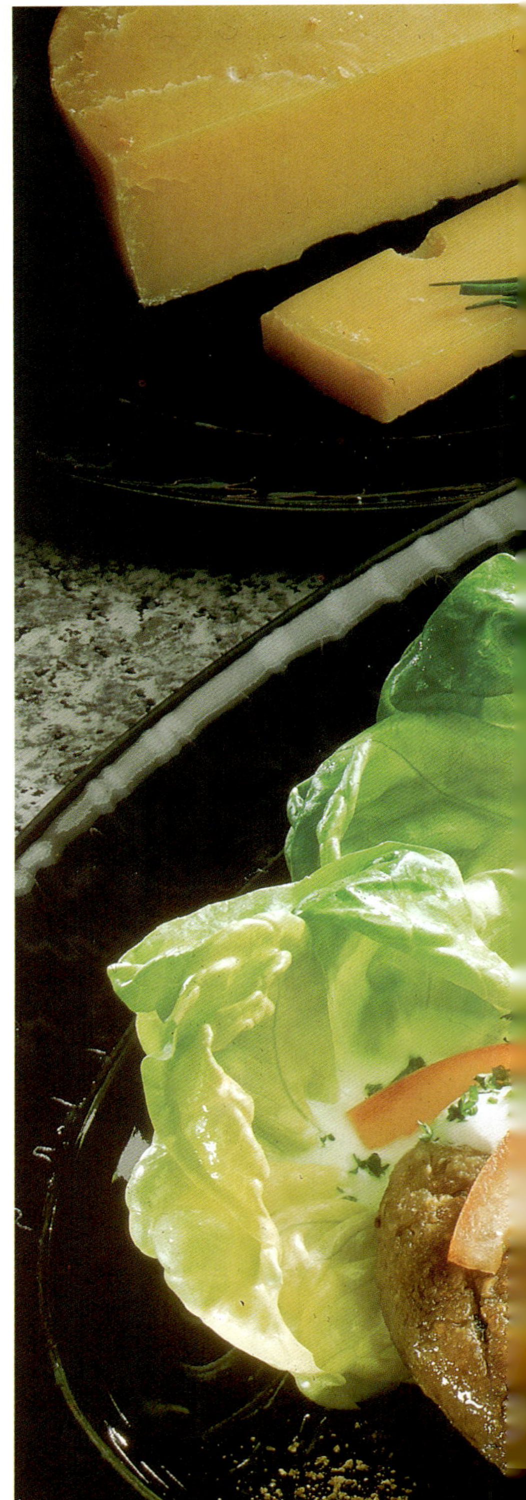

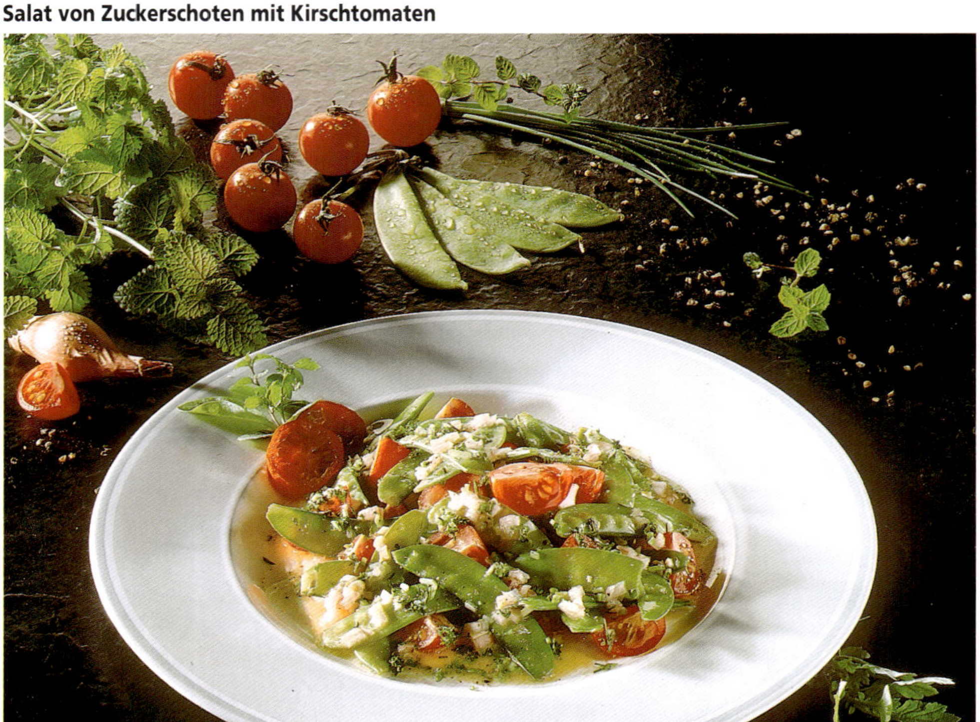

Salat von Zuckerschoten mit Kirschtomaten

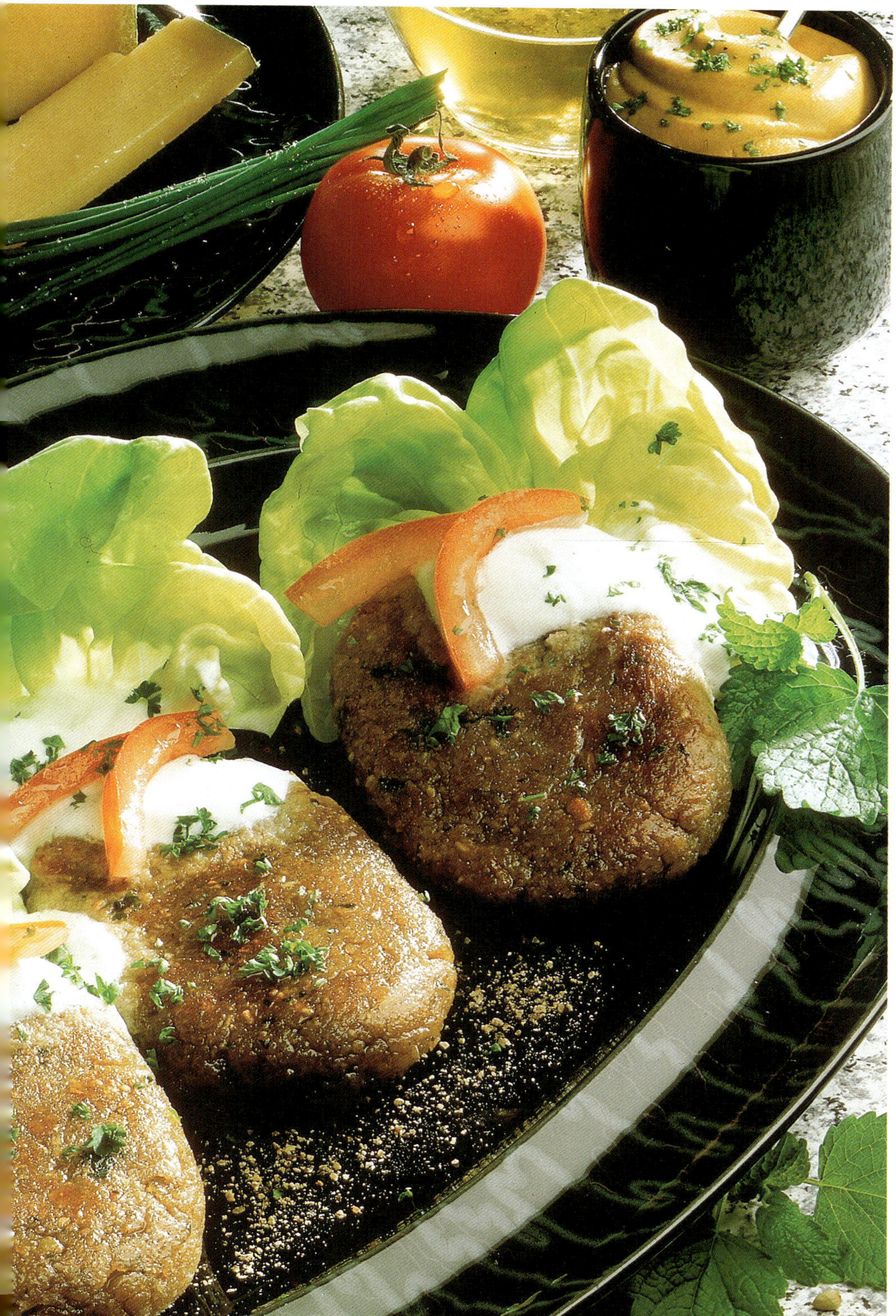

Grünkernbratlinge

20 g Butter oder Margarine
1 Zwiebel, gehackt
150 g Grünkerngrieß
0,2 l Gemüsebrühe (aus Extrakt)
1 Ei
1 TL Kräutersenf
2 EL geriebener Hartkäse, z. B. mittelalter Gouda
1 EL gehackte Kräuter (Petersilie, Basilikum, Kerbel, Estragon)
Salz
schwarzer Pfeffer aus der Mühle
evtl. 1 EL Vollkorntoastbrösel
2 EL Öl zum Braten

1. Das Fett in einem Kochtopf erhitzen und die Zwiebelwürfel darin glasig braten. Den Grünkerngrieß unterrühren und mit der Gemüsebrühe aufgießen. Zugedeckt bei schwacher Hitze etwa 15–20 Minuten ausquellen lassen, dabei gelegentlich umrühren. Die Masse etwas abkühlen lassen.
2. Dann das Ei, Senf, Käse und Kräuter hinzufügen und mit Salz und Pfeffer würzig abschmecken. Falls die Masse noch zu weich ist, geriebenen Vollkorntoast untermischen.
3. Aus dem Grünkernteig 8 kleine Laibchen formen. Das Öl in einer beschichteten Pfanne erhitzen und die Bratlinge bei mittlerer Hitze auf jeder Seite etwa 4 Minuten braten. Mit Tomatensalat servieren.

Grünkernbratlinge

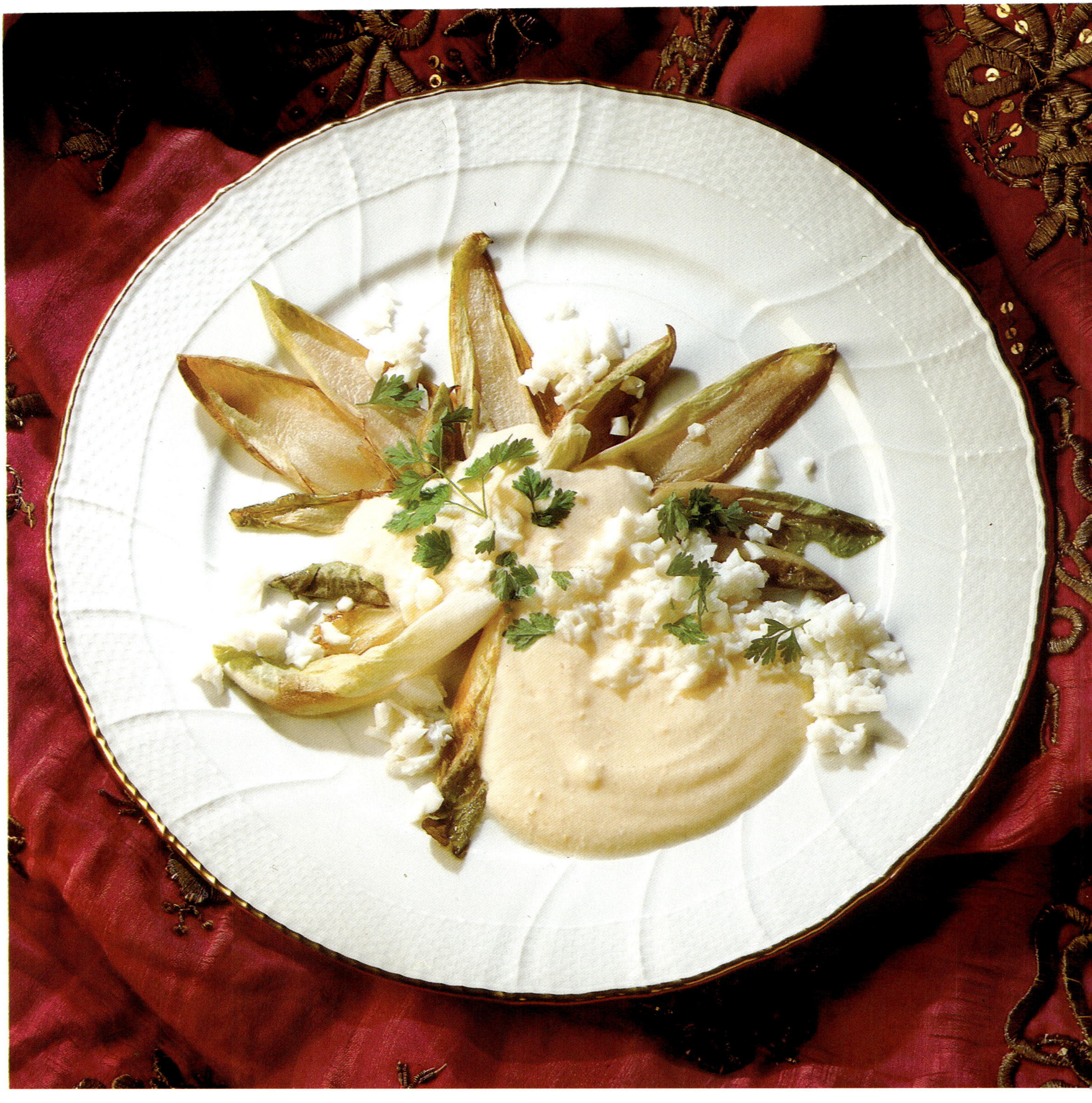

Gedünsteter Chicorée mit Ei und Kerbel

4 kleine Chicoréestauden
3 EL Olivenöl
Salz
weißer Pfeffer aus der Mühle
6 hartgekochte Eier
3 EL Olivenöl
50 g Kerbel
1 Schalotte
100 g Joghurt
1 TL feinwürziger Senf

1. Von den Chicoréekolben den inneren weißen Kern kegelförmig herausschneiden und die Blätter nacheinander ablösen.
2. Das Olivenöl in einer großen Pfanne erhitzen und die Blätter darin bei starker Hitze anschwitzen. Mit Salz und Pfeffer würzen und auf einer Platte sternförmig anordnen.
3. Die Eier schälen, halbieren und den Eidotter herauslösen. Die Eigelbe durch ein Sieb streichen und die Eiweiße grob hacken.
4. Den Kerbel fein hacken, einige Zweige für die Garnitur aufbewahren. Die Schalotte schälen und in kleine Würfel schneiden.
5. Die passierten Eigelbe, Joghurt und Senf verrühren, Schalotten und Kerbel untermischen. Mit Salz und Pfeffer würzig abschmecken. Die Sauce über den Chicoréeblättern verteilen, mit dem gehackten Eiweiß bestreuen und mit den Kerbelzweigen garnieren.

Gedünsteter Chicorée mit Ei und Kerbel

Kohlrabisuppe mit Bratspätzle

2 mittelgroße Kohlrabi (ca. 300 g)
1 Zwiebel
20 g Butter
Salz
weißer Pfeffer aus der Mühle
frisch geriebene Muskatnuß
3/4 l Kalbsbrühe (selbstgemacht oder aus Extrakt)
1/4 l Weißwein

Bratspätzle:
150 g Kalbsbrät
1 kleines Ei
1 TL Semmelbrösel
Salz
weißer Pfeffer aus der Mühle
1 TL gehackte Petersilie
etwas abgeriebene Schale von 1/2 unbehandelten Zitrone

1. Die Kohlrabiknollen schälen, dabei die inneren zarten Blätter aufbewahren. Die Kohlrabi erst in Scheiben, dann in schmale Stifte schneiden.
2. Zwiebel schälen und fein hacken. Die Butter in einem Kochtopf erhitzen und die Zwiebelwürfel darin glasig braten.
3. Die Kohlrabistifte dazugeben und kurz anschwitzen. Mit Salz, Pfeffer und Muskat würzen und mit Brühe und Wein aufgießen. Zugedeckt in etwa 15 Minuten weich kochen.
4. Für die Bratspätzle das Brät mit dem Ei verrühren, die Semmelbrösel hinzufügen und alles zu einem weichen, glatten Teig verrühren. Mit Salz und Pfeffer würzen und die Petersilie sowie die Zitronenschale hinzufügen.
5. Die Hälfte der Kohlrabisuppe mit einem Stabmixer oder im Mixer fein pürieren. Wieder mit der übrigen Suppe vermischen und erneut erhitzen.
6. Die Brätmasse durch ein Spätzlesieb in die heiße Suppe streichen und in wenigen Minuten gar ziehen lassen. Mit gehackten Kohlrabiblättern bestreuen.

Tip

Wenn es würziger und kalorienreicher sein kann, nehmen Sie gewürztes Bratwurstbrät für die Spätzlemasse.

Kohlrabisuppe mit Bratspätzle

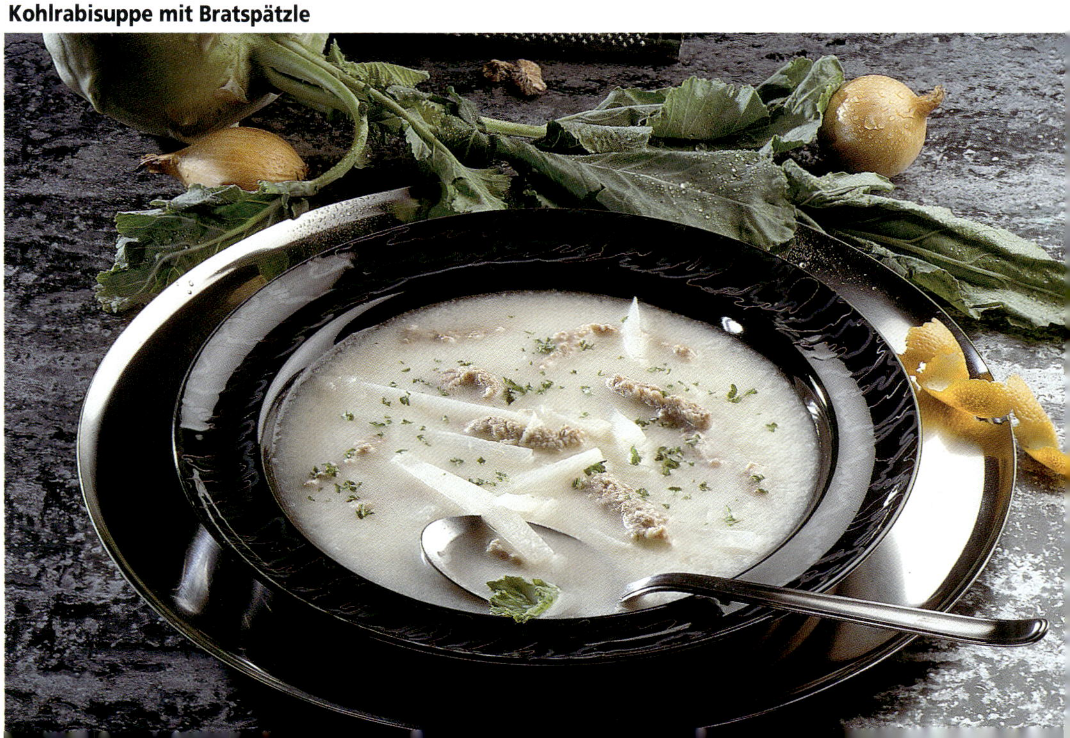

Marinierter Mozzarella auf Radicchio

2 Kugeln Mozzarella (je ca. 150 g)

Marinade:
1 EL rosa Pfeffer
2 Knoblauchzehen
4 EL Weißweinessig
6 EL Olivenöl, extra vergine
1 TL frische Thymianblättchen
1 TL frische Oreganoblättchen

Außerdem:
1/2 Salatgurke
1 kleiner Kopf Radicchio

1. Die Mozzarellakugeln in Würfel von 1/2 cm Kantenlänge schneiden und in eine Schüssel füllen.

2. Für die Marinade den rosa Pfeffer in einem Mörser grob zerstoßen. Den geschälten Knoblauch durch die Presse dazudrücken. Weißweinessig, Olivenöl, Thymian und Oregano untermischen. Die Sauce über die Mozzarellawürfel gießen und 10 Minuten ziehen lassen, mehrmals vorsichtig wenden.

3. Die Gurke schälen und mit einem Eßlöffel entkernen. Das Fruchtfleisch ebenso groß wie die Käsewürfel schneiden und untermischen.

4. Den Radicchio putzen, waschen, trockentupfen und die äußeren großen Blätter als Bett auf 4 Teller legen. Die kleinen Blätter in feine Streifen schneiden und mit den Mozzarella-Gurken-Würfeln mischen. Nochmals abschmecken und auf den Blättern dekorativ verteilen.

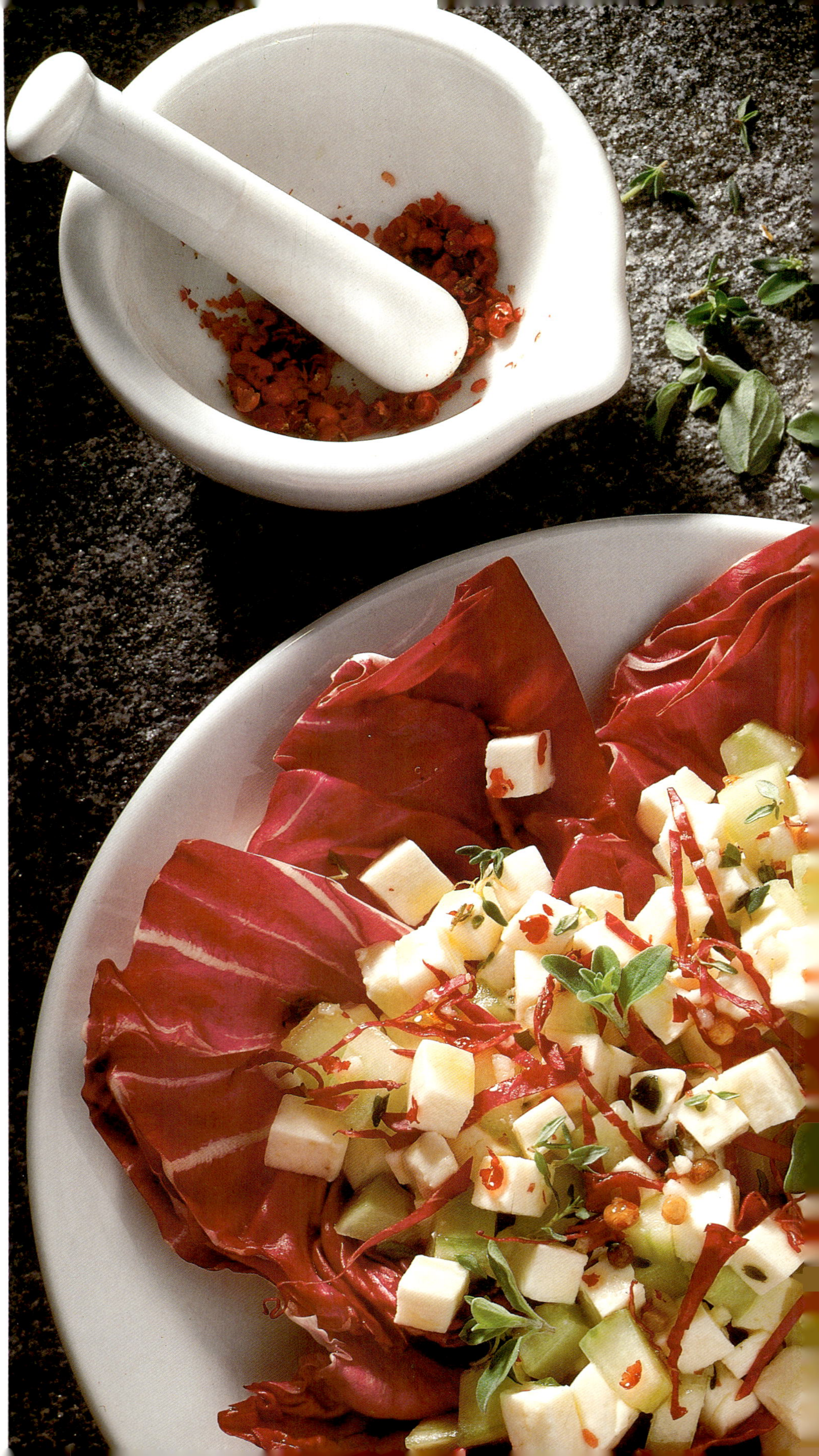

Marinierter Mozzarella auf Radicchio

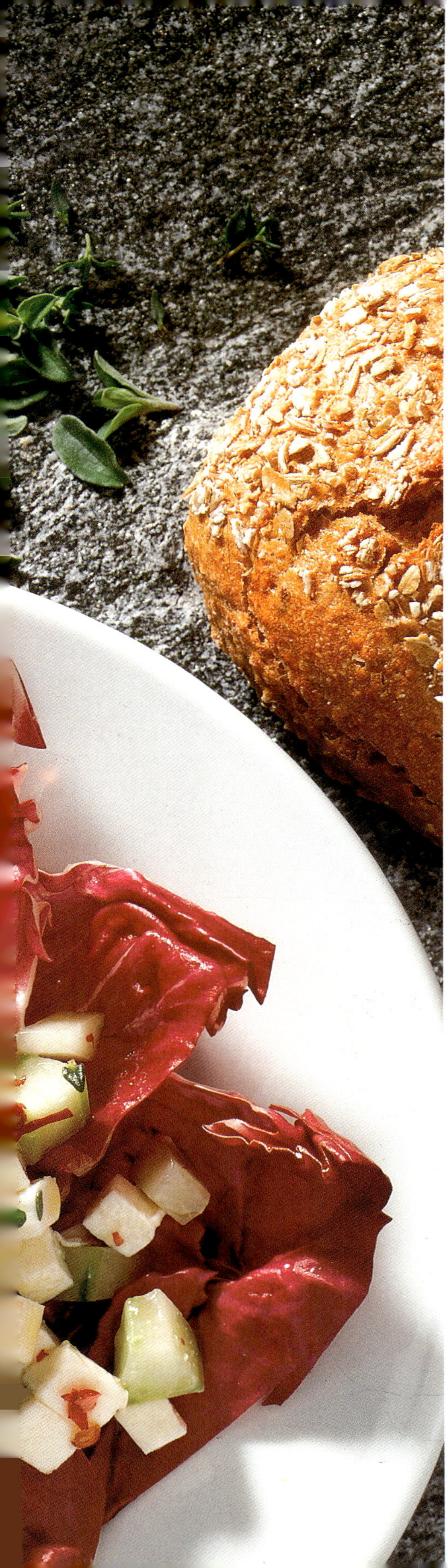

Zitrus-Salat mit Oliventoast

2 gelbe Grapefruits
2 rosa Grapefruits
1 rote Zwiebel
$^1/_2$ TL scharfer Dijonsenf
Salz
schwarzer Pfeffer

Oliventoast:
150 g schwarze Oliven
2 Sardellenfilets
1 EL Kapern
3 EL kaltgepreßtes Olivenöl
schwarzer Pfeffer
1 Prise Thymian
1 EL Zitronensaft
4 Scheiben Toastbrot

1. Von den Grapefruits einen Deckel so abschneiden, daß das Fruchtfleisch zum Vorschein kommt. Mit einem scharfen Messer die Schale von oben nach unten so abschneiden, daß alle weißen Häutchen ebenfalls entfernt werden. Mit dem Messer die Filets aus den Trennhäuten herauslösen. Dabei den Saft auffangen.

2. Die Zwiebel schälen, halbieren und in feine Streifen schneiden.

3. Den Saft mit dem Senf verrühren und mit Salz und Pfeffer abschmecken. Mit den Grapefruitfilets und den Zwiebeln mischen und kalt stellen.

4. Die Oliven entsteinen und das Fruchtfleisch kleinschneiden. Die Oliven mit den Sardellen, den Kapern und dem Olivenöl im Mixer pürieren. Mit Pfeffer, Thymian und dem Zitronensaft abschmecken.

5. Das Brot toasten, zu Dreiecken halbieren und das Olivenpüree gleichmäßig darauf verteilen. Zusammen anrichten.

Zitrus-Salat mit Oliventoast

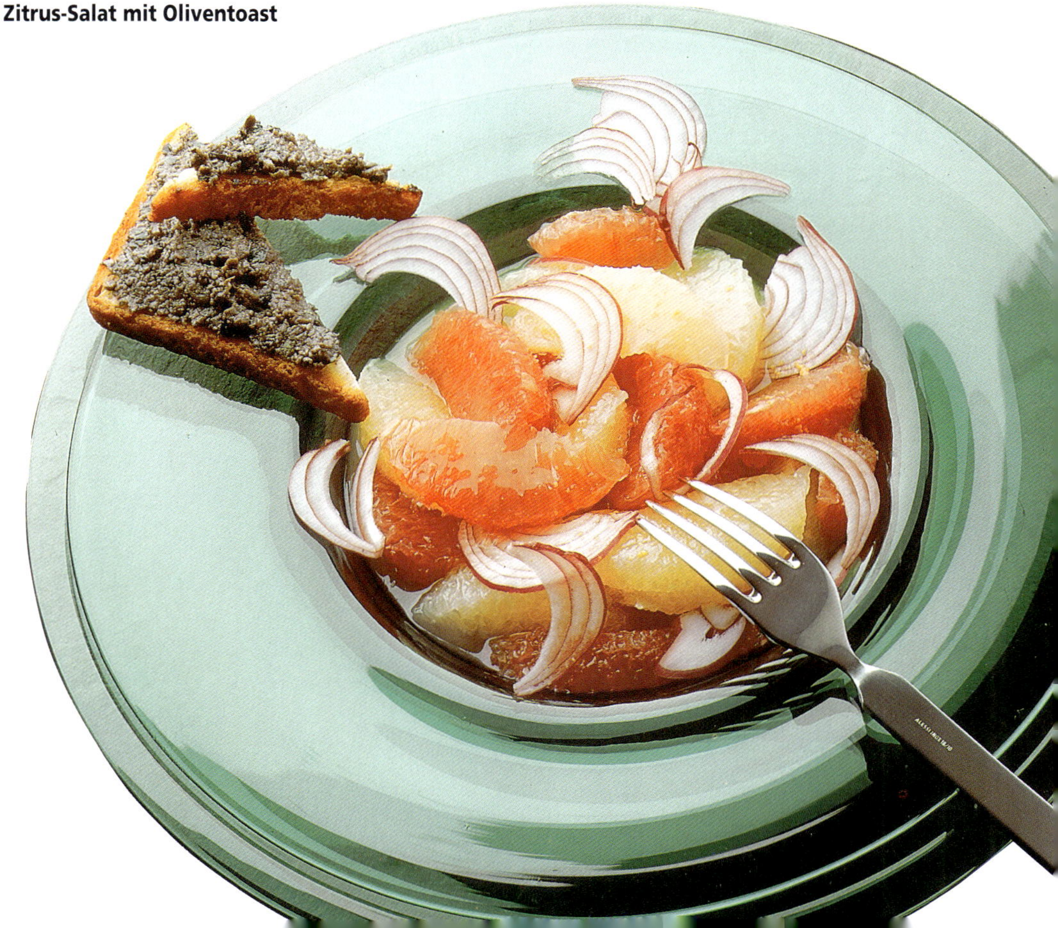

Gebratene Austernpilze mit Tomatenvinaigrette

2 Fleischtomaten (ca. 250 g)
3 EL Rotweinessig
Salz
schwarzer Pfeffer aus der Mühle
8 EL Olivenöl
1 Bund Basilikum, abgezupft
600 g Austernpilze
4 – 5 Knoblauchzehen

1. Die Fleischtomaten blanchieren, häuten, entkernen und in kleine Würfel schneiden.
2. Für die Vinaigrette den Rotweinessig so lange mit dem Salz verrühren, bis es sich aufgelöst hat. Pfeffer zufügen und die Hälfte des Olivenöls mit dem Schneebesen kräftig unterschlagen, bis die Marinade cremig ist. Die Tomatenwürfel unterheben. Das Basilikum in feine Streifen schneiden und einstreuen.
3. Die Austernpilze von den harten Stellen befreien, kurz abbrausen, trockentupfen und, falls nötig, zerteilen.
4. Das restliche Olivenöl in einer großen Pfanne erhitzen und die Austernpilze im ganzen darin beidseitig kräftig anbraten, dabei die Pilze mit einem Löffel flachdrücken. Die geschälten Knoblauchzehen durch die Presse auf die Austernpilze drücken, diese salzen und pfeffern.
5. Die Austernpilze auf 4 Teller verteilen. Je einen Klacks der Tomatenvinaigrette obenaufgeben.

Reissuppe mit Gemüsestreifen und Pilzen

1 l Gemüsebrühe (aus Extrakt)
150 g Reis
1 mittelgroße Stange Porree
1 mittelgroße Möhre
150 g Champignons
Zitronensaft
Salz
weißer Pfeffer aus der Mühle
frisch geriebene Muskatnuß

1. Die Brühe aufkochen, den Reis einstreuen und zugedeckt bei mittlerer Hitze 10 Minuten garen.
2. Die Porreestange putzen, längs aufschlitzen, gründlich ausspülen und in feine Ringe schneiden.
3. Die Möhre schälen, waschen und auf der Gemüsereibe grob raspeln.
4. Die Champignons putzen, abbrausen und mit dem Eierschneider in Scheiben schneiden. Sofort mit Zitronensaft beträufeln, damit sie sich nicht dunkel färben.
5. Porreeringe, Möhrenraspel und Champignonscheiben in die Suppe geben und bei schwacher Hitze weitere 10 Minuten garen. Dann die Reissuppe mit Salz, Pfeffer und Muskat abschmecken.

Brunnenkresse mit Kohlrabi-Apfel-Rohkost

2 junge Kohlrabi mit Grün
2 kleine, säuerliche Äpfel
2 Bund Brunnenkresse
50 g Erdnüsse mit Schale

Dressing:
Salz
schwarzer Pfeffer
2 EL Apfelessig
5 EL Erdnußöl
1 kleine Schalotte, gehackt

Kressejoghurt:
150 g Joghurt
1/2 TL milder Senf
Saft von 1 Zitrone
Salz
schwarzer Pfeffer

1. Kohlrabi putzen, die inneren Blätter fein hacken und für das Dressing beiseite legen. Das Gemüse schälen, erst in dünne Scheiben, dann in feine Streifen schneiden. Die Äpfel schälen und grob raspeln. Die Kresse waschen, in einem Salatsieb trockenschleudern und die kleinen Blättchen für den Salat zupfen. Die größeren für den Kressejoghurt aufbewahren. Die Nüsse schälen und halbieren.
2. Salz, Pfeffer, Essig und Öl verrühren, die Schalottenwürfel und die Kohlrabiblätter hinzufügen und die Salatzutaten damit marinieren.
3. Für den Kressejoghurt alle Zutaten und die Kresse in den Mixer geben.
4. Jeweils etwas Kressejoghurt auf 4 Teller verteilen, den Salat locker darüberstreuen und in die Mitte je einen Klecks des restlichen Joghurts geben, mit Erdnüssen bestreuen.

Brunnenkresse mit Kohlrabi-Apfel-Rohkost

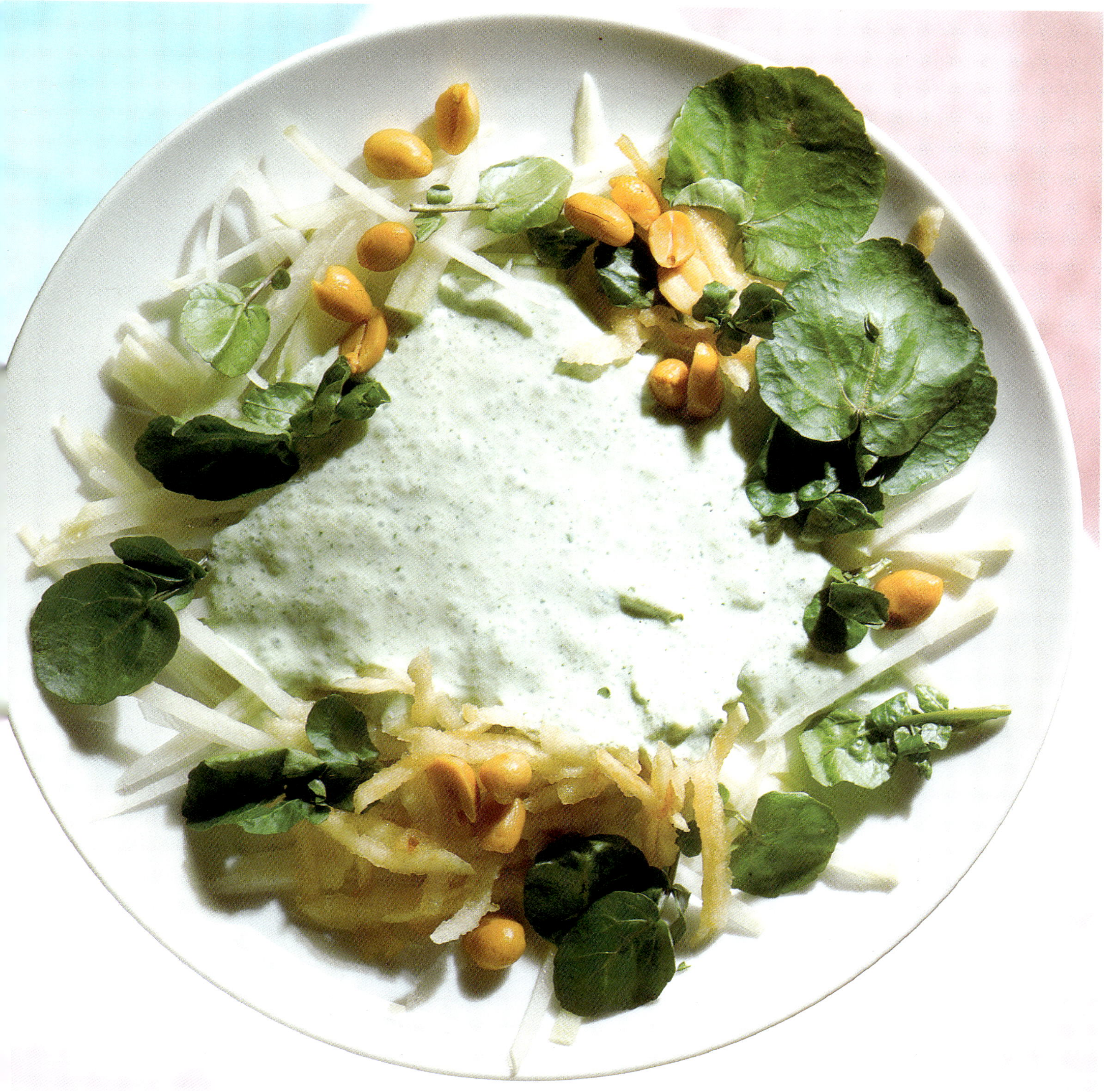

Chinesischer Gemüsereis

¼ l Gemüsebrühe (aus Extrakt)
150 g Kurzzeitreis
150 g Sojasprossen, frisch oder aus dem Glas
2 mittelgroße Möhren
4 Frühlingszwiebeln
3 EL Sojaöl
2 Knoblauchzehen
4 EL trockener Sherry (Fino)
5 EL Sojasauce
Salz
schwarzer Pfeffer aus der Mühle
1 Msp. Cayennepfeffer

1. Die Gemüsebrühe in einem Topf aufkochen, den Kurzzeitreis einstreuen und in 5 Minuten ausquellen lassen.
2. Die Sojasprossen abbrausen und abtropfen lassen. Die Möhren schälen und auf der Gemüsereibe in dünne Scheiben hobeln. Die Frühlingszwiebeln putzen, waschen und in schmale Ringe schneiden.
3. Das Sojaöl in einer breiten Pfanne oder einem Wok erhitzen. Sojasprossen, Möhren und Frühlingszwiebeln darin 10 Minuten dünsten, dabei ab und zu umrühren.
4. Die Knoblauchzehen schälen, dazudrücken, mit Sherry und Sojasauce beträufeln und mit Salz, Pfeffer und Cayennepfeffer kräftig abschmecken.
5. Den Reis untermischen, kurz mit dem Gemüse erhitzen und servieren.

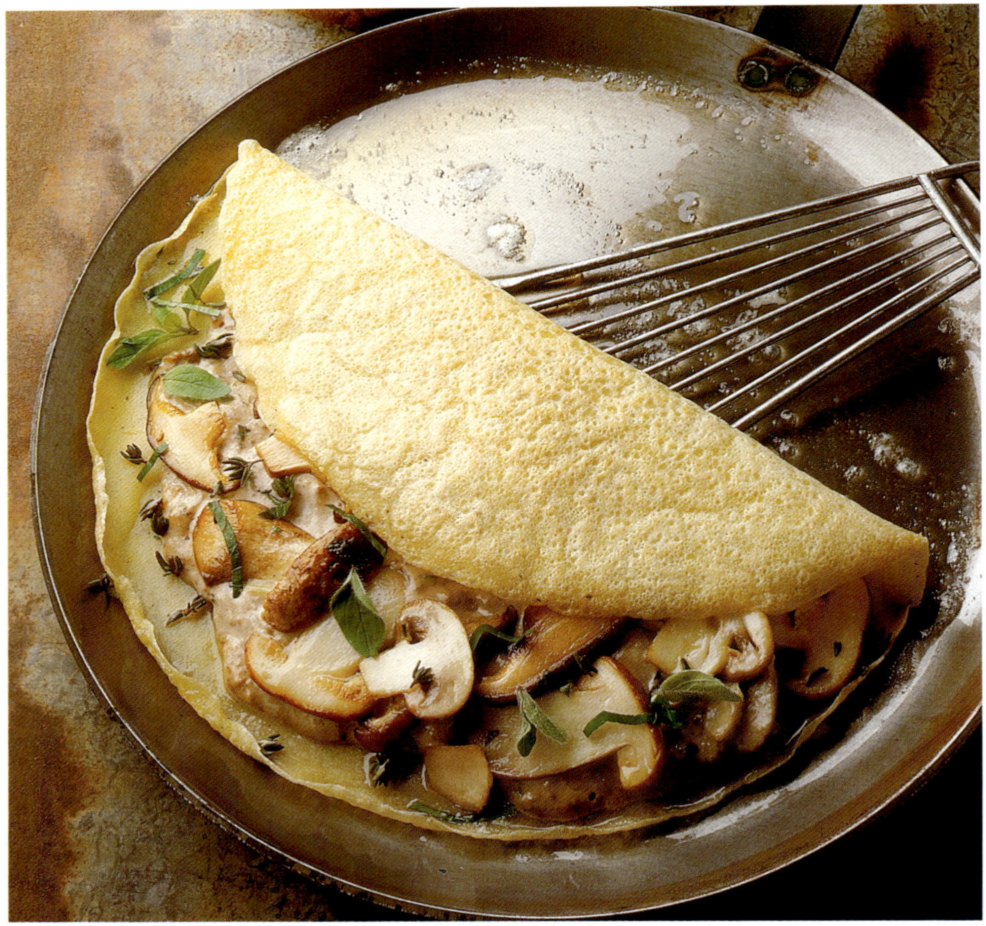

Pilzcrêpes mit Kräutern

Pilzcrêpes mit Kräutern

Teig:
75 g Mehl
⅛ l Wasser
1 großes Ei
30 g Butter
Salz
weißer Pfeffer aus der Mühle
2 Prisen abgeriebene Muskatnuß

Füllung:
200 g Pilze (Pfifferlinge, Steinpilze, Champignons)
1 große Schalotte, gehackt
2 EL Butter
5 EL Sahne
1 TL Oregano, gehackt
1 Prise Thymian, gerebelt
1 EL Petersilie, fein gehackt
weißer Pfeffer aus der Mühle
1 EL Butterschmalz

1. Für den Teig das Mehl in eine Schüssel sieben. Eine Mulde machen. Zwei Drittel des Wassers mit dem Ei verquirlen, hineingeben und alles gut mischen. Die Butter leicht erwärmen, bis sie flüssig wird. Unter den Teig ziehen und diesen mit Salz, Pfeffer und Muskat abschmecken. Der Teig soll dünnflüssig

sein. Eventuell noch etwas Wasser nachgießen. Den Teig 1 Stunde bei Raumtemperatur ruhen lassen.

2. Für die Füllung die Pilze mit Küchenpapier sorgfältig säubern. Den unteren Teil der Stengel abschneiden. Die Pilze sollten nach Möglichkeit nicht gewaschen und dürfen auf keinen Fall ins Wasser gelegt werden.
3. Die Schalotte in 1 TL Butter glasig braten. Mit 2 Eßlöffeln Sahne ablöschen. Die Mischung mit 40 g Pilzen im Mixer pürieren.
4. Die restliche Butter in einer großen Pfanne erhitzen. Die Pilze hineingeben und unter ständigem Rühren 5–7 Minuten bei starker Hitze braten. Den Oregano, den Thymian und die Petersilie zugeben, mit Salz und Pfeffer abschmecken und beiseite stellen.
5. Eine kleine, beschichtete Bratpfanne mit wenig Butterschmalz ausstreichen und dieses heiß werden lassen. Etwas Teig hineingeben, kurz anbacken, wenden und auf der zweiten Seite ebenfalls goldgelb backen. Insgesamt 4 Crêpes zubereiten.
6. Inzwischen das Pilzpüree zu den Pilzen geben. Diese erwärmen, aber nicht kochen lassen. Die Crêpes mit den Pilzen belegen, überschlagen und sofort auf heißen Tellern servieren.

TIP

Je nach Mehlsorte muß man mehr oder weniger Flüssigkeit zum Teig geben. Je flüssiger der Teig, um so zarter und dünner werden die Crêpes dann beim Backen.

Matjes-Tatar auf Apfelscheiben

1 kleiner Apfel (Cox Orange)
1 Fleischtomate
1 kleine Zwiebel
1 mittelgroße Essiggurke
2 zarte Matjesfilets (je ca. 80 g)
1 TL gehackter Dill
1 EL Salatmayonnaise (50%)
schwarzer Pfeffer aus der Mühle
1 großer, säuerlicher Apfel
4 Zweige Dill

1. Den Apfel schälen, halbieren und das Kernhaus entfernen. Die Tomate kurz blanchieren, die Haut abziehen und Stengelansätze und Kerne entfernen. Apfel, Tomate, geschälte Zwiebel und Essiggurke würfeln.
2. Die Matjesfilets mit einem Wiegemesser oder einem breiten Messer fein wiegen, mit den kleingeschnittenen Zutaten und dem Dill vermischen. Die Salatmayonnaise unterrühren. Würzig mit Pfeffer abschmecken.
3. Den Apfel schälen, das Kerngehäuse ausstechen und den Apfel in 1 cm dicke Scheiben schneiden.
4. Auf jede Apfelscheibe einen Eßlöffel Matjestatar häufen und mit einem Dillzweig garnieren.

TIP

Für 4 Personen ein leichtes Abendessen. Man kann das Tatar auch auf Vollkornbrot anrichten. Je zarter die Matjes, um so feiner das Tatar.

Matjes-Tatar auf Apfelscheiben

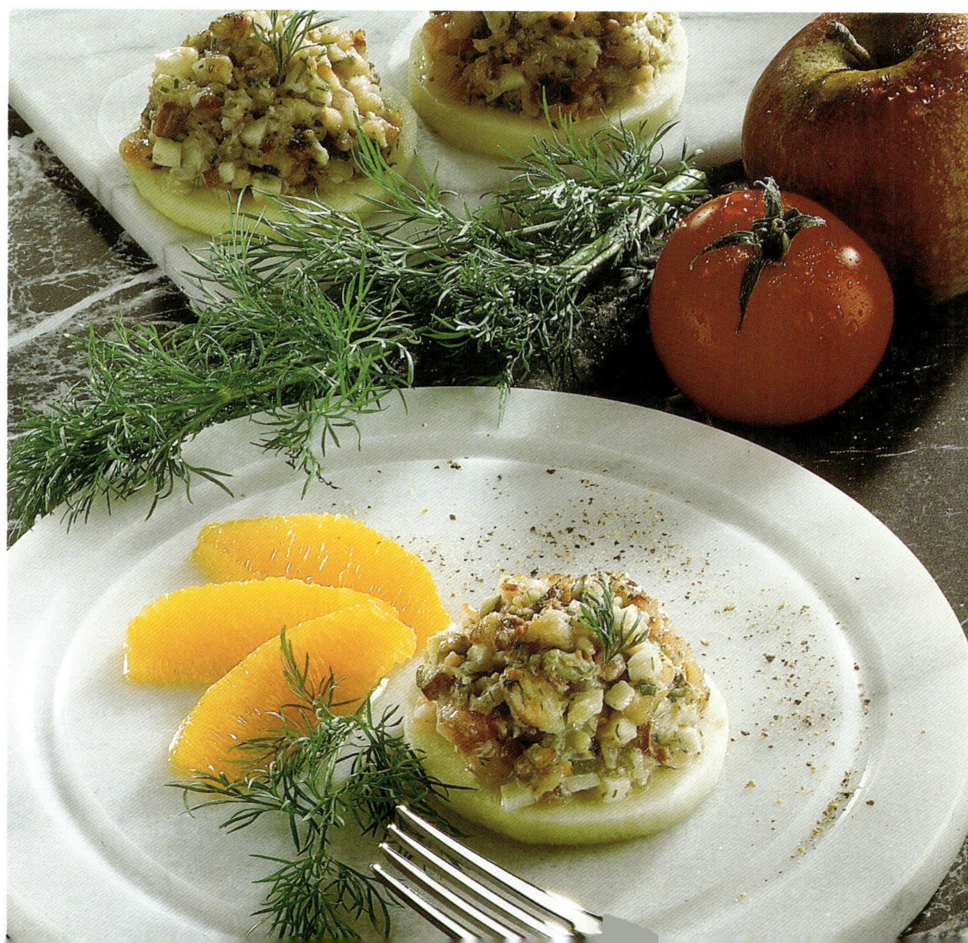

Griechischer Hirtensalat

1 Kopf grüner Salat
2 rote oder grüne Paprikaschoten
6 kleine Tomaten (ca. 500 g)
200 g Feta (griechischer Schafskäse)
2 kleine Zwiebeln
100 g schwarze Oliven
1 Salatgurke

Sauce:
2 EL Weinessig
Salz
schwarzer Pfeffer aus der Mühle
4 EL Olivenöl

1. Die gewaschenen Salatblätter im Salatsieb trockenschleudern und in mundgerechte Stücke zerteilen. Die gewaschenen Paprikaschoten entkernen und in Streifen schneiden, die Tomaten vierteln. Den Käse in große Würfel schneiden. Die Oliven entsteinen. Die geschälten Zwiebeln in Scheiben, die gewaschene Gurke der Länge nach in Streifen schneiden.
2. Alle Salatzutaten in einer Schüssel miteinander vermischen.
3. Für die Sauce erst den Essig mit Salz und Pfeffer verrühren, bis sich das Salz aufgelöst hat. Dann das Öl unterschlagen. Die Sauce kurz vor dem Auftragen über dem Salat verteilen.

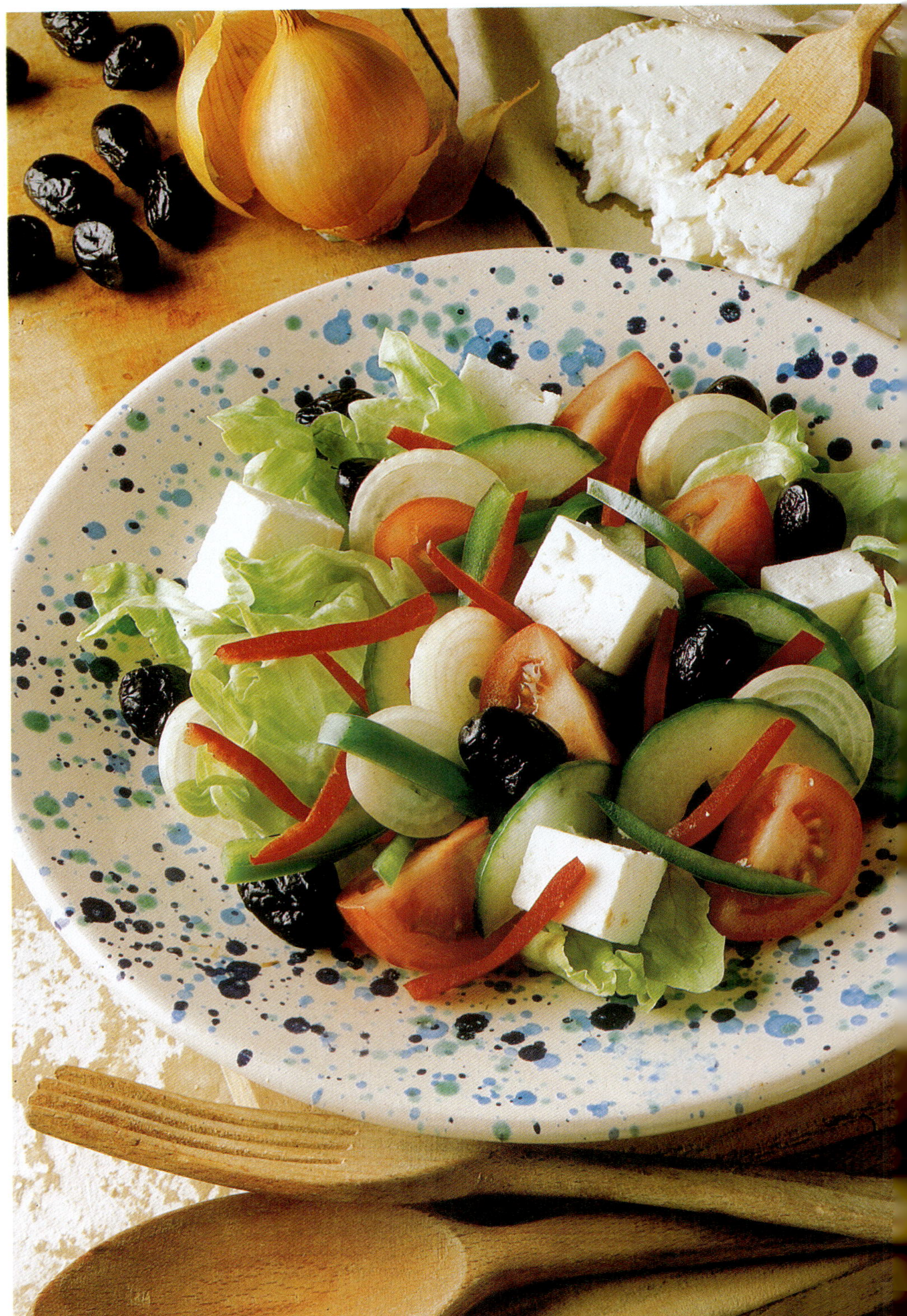

Griechischer Hirtensalat

Mozzarella-Tomaten-Toast

2 große Fleischtomaten
2 Kugeln Mozzarella (je ca. 150 g)
4 Scheiben Vollkorntoast
2 EL Knoblauchbutter
Salz
schwarzer Pfeffer aus der Mühle
1 TL Oregano, getrocknet
½ Bund Basilikum zum Garnieren

1. Tomaten waschen und ohne Stengelansatz quer in ½ cm dicke Scheiben schneiden.
2. Mozzarella in ebenso dicke Scheiben schneiden.
3. Das Toastbrot im Toaster rösten und mit der Butter bestreichen.
4. Den Backofen oder Grill auf 250°C vorheizen.
5. Tomaten- und Mozzarellascheiben abwechselnd schuppenartig auf das Brot legen. Mit Salz, Pfeffer und Oregano würzen und 10 Minuten überbacken, bis der Käse anfängt zu schmelzen. Mit Basilikumblättchen garniert servieren.

Erbsensuppe mit Minze

3 ½ EL Butter
1 EL gehackte Zwiebeln
1 EL Selleriewürfel
1 EL geschnittener Porree
1 EL Mehl
0,6 l Fleischbrühe
Salz
150 g frische grüne Erbsen (ersatzweise tiefgefrorene)
100 g Sahne
1 Scheibe Toast
½ EL gehackte Pfefferminzblätter

1. 1 Eßlöffel Butter zerlassen. Das Gemüse darin dünsten. Das Mehl darüberstäuben und andünsten, mit 0,5 l Brühe auffüllen, mit einem Schneebesen glattrühren und zum Kochen bringen. Bei schwacher Hitze 20–25 Minuten kochen, mit etwas Salz würzen.
2. Die Erbsen in der restlichen Brühe ca. 8 Minuten kochen, dann pürieren und durch ein Sieb streichen. Die Suppe ebenfalls durch ein Sieb passieren, das Erbsenpüree und die Sahne zufügen. Dann ½ Eßlöffel Butter unter die Suppe rühren, alles gut mischen und nochmals aufkochen.
3. Die Brotwürfel in der restlichen Butter rösten.
4. Die Suppe mit den gehackten Pfefferminzblättern bestreut anrichten. Die Croûtons separat dazu servieren.

TIP

An heißen Tagen kann diese Suppe als kalte Köstlichkeit serviert werden.

Erbsensuppe mit Minze

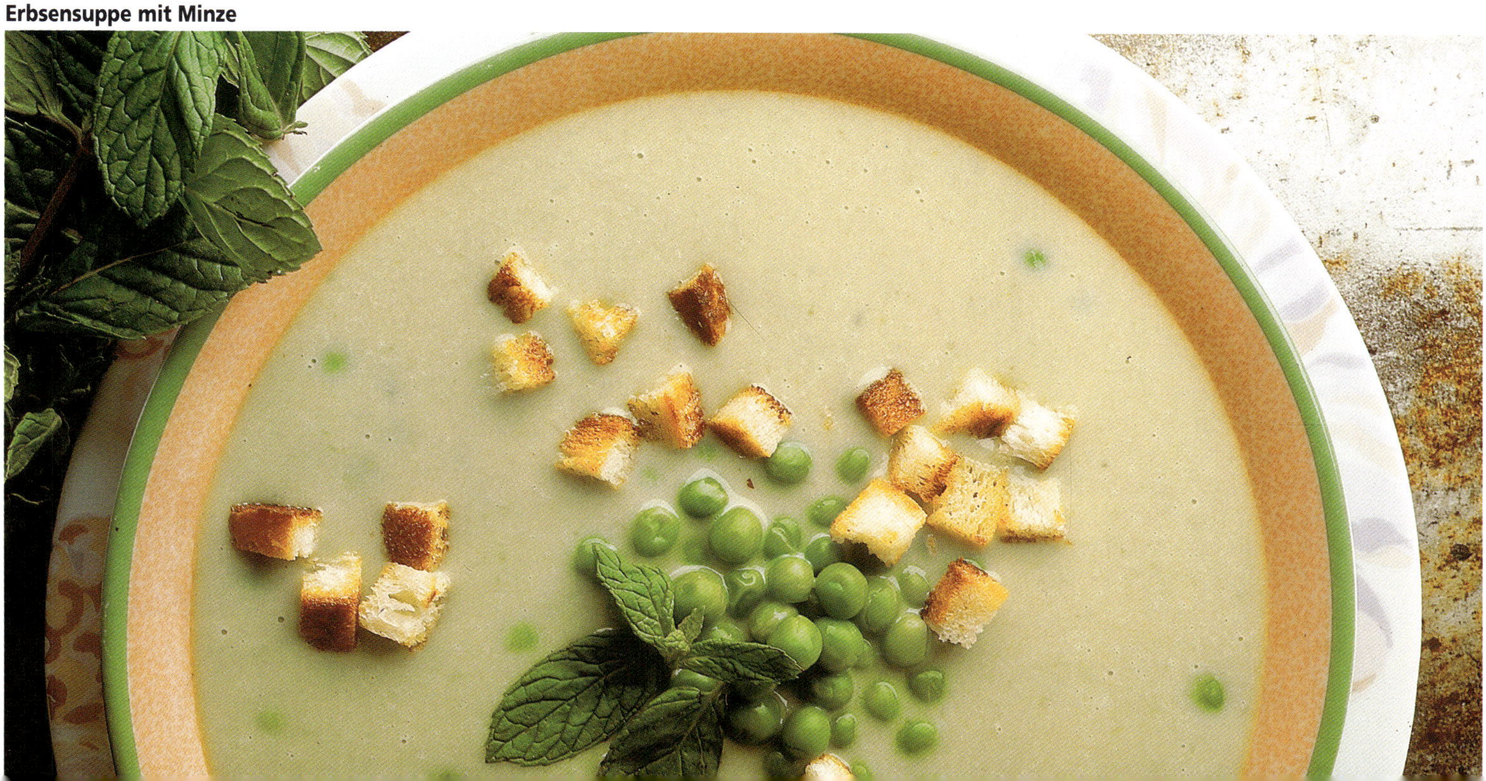

Tortilla mit Frühlingsgemüse

500 g dünner grüner Spargel
1 große, mehligkochende Kartoffel (150 g)
1 Möhre
2 EL Butter
2 EL Pflanzenöl
100 g zarte grüne TK-Erbsen
Salz
schwarzer Pfeffer aus der Mühle
8 Eier

1. Den Spargel gut waschen und die grünen Kopfenden bis zum holzigen Ansatz in 1 cm dicke Scheiben schneiden. Die Kartoffel schälen, die Möhre putzen und beide in sehr feine Scheiben schneiden.
2. In einer großen, kunststoffbeschichteten Pfanne 1 Eßlöffel Butter und 1 Eßlöffel Öl erhitzen. Die Kartoffel- und Möhrenscheiben unter ständigem Wenden mit einem Holzlöffel 10 Minuten darin anbraten, ohne Farbe annehmen zu lassen. Die restliche Butter, die Spargelstücke und die Erbsen hinzugeben. Weitere 10 Minuten unter Rühren durchbraten. Mit Salz und Pfeffer würzen. Das Gemüse soll noch einen festen Biß haben.
3. Die Eier mit etwas Salz in einer Schüssel mit dem Schneebesen gründlich verquirlen, so daß Eigelb und Eiweiß gut vermischt sind. Über das Gemüse gießen und die Eimasse ständig umrühren, bis sie zu stocken beginnt. Dann die Tortilla unter gelegentlichem Schütteln der Pfanne bei leichter Hitze zugedeckt von der Unterseite goldgelb backen. Es soll keine flüssige Eimasse mehr vorhanden sein, wenn die Tortilla gewendet wird. Auf einen großen Teller oder Deckel gleiten lassen und wenden.
4. Das restliche Öl in die Pfanne geben und die Tortilla von der zweiten Seite goldgelb backen. Dann in Stücke teilen und anrichten.

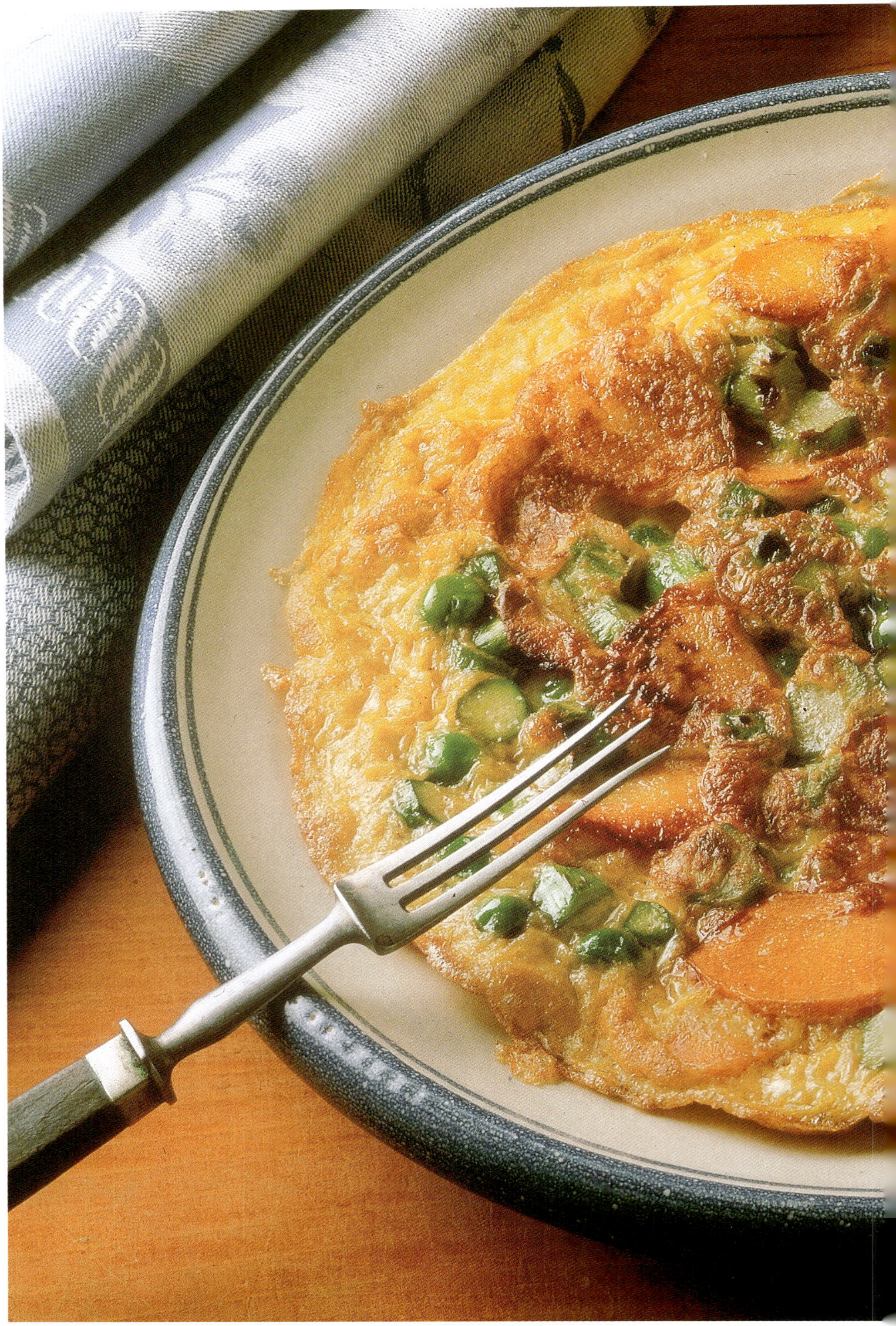

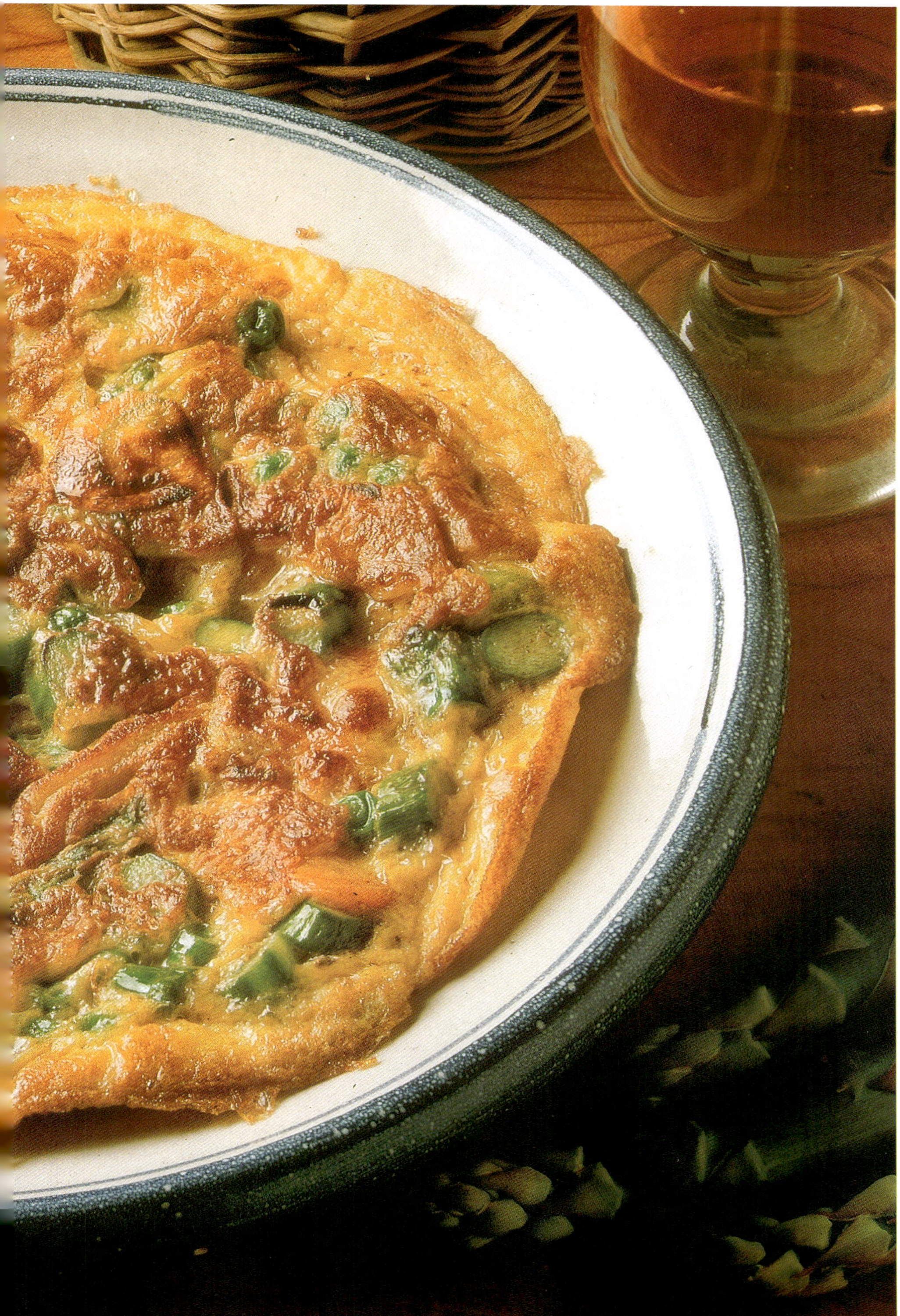

TIP

Eine Tortilla schmeckt sowohl warm als auch kalt gleich gut. Anstelle der hier genannten Gemüse eignen sich auch andere Frühlingsgemüsesorten. Nur die Kartoffel sollte grundsätzlich immer dabei sein.

Tomatensuppe mit Fleischklößchen

Suppe:
1 Dose geschälte Tomaten (850 g)
50 g durchwachsener Speck
1 Zwiebel
1 Möhre
1 Stange Staudensellerie
1 EL Olivenöl
1 EL gehackte Petersilie
1 Zweig frischer Oregano oder
1 Msp. getrockneter Oregano
Salz
schwarzer Pfeffer aus der Mühle
1 EL Butter zum Binden

Fleischklößchen:
100 g Beefsteakhackfleisch
50 g Schweinehackfleisch
1 kleines Ei, verquirlt
Salz
schwarzer Pfeffer aus der Mühle
1 EL gehackte Petersilie
3 EL Semmelbrösel
$^1/_2$ TL abgeriebene Schale von 1 unbehandelten Zitrone

1. Für die Suppe die Tomaten zum Abtropfen auf ein Sieb geben, den Saft auffangen. Die Tomaten anschließend in Stücke schneiden.
2. Den Speck in kleine Würfel schneiden. Zwiebel und Möhre schälen und wür-

Tortilla mit Frühlingsgemüse

feln, die Selleriestange in Stücke schneiden.

3. Das Öl in einem Topf erhitzen und den Speck darin glasig braten. Zwiebel, Möhre, Sellerie und Petersilie hinzufügen und mit anrösten. Die Tomatenstücke hinzugeben und mit etwas Oregano würzen. Den Tomatensaft und 1 l Wasser dazugießen und die Suppe 20 Minuten lang bei schwacher Hitze köcheln lassen.
4. Die Tomatensuppe durch ein Sieb passieren und mit Salz und Pfeffer abschmecken.
5. Für die Fleischklößchen alle Zutaten zu einem glatten Teig verkneten und mit nassen Händen kleine Klößchen formen. In der Tomatensuppe gar ziehen lassen.
6. Zum Schluß die Butter in die Suppe schlagen. Nach Belieben mit frischem Oregano bestreut servieren.

Vollkornnudeln mit Wildkräutern

300 g Vollkornsphagetti
Salz
100 g gemischte Wildkräuter (z.B. junger Löwenzahn, Vogelmiere, Sauerampfer, Rucola und Gänseblümchen) oder andere frische Kräuter nach Belieben
20 g Butter
1 Schalotte, gehackt
1 Knoblauchzehe, gehackt
schwarzer Pfeffer aus der Mühle
2 EL geriebener Parmesan
30 g geröstete Sonnenblumenkerne

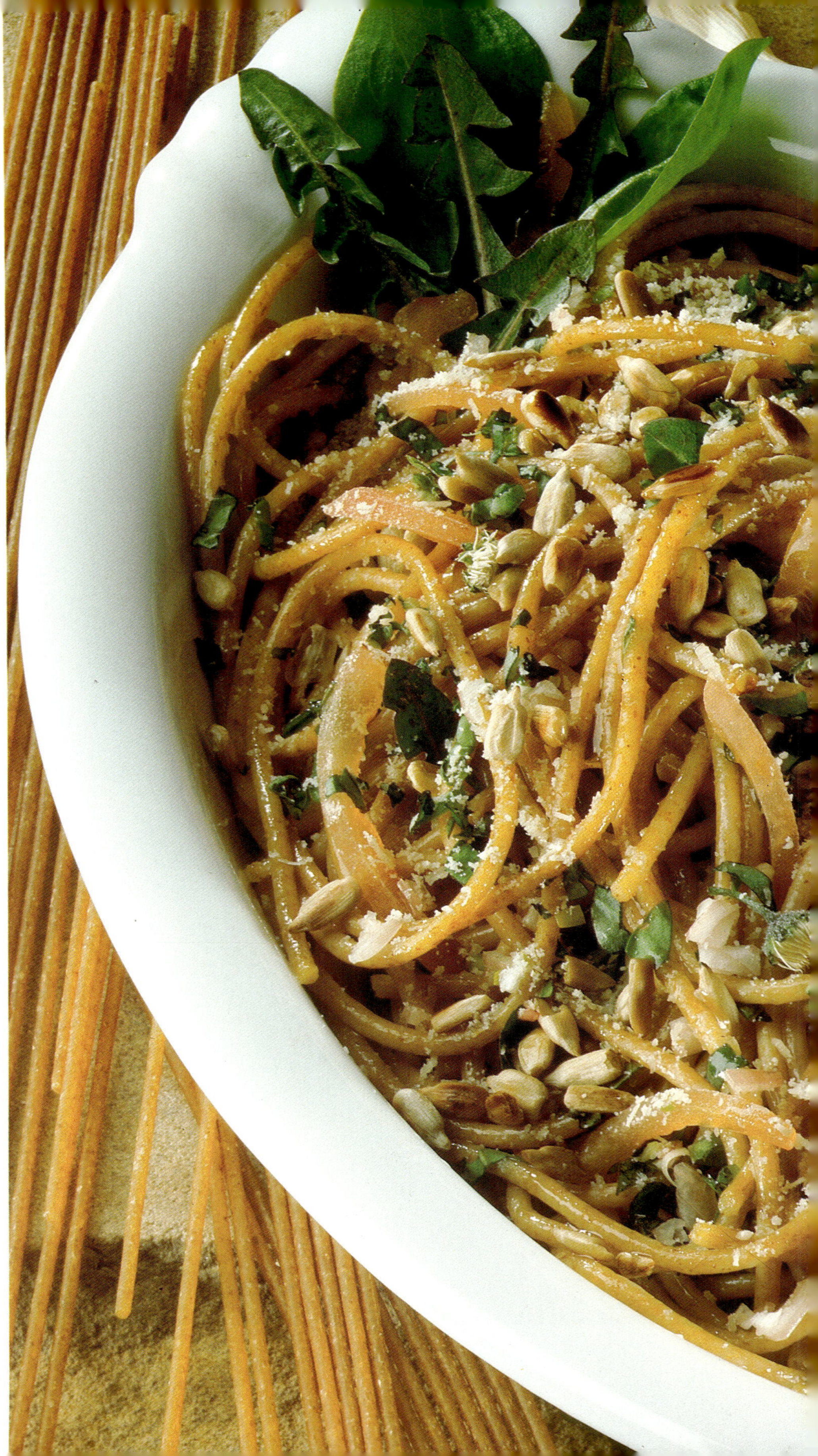

Vollkornnudeln mit Wildkräutern

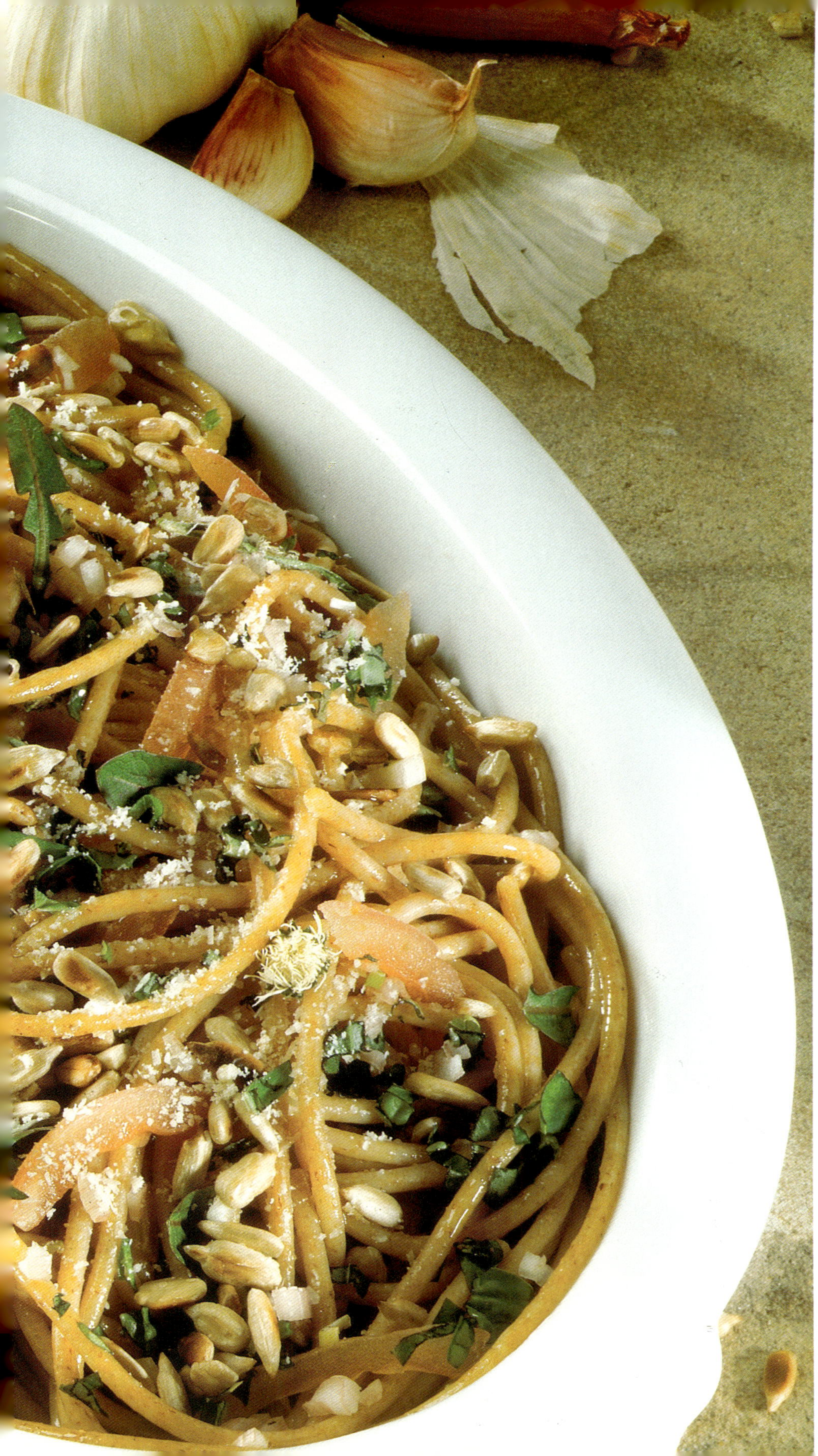

1. Die Vollkornnudeln in 2 Liter kochendem Salzwasser nach Anweisung auf der Packung al dente kochen.
2. In dieser Zeit die Wildkräuter waschen, verlesen, gegebenenfalls harte Stiele und Blätter entfernen. Kräuter grob hacken. Wichtig ist die Verwendung frischer, makelloser Kräuter, denn sie sind ausschlaggebend für den Wohlgeschmack dieses Gerichts.
3. Die Butter in einer großen, beschichteten Pfanne erhitzen und die Schalotten- und Knoblauchwürfel darin glasig braten. Die Wildkräuter hinzufügen, salzen und pfeffern und kurz durchschwenken.
4. Die Nudeln auf einen Durchschlag schütten, gut abtropfen lassen und dann sofort in die Pfanne zu den Kräutern geben. Mit Parmesan bestreuen und alles mit Hilfe von zwei Kochlöffeln locker miteinander vermischen. Die Vollkornnudeln auf vorgewärmte Teller verteilen und mit den gerösteten Sonnenblumenkernen bestreut servieren.

Gefüllte, gratinierte Pellkartoffeln

4 mittelgroße, mehligkochende Kartoffeln (à 200 g)
1 aromatische, vollreife Birne
etwas Zitronensaft
80 g Roquefort (50% F. i. Tr.)
1 EL Birnengeist
Salz
schwarzer Pfeffer aus der Mühle

1. Den Backofen auf 220 °C vorheizen.
2. Die Kartoffeln mit einer Bürste gründlich waschen und mit Küchenpapier gut abtrocknen. Auf den Grillrost legen und auf der mittleren Schiene in etwa 40 Minuten gar backen.

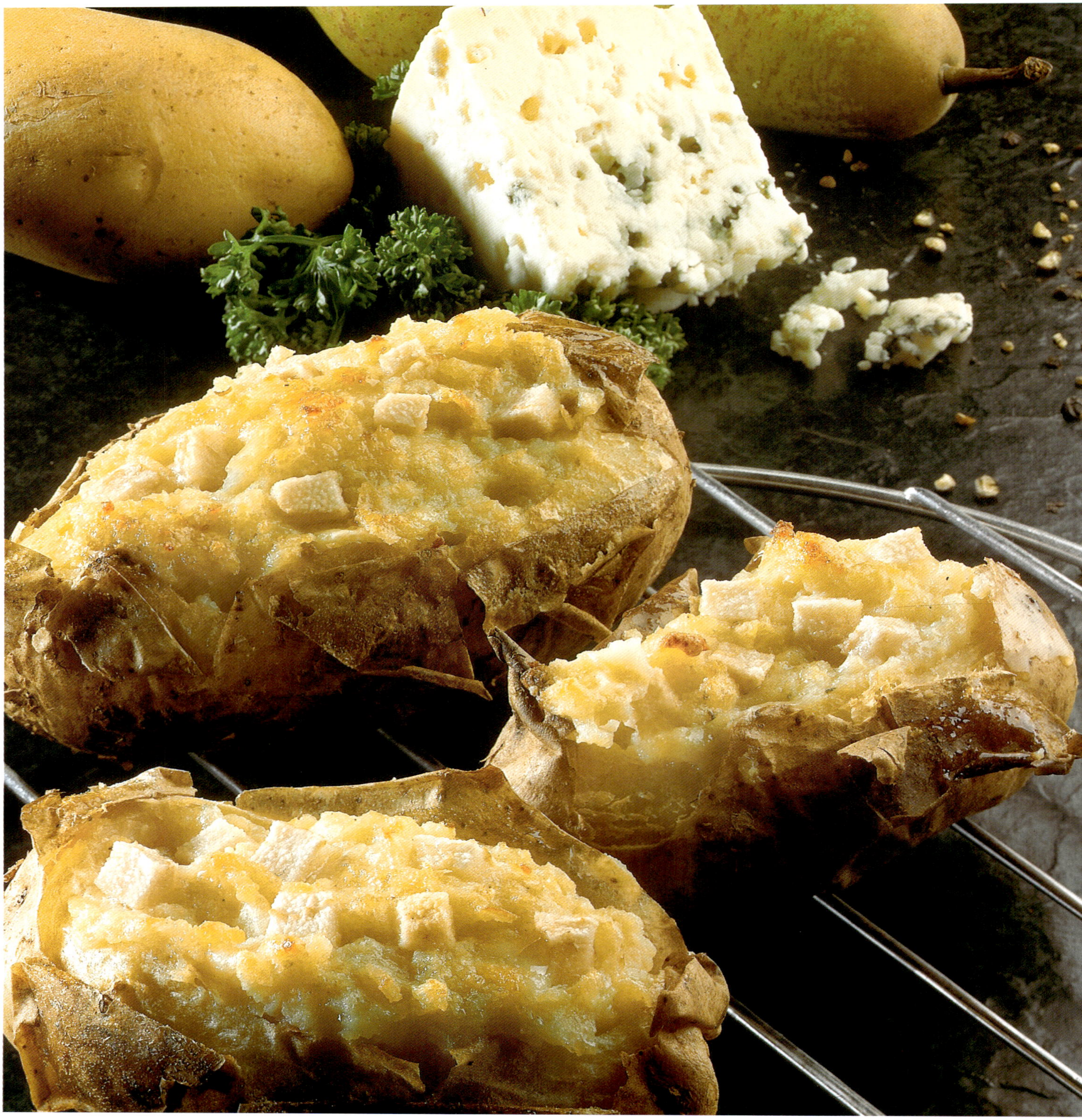

3. Die Birne schälen, halbieren, entkernen und in kleine Würfel schneiden. Mit Zitronensaft beträufeln.
4. Die gebackenen, weichen Kartoffeln in der Mitte kreuzweise einschneiden. Die Schale etwas abziehen und das Kartoffelfleisch mit einem Teelöffel vorsichtig herauslösen, dabei einen schmalen Rand lassen.
5. Das ausgelöste Kartoffelfleisch mit einer Gabel zu Püree zerdrücken oder mit dem Stabmixer pürieren. Nach und nach den Roquefort stückchenweise dazugeben. Zum Schluß die Birnenwürfel unter das Kartoffelpüree mischen und mit Birnengeist, Salz und Pfeffer herzhaft abschmecken.
6. Das Püree in die Kartoffeln füllen und sie nebeneinander auf eine feuerfeste Platte setzen.
7 Die Kartoffeln im Backofen auf der oberen Schiene noch 5–7 Minuten überbacken.

Linsencremesuppe

200 g Linsen
2 Möhren
1 große Zwiebel (100 g)
1 EL Butter
1 Schinkenknochen ohne Fett
1 Zweig Selleriekraut
1 Lorbeerblatt
1 TL gehacktes Bohnenkraut
2 Knoblauchzehen
1 l Fleischbrühe
Salz
Pfeffer aus der Mühle
100 g Schinken am Stück oder am Knochen
2 Scheiben Weißbrot
1 EL Butter
175 g Sahne
evtl. 1 EL gehackte Petersilie

1. Die Linsen gut waschen, in eine Schüssel geben, mit abgekochtem Wasser oder Mineralwasser bedecken und über Nacht einweichen.
2. Die Möhren schälen und in Scheiben schneiden. Zwiebel hacken.
3. Die Zwiebel in 1 Eßlöffel Butter in einem hohen Kochtopf glasig dünsten.
4. Die Möhren hinzufügen und kurz mitdünsten.
5. Die Linsen samt dem Einweichwasser sowie den Schinkenknochen, das Selleriekraut, das Lorbeerblatt, das Bohnenkraut, den durchgepreßten Knoblauch sowie die kalte Fleischbrühe zu den Möhren geben.
6. Die Suppe langsam aufkochen und dabei mehrmals abschäumen. Halb zugedeckt bei schwacher Hitze etwa 15 Minuten ziehen lassen, bis die Linsen gar sind. Wenn sich Fettaugen auf der Suppenoberfläche bilden, diese mit einem Löffel oder saugfähigem Küchen-

Links: Gefüllte, gratinierte Pellkartoffeln

Unten: Linsencremesuppe

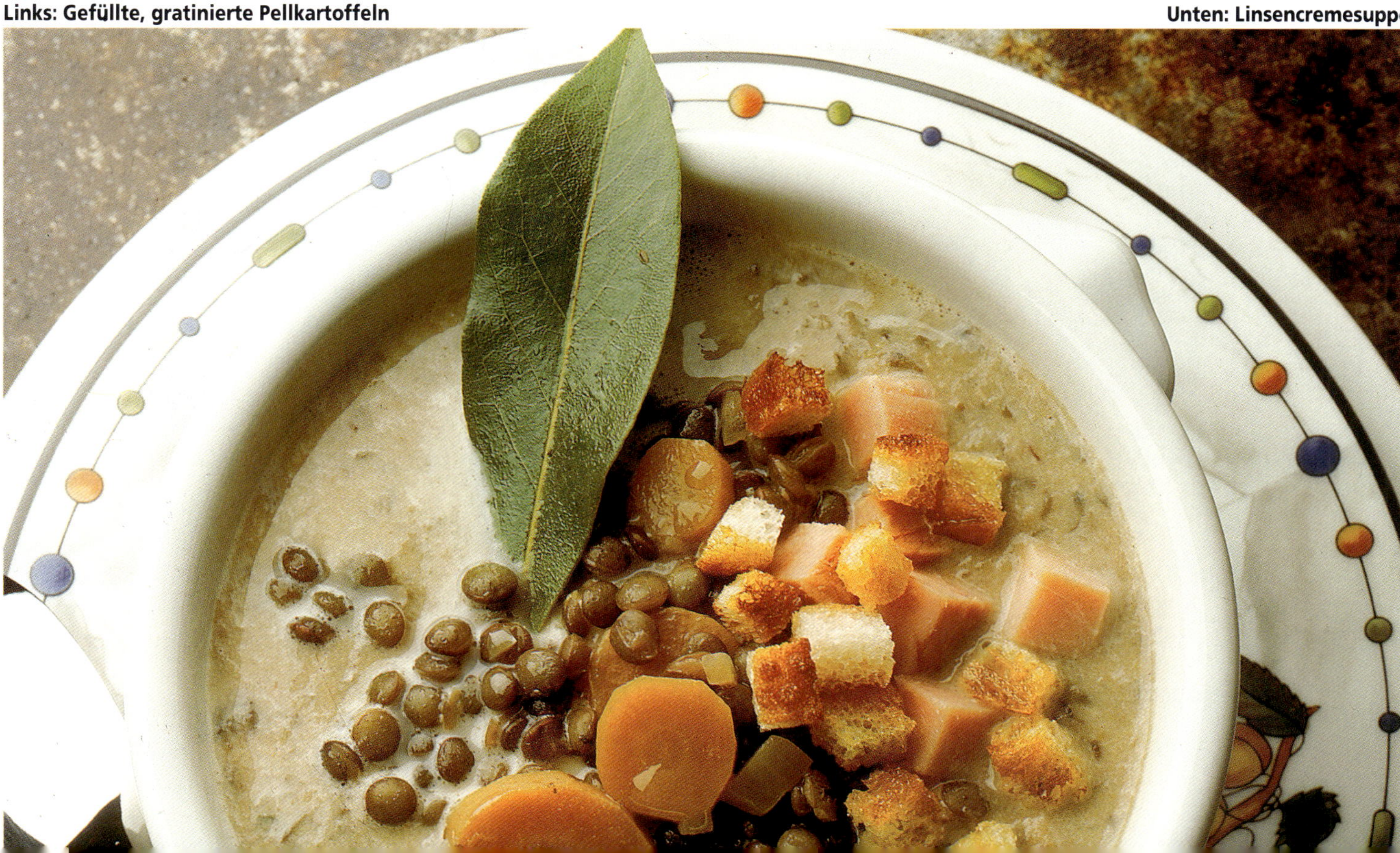

krepp entfernen. Zwei Schaumkellen voll Linsen abschöpfen und in einer Schüssel beiseite stellen.

7. Den Schinkenknochen, das Lorbeerblatt und den Selleriezweig aus der Suppe entfernen. Die Suppe mit dem Stabmixer pürieren und mit Salz und Pfeffer abschmecken.
8. Den Schinken in kleine Würfel schneiden, zur Suppe geben und ca. 5–10 Minuten darin ziehen lassen. Inzwischen das Brot klein würfeln und in der restlichen Butter knusprig braten.
9. Die Sahne und die ganzen Linsen zur Suppe geben und nochmals zum Sieden bringen. In Suppentassen oder -tellern anrichten, mit den Brotwürfeln und nach Belieben mit Petersilie bestreuen.

Tomaten, mit Schafskäse gefüllt

8 kleine, vollreife Tomaten
Salz
schwarzer Pfeffer aus der Mühle
1 Zwiebel
2 Knoblauchzehen
1 Zweig Thymian
1 Zweig Oregano
2 Stengel Petersilie
100 g Schafskäse
1 Ei
1 EL Semmelbrösel
1 EL Olivenöl

1. Von den Tomaten eine Kappe abschneiden und beiseite legen. Die Früchte mit einem kleinen Löffel aushöhlen. Innen mit Salz und Pfeffer würzen.
2. Den Backofen auf 200 °C vorheizen.

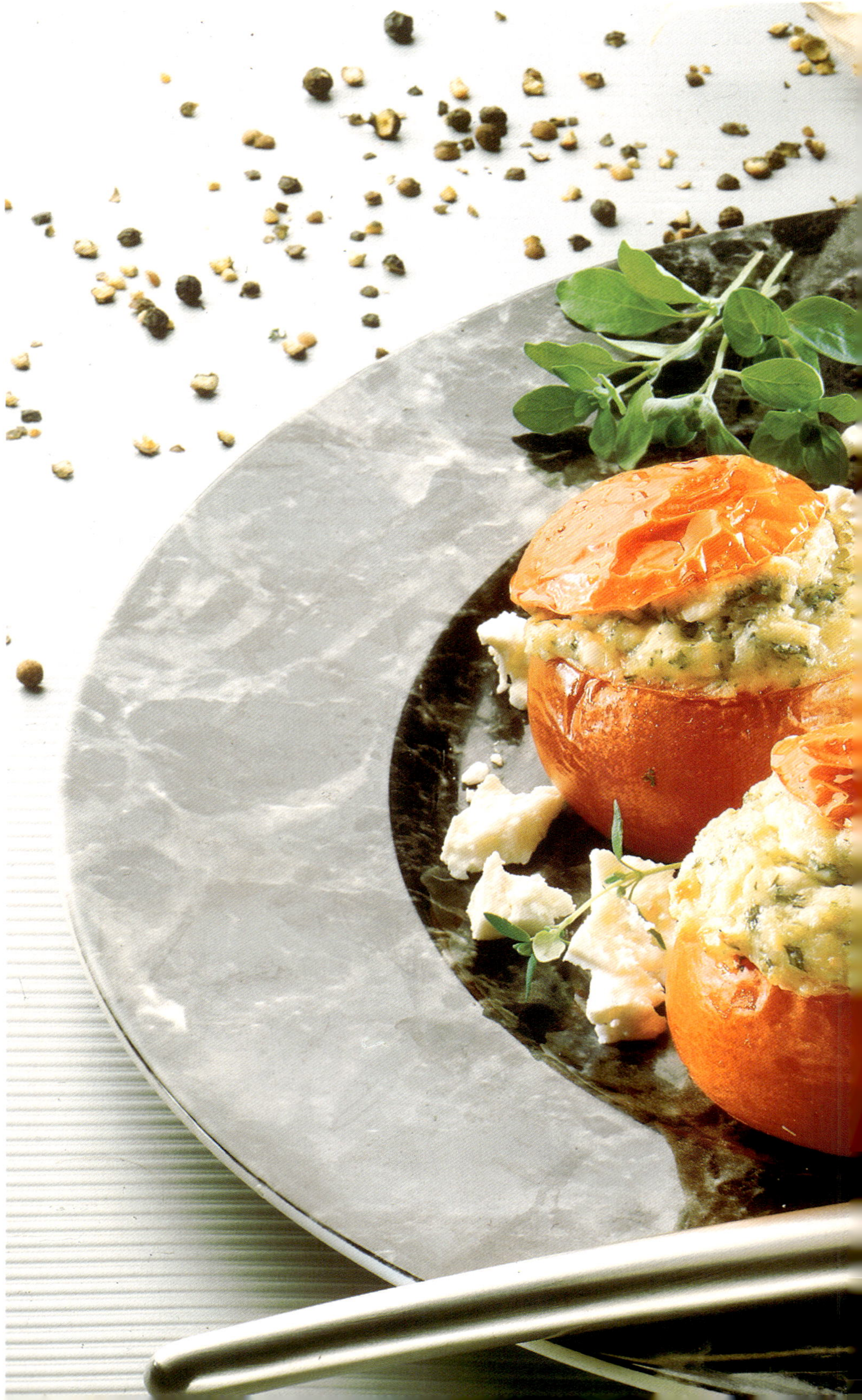

Tomaten, mit Schafskäse gefüllt

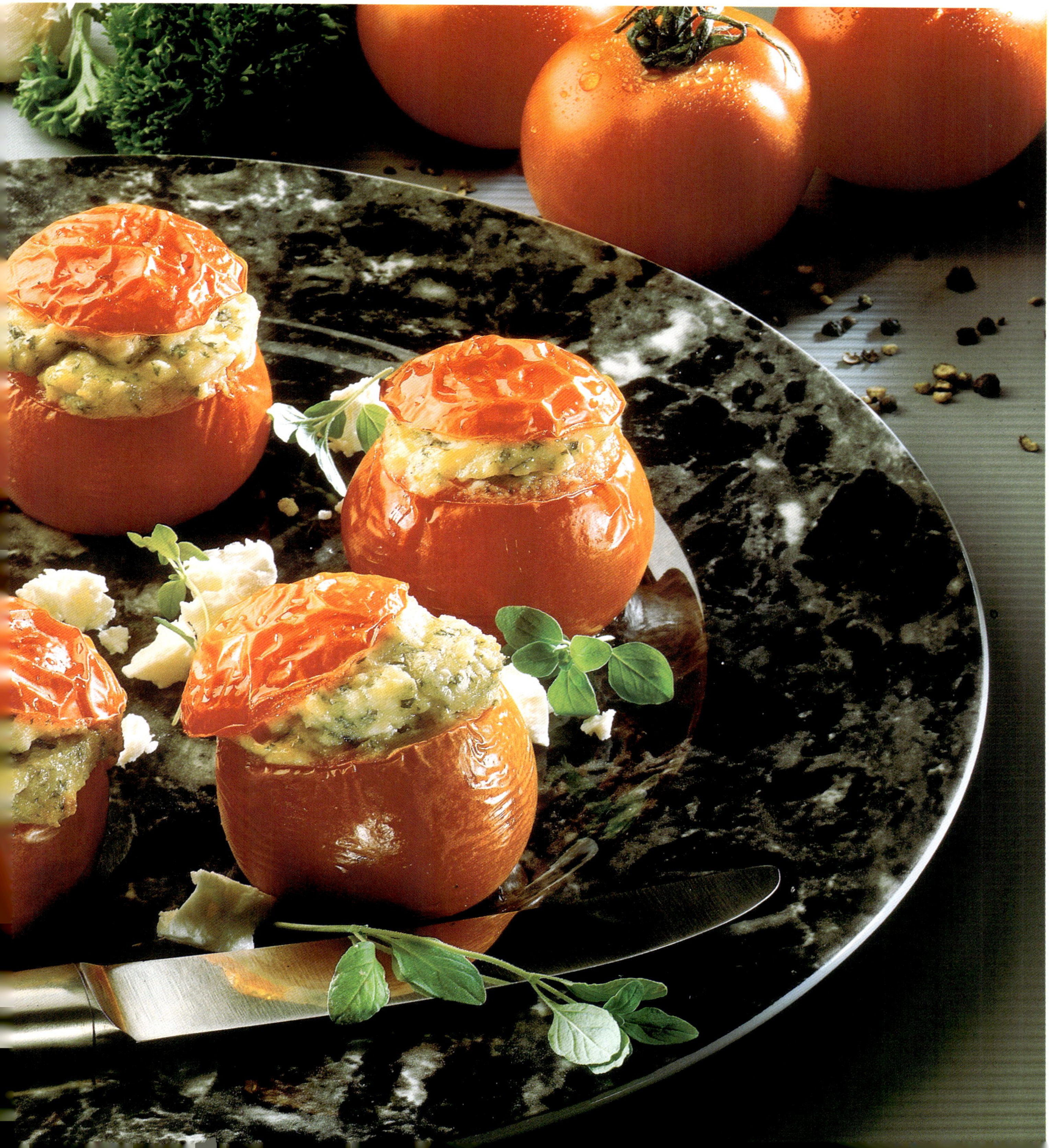

3. Für die Füllung Zwiebel und Knoblauch schälen und in kleine Würfel schneiden. Vom Thymian und Oregano die Blätter abzupfen und gemeinsam mit der Petersilie fein hacken. Den Schafskäse mit einer Gabel fein zerdrücken oder im Mixer pürieren. Ei und Semmelbrösel hinzufügen und mit den übrigen Zutaten zu einer glatten Creme verrühren. Bei Bedarf mit Salz und Pfeffer abschmecken.
4. Die Masse in die Tomaten füllen, mit den Deckeln bedecken, mit Öl bepinseln und nebeneinander in eine gefettete Auflaufform setzen. Auf der mittleren Schiene in etwa 25–30 Minuten überbacken.

Geflügelsalat

300 g gekochtes Geflügelfleisch (Brust von Huhn oder Puter)
2 Kiwis
1 Mango
1 rosa Grapefruit

Marinade:
1 TL Zucker
Saft von 1 Zitrone
Saft von 1 Orange
6 EL Crème fraîche
2 EL Rum
schwarzer Pfeffer aus der Mühle
einige frische Minzeblätter

1. Das Geflügelfleisch in feine Streifen schneiden. Die Kiwis und die Mango schälen, das Fruchtfleisch der Mango um den flachen Kern herum abschneiden. Die Früchte in Scheiben schneiden, den heraustretenden Saft auffangen. Die Grapefruit dick abschälen, so daß die weiße Haut mit entfernt wird,

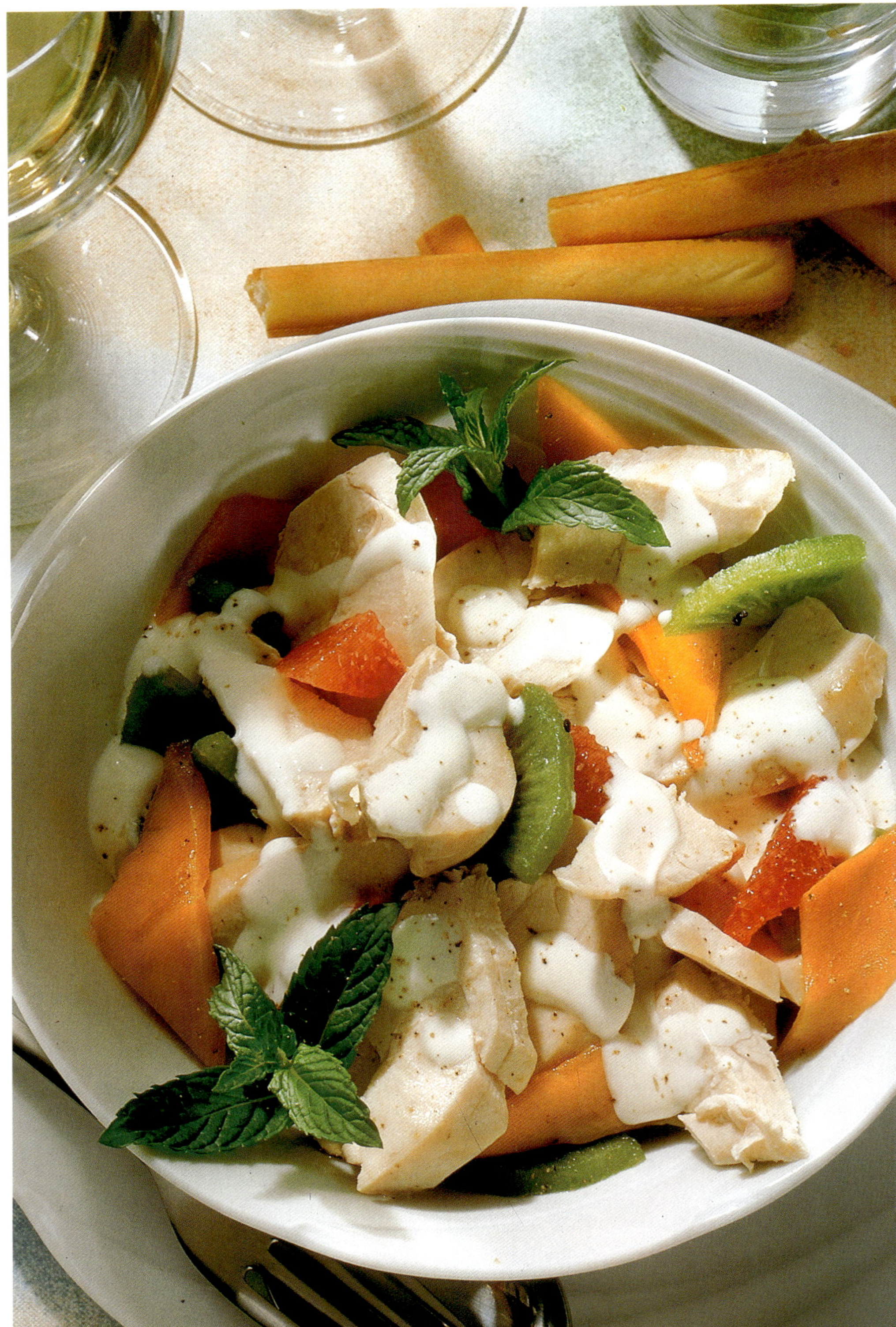

Geflügelsalat

dann in Würfel schneiden und den Saft ebenfalls auffangen.

2. Alle Zutaten in einer Schüssel vermischen.
3. Für die Marinade den Zucker in dem Zitronen- und Orangensaft auflösen und diesen Saft unter Rühren an die Crème fraîche geben. Den Rum und den aufgefangenen Saft von Kiwi, Mango und Grapefruit hinzufügen. Mit Pfeffer und streifig geschnittener Minze würzen.
4. Die Marinade über die Salatzutaten gießen und alles vermischen. Mit einem Minzezweiglein garnieren.

Broccolicremesuppe mit Pinienkernen

600 g Tiefkühl-Broccoli, aufgetaut
2 EL Butter
1 mittelgroße Zwiebel, fein gehackt
2 Knoblauchzehen
3/4 l Fleischbrühe (aus Extrakt)
200 g Sahne
Salz
schwarzer Pfeffer aus der Mühle
1 TL frischer oder
1/2 TL getrockneter Oregano
3 EL Pinienkerne

1. Broccoli grob zerschneiden. Ein paar schöne kleine Röschen beiseite legen.
2. Die Hälfte der Butter in einem Suppentopf erhitzen, Broccolistücke und die Zwiebelwürfel darin 5 Minuten dünsten.
3. Den Knoblauch schälen und dazudrücken. Die Fleischbrühe und die Sahne dazugießen und aufkochen. Zugedeckt 15 Minuten köcheln lassen.

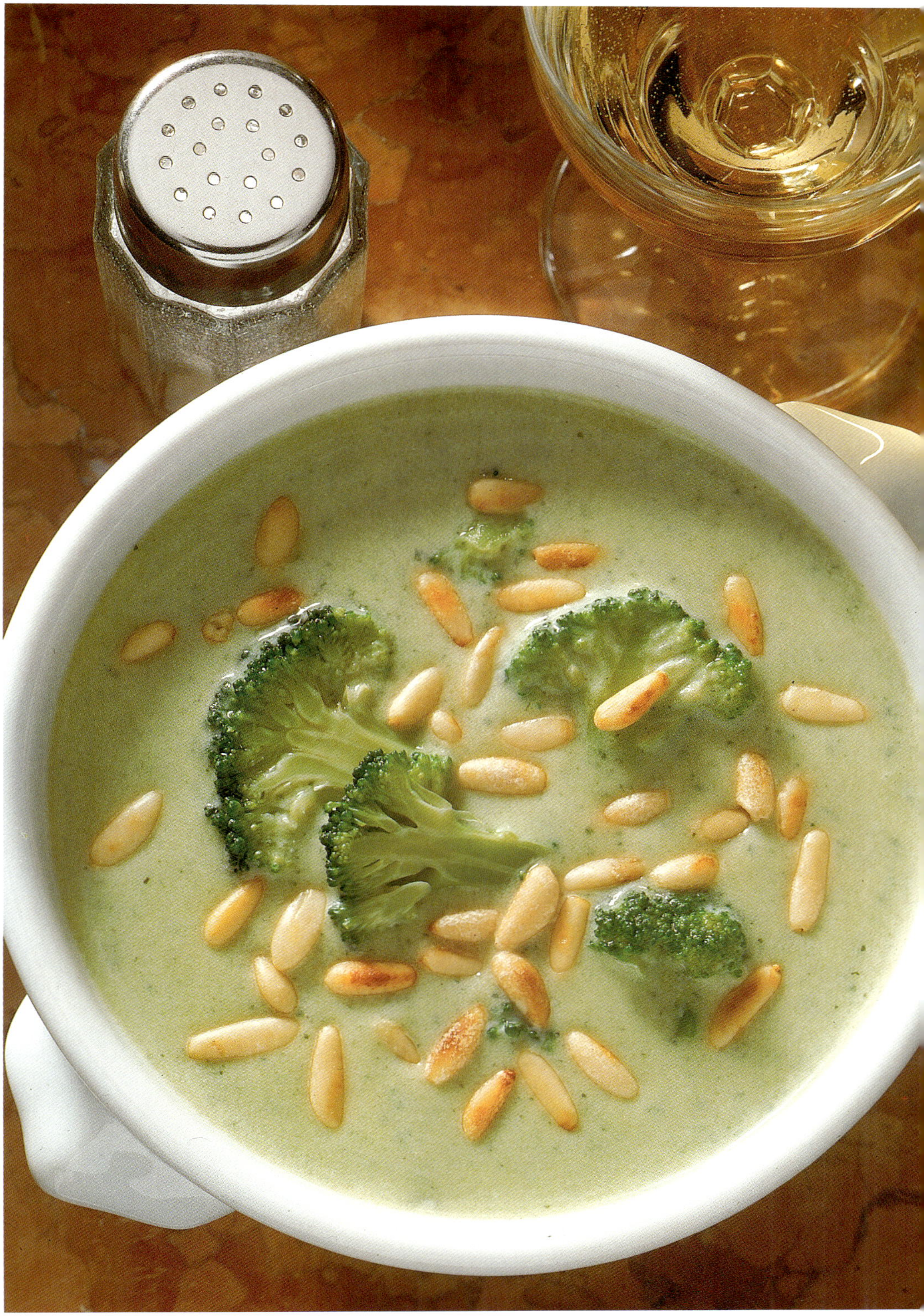

Broccolicremesuppe mit Pinienkernen

4. Die Suppe im Mixer oder mit einem Stabmixer fein pürieren und mit Salz, Pfeffer und Oregano würzen.
5. Die Pinienkerne in der restlichen Butter goldbraun rösten.
6. Die zurückbehaltenen Broccoliröschen in die Suppe geben. Die Suppe in Tassen oder Teller füllen und mit den Pinienkernen bestreuen.
   Broccoli können Sie durch Blumenkohl oder Romanesco ersetzen und die Pinienkerne durch Sesam.

Staudensellerie mit Mozzarella

2 Staudensellerie (je ca. 400 g)
30 g Butter
Salz
weißer Pfeffer aus der Mühle
$^1/_8$ l trockener Weißwein
4 Fleischtomaten
10 entkernte schwarze Oliven
6–8 Basilikumblätter
100 g Büffelmozzarella

1. Von den Selleriestauden das untere Ende sowie die grünen Blätter abschneiden und das Gemüse der Länge nach halbieren.
2. Die Butter in einer Kasserolle erhitzen und die Gemüsehälften darin wenden, mit Salz und Pfeffer würzen und mit Weißwein aufgießen. Zugedeckt bei schwacher Hitze etwa 10 Minuten dünsten.
3. In dieser Zeit die Tomaten blanchieren, häuten, entkernen und in kleine Würfel schneiden. Oliven in Scheiben und Basilikumblätter in feine Streifchen schneiden. Mit den Tomatenwürfeln vermischen und mit Salz und Pfeffer würzen. Mozzarella in dünne Scheiben schneiden.
4. Den Grill vorheizen.
5. Die Selleriestangen so wenden, daß die Schnittfläche oben ist. Mit der Tomatenmischung bedecken, mit Käse belegen und 10 Minuten unter dem Grill überbacken.

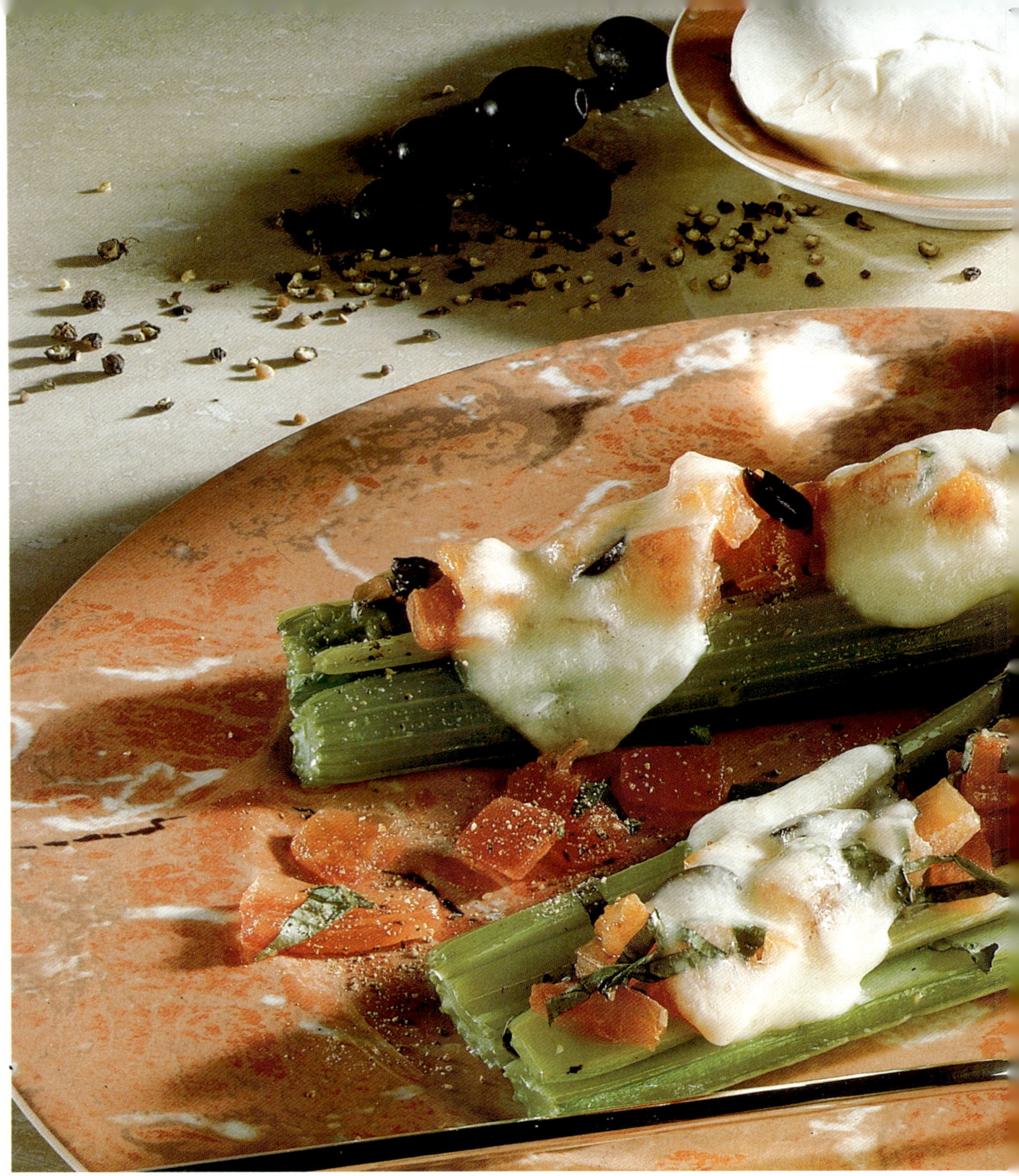

Staudensellerie mit Mozzarella

Kartoffelsuppe mit Krabben

1 Portion (250 g) Hühnerklein (Flügel, Hals, Magen, Herz)
1 Bund Suppengrün
1 $^1/_2$ l Wasser
Salz
500 g Kartoffeln
2 Eigelbe
1 EL Butter
1 knapper EL frische, fein gehackte Ingwerwurzel
4 EL Sahne

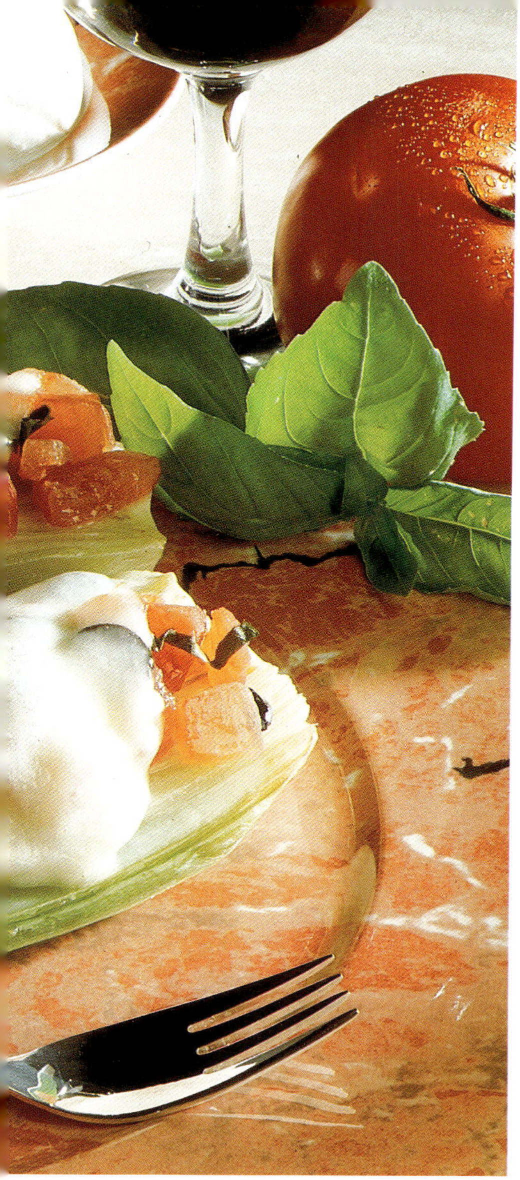

100–150 g ausgelöste Nordsee-krabben
gehackter Dill und Petersilie zum Bestreuen

1. Das Hühnerklein waschen, das Suppengrün putzen und kleinschneiden. Beides in einen Topf geben, mit dem Wasser aufgießen, salzen und zum Kochen bringen. Eine Stunde kochen lassen. Die erhaltene Hühnerbrühe durch

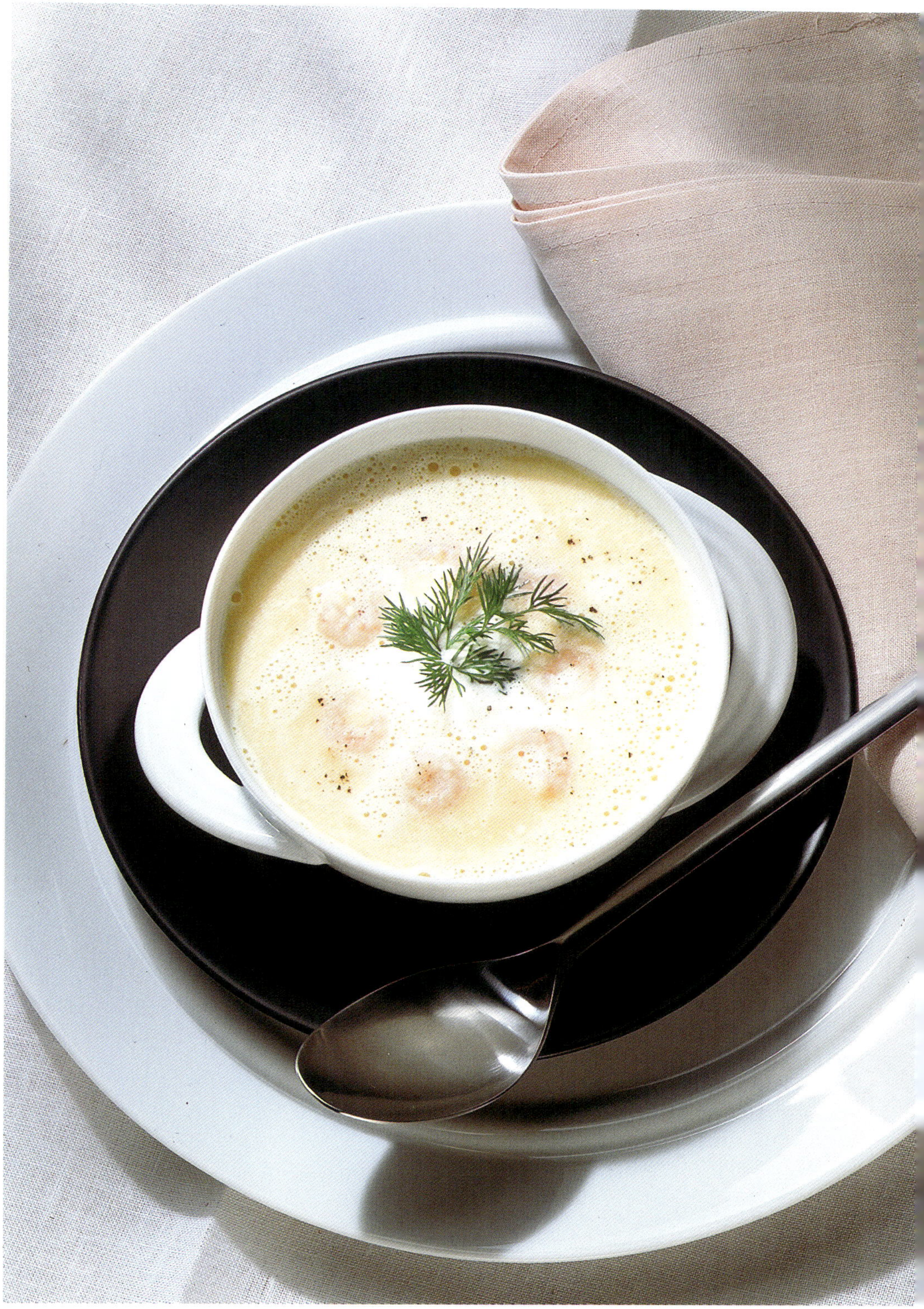

Kartoffelsuppe mit Krabben

ein Sieb gießen und wieder in den Topf geben.

2. Die Kartoffeln schälen, in Würfel schneiden und in die Brühe geben. In 25 Minuten gar kochen. Die Suppe durch ein Sieb streichen oder mit dem Stabmixer pürieren. Aufkochen lassen, dann vom Herd nehmen und mit den Eigelben legieren.
3. Die Butter in einer kleinen Pfanne erhitzen und den Ingwer kurz darin andünsten. Mit der Sahne aufgießen und durchkochen lassen. Die Krabben in der Sahne nur erwärmen, aber nicht kochen lassen.
4. Die Suppe in Suppentassen füllen, jeweils 2 Eßlöffel Krabbensahne in die Mitte geben und mit Dill und Petersilie bestreuen.

Kräuterquark-Terrine mit Pellkartoffeln

8–10 Blatt weiße Gelatine
125 g Sahne
500 g Quark
8 mittelgroße Radieschen
100 g junger Rettich
1 Bund Schnittlauch
1 Handvoll frischer Kerbel
5–6 Borretschblätter
1 Bund glatte Petersilie
Saft von 1 Zitrone
Salz
weißer Pfeffer
500 g kleine Kartoffeln
1 TL Kümmel
Petersilienblätter

1. Die Gelatine in kaltem Wasser einweichen. Die Sahne erwärmen und die ausgedrückte Gelatine darin auflösen.
2. Etwas Quark mit der Sahne vermischen, glattrühren und zum restlichen Quark geben.

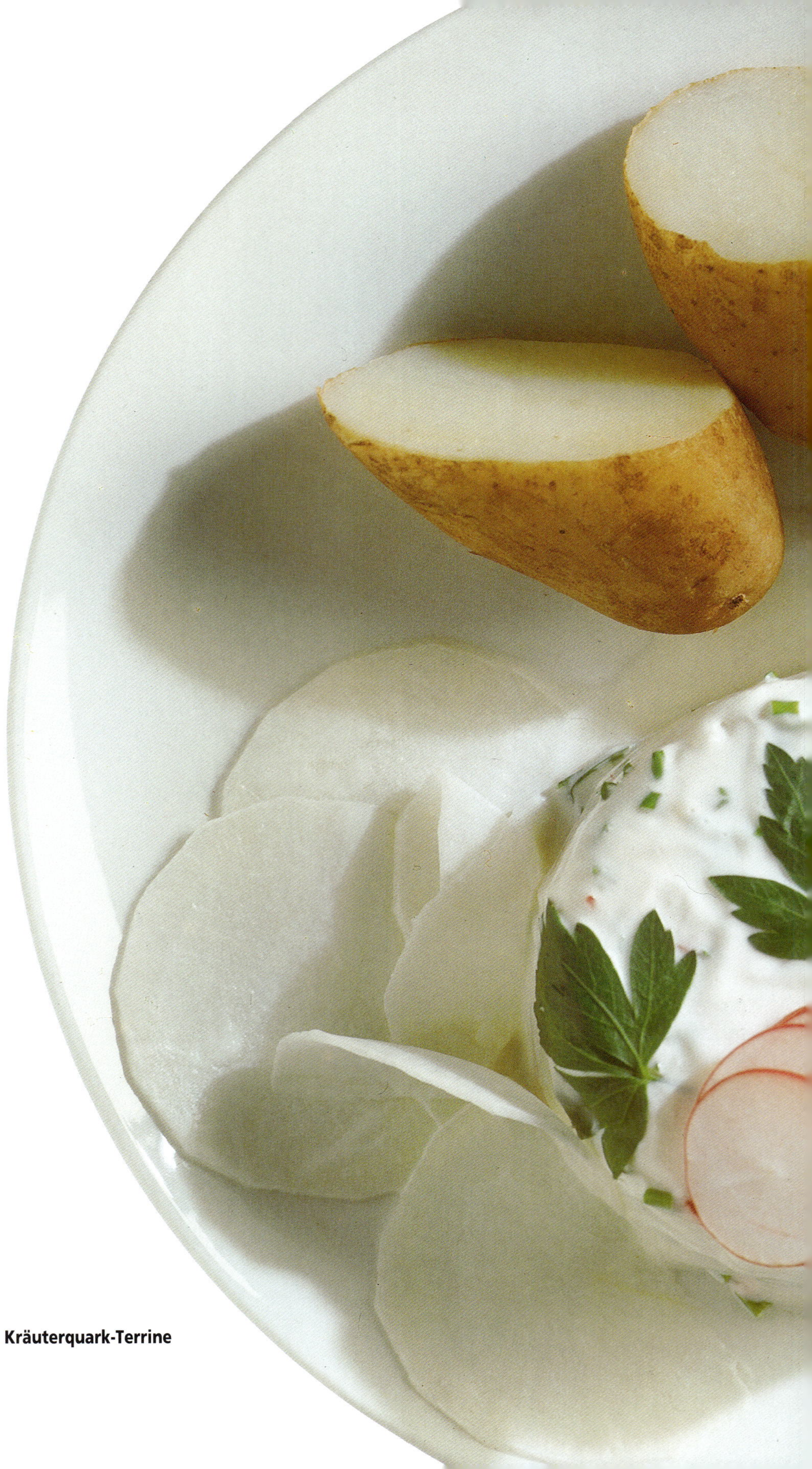

Kräuterquark-Terrine

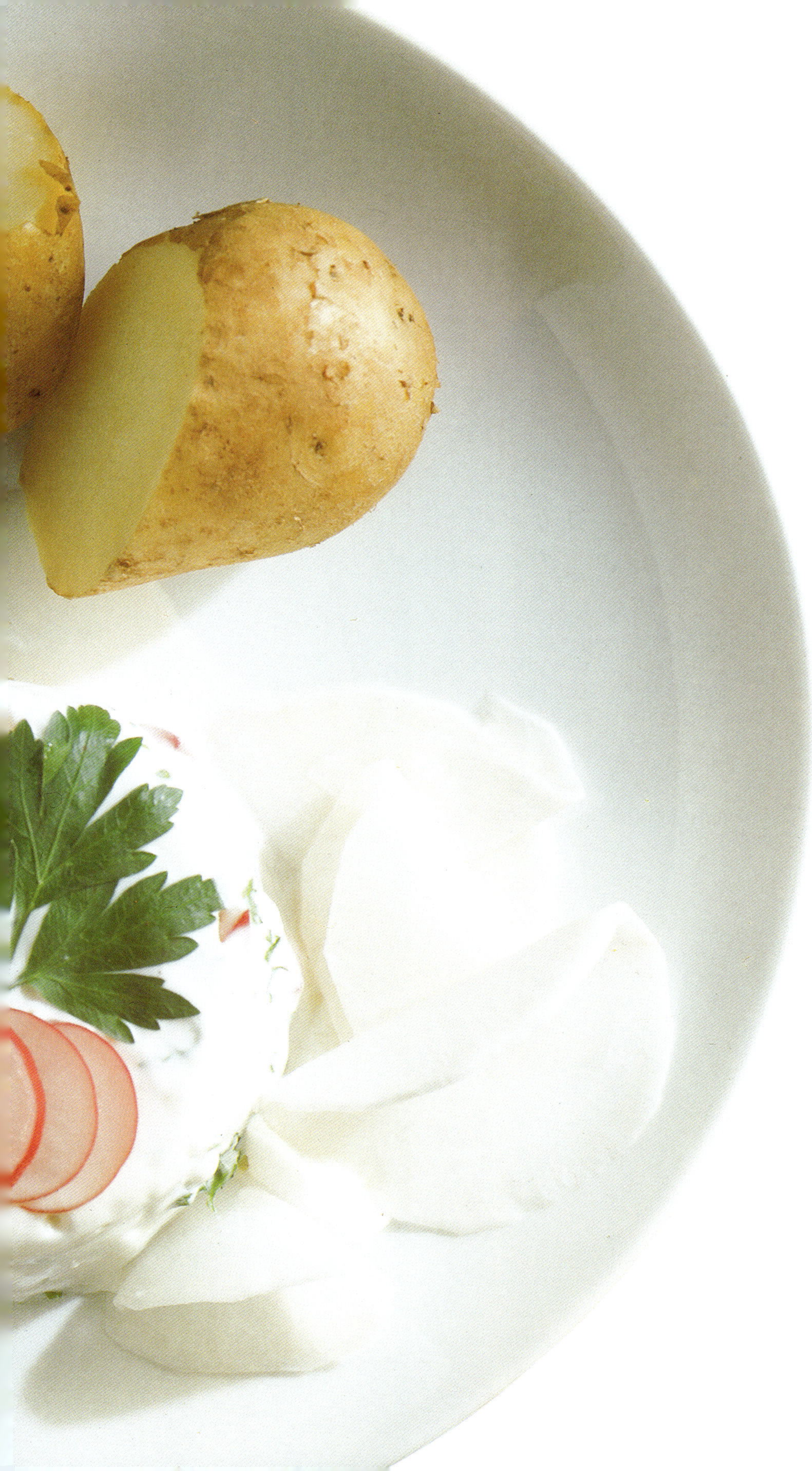

3. Radieschen und Rettich waschen, beides klein würfeln. Den Schnittlauch fein schneiden, die übrigen Kräuter hacken. Alles unter die Quarkmasse mischen und mit Zitronensaft, Salz und Pfeffer herzhaft abschmecken. In kleine, runde Förmchen oder eine längliche Terrinenform (ca. 18 cm) füllen und mit Klarsichtfolie bedeckt im Kühlschrank in etwa 4 Stunden erstarren lassen.
4. Die Kartoffeln gründlich abbürsten, waschen und in Salzwasser mit Kümmel gar kochen. Das Wasser abgießen, die Kartoffeln abdampfen lassen und die Terrine auf Teller stürzen oder in Scheiben schneiden. Mit Petersilienblättern dekorieren.

Paprika-Pizza

Teig:
200 g Weizenmehl
1 Prise Salz
10 g frische Hefe
ca. 1/8 l lauwarmes Wasser

Belag:
3 rote Paprikaschoten
1 große Zwiebel
1 Knoblauchzehe
2 EL Olivenöl
1 Zweig Thymian
Salz
schwarzer Pfeffer aus der Mühle
1 TL Aceto Balsamico
1 Kugel Mozzarella (150 g)
Fett für das Backblech

1. Mehl und Salz in eine Schüssel geben, in die Mitte eine Mulde drücken und die Hefe hineinbröckeln. Mit etwas Wasser verrühren und mit einem Tuch bedeckt 15 Minuten an einem warmen Ort gehen lassen. Dann das restliche Wasser hinzugießen und zu einem

glatten Teig verarbeiten. Den Teig so lange schlagen, bis er sich vom Schüsselboden löst. Zugedeckt an einem warmen Ort 30 Minuten gehen lassen.

2. In der Zwischenzeit für den Belag die Paprikaschoten waschen, halbieren, Stengelansätze und Samen entfernen und die Hälften in feine Streifen schneiden. Die Zwiebel schälen und auf dem Gurkenhobel in feine Scheiben hobeln. Die Knoblauchzehe schälen und fein hacken.
3. Das Öl in einer beschichteten Pfanne erhitzen, Zwiebelscheiben und Knoblauch darin glasig braten. Paprikastreifen und Thymian hinzufügen und unter Rühren anbraten. Salzen und pfeffern und zugedeckt bei schwacher Hitze etwa 25–30 Minuten köcheln lassen. Von der Kochstelle nehmen, den Thymian herausfischen, und Paprikamasse mit Essig und bei Bedarf mit Salz und Pfeffer abschmecken.
4. Den Backofen auf 220 °C vorheizen.
5. Den Pizzateig zu einer runden Platte von 26 cm Durchmesser ausrollen und den Rand mit den Fingern dicker formen. Auf ein gefettetes Backblech legen und mit der Paprikamasse bestreichen. Mozzarella in sehr kleine Würfel schneiden und die Pizza gleichmäßig damit bestreuen.
6. Auf der mittleren Schiene in ca. 20 Minuten gar backen. Nach Belieben mit gehackten Kräutern bestreut servieren.

TIP

Die Paprika-Pizza kann als Mahlzeit für 4 Personen mit Salat gereicht werden, aber auch in kleine Portionen geteilt als Vorspeise oder Appetithappen für 8–10 Personen. Im Unterschied zu vielen Pizze schmeckt diese auch kalt sehr gut.

Frühlings-Gemüsesuppe

500 g Kalbsknochen
1 ½ l Wasser
Salz
1 kg gemischtes junges Gemüse (Erbsen, Möhren, grüne Bohnen, Blumenkohl, Spargel, Kohlrabi, Wirsing)
60 g Butter
2 EL gehackte Kräuter (Dill, Kerbel, Petersilie, Schnittlauch)

1. Die Kalbsknochen waschen und mit Wasser und Salz in einem Suppentopf zum Kochen bringen. 1 ½ Stunden langsam kochen lassen.
2. Das Gemüse putzen und in kleine Stücke oder Scheiben schneiden. Die Butter in einem großen Topf erhitzen, das Gemüse hineingeben, salzen und andünsten. Die Kalbsknochenbrühe durch ein Sieb zu dem Gemüse gießen und dieses langsam in 30 Minuten gar köcheln.
3. Die Frühlingssuppe vor dem Anrichten, wenn nötig, mit etwas Salz abschmecken und mit den Kräutern bestreuen.

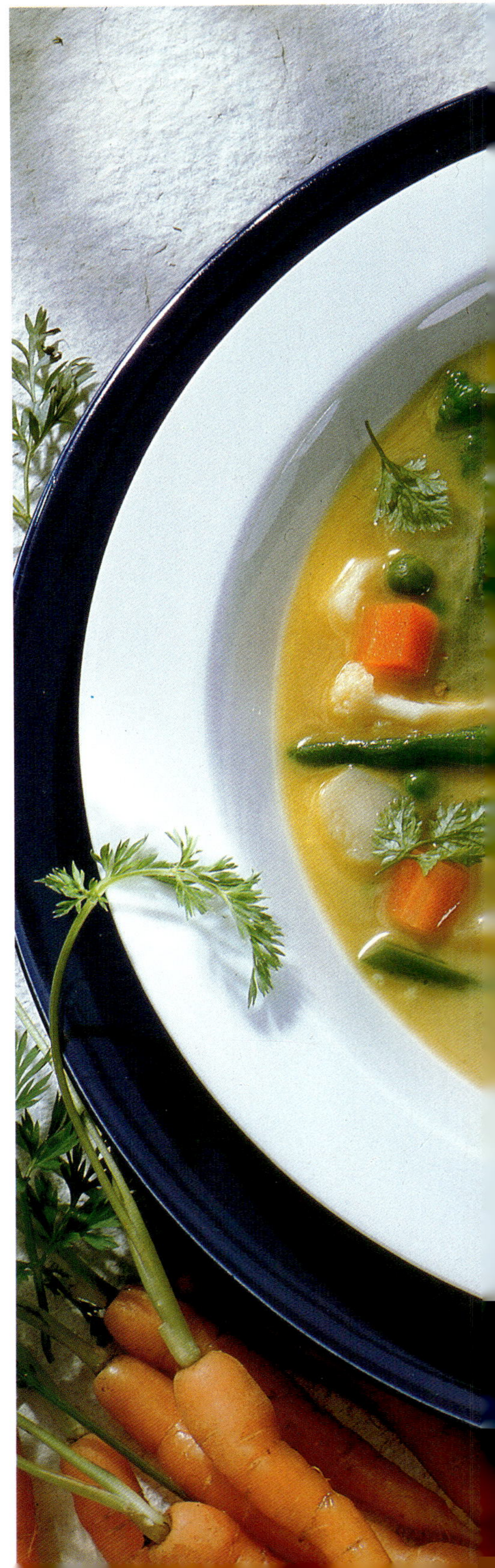

Frühlings-Gemüsesuppe

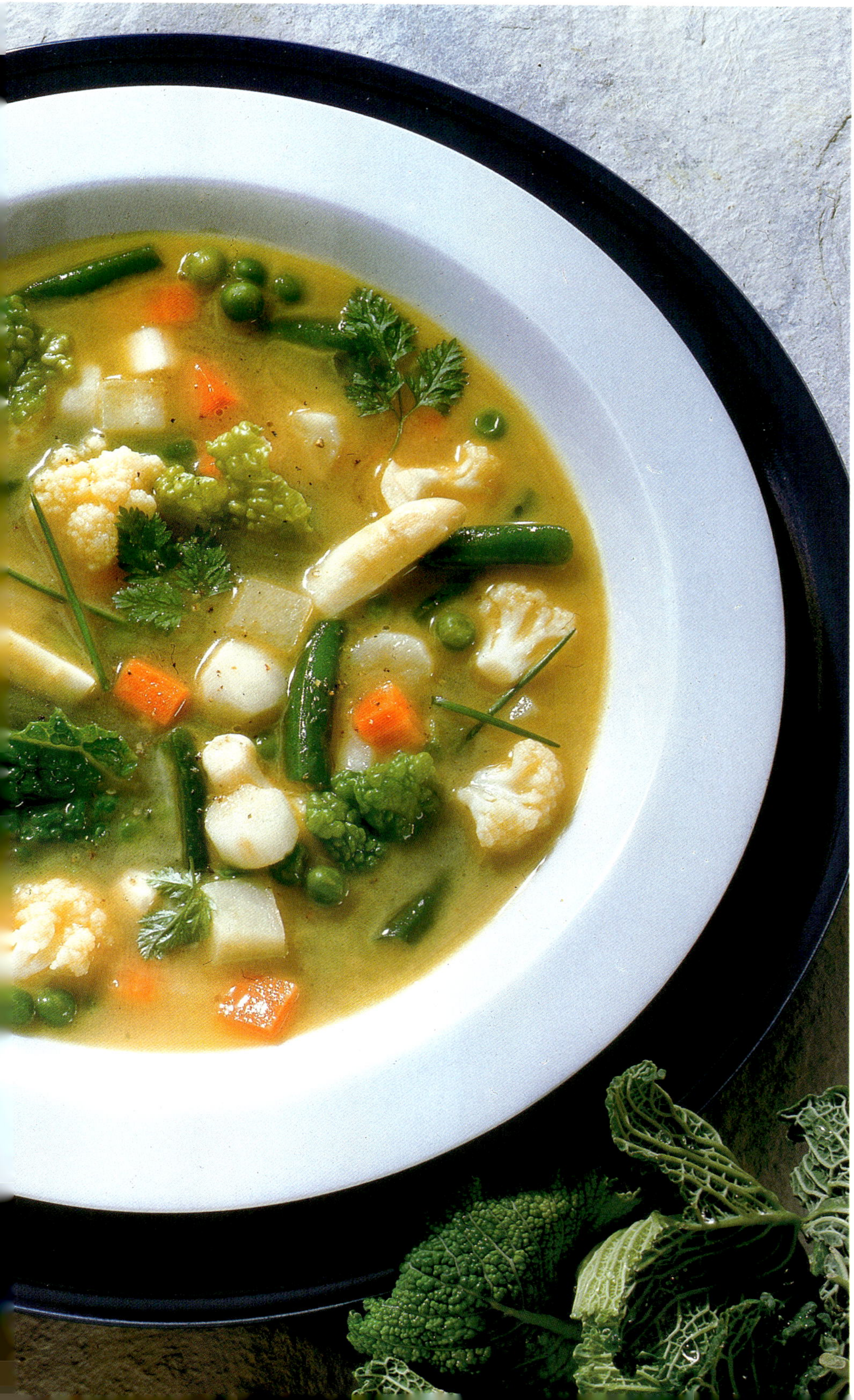

Quark-Gratin mit Kiwis

500 g Sahnequark
1 EL Stärkemehl
2 Eigelbe
3 EL Zitronensaft
5 EL Zucker
4 reife Kiwis
2 Eiweiße
Fett für die Förmchen
1 EL Puderzucker
1 EL Kakaopulver

1. Den Sahnequark in eine Schüssel geben. Das Stärkemehl, Eigelbe, den Zitronensaft und den Zucker dazugeben und alles gründlich verrühren.

2. Den Backofen auf 250°C vorheizen.

3. Die Kiwis schälen und in nicht zu dünne Scheiben schneiden. Die Eiweiße zu steifem Schnee schlagen und gleichmäßig unter die Quarkmasse heben.

4. Vier kleine Gratinförmchen einfetten. Die Quarkmasse hineingeben und glatt verstreichen. Die Kiwischeiben fächerartig in die Mitte legen.

5. Die Förmchen in die Mitte des Backofens stellen und 15 Minuten garen, bis die Oberfläche goldbraun geworden ist.

6. Die Förmchen herausnehmen. Puderzucker und Kakaopulver mischen und in ein Sieb geben. Den Gratin gleichmäßig damit bestäuben und sofort servieren.

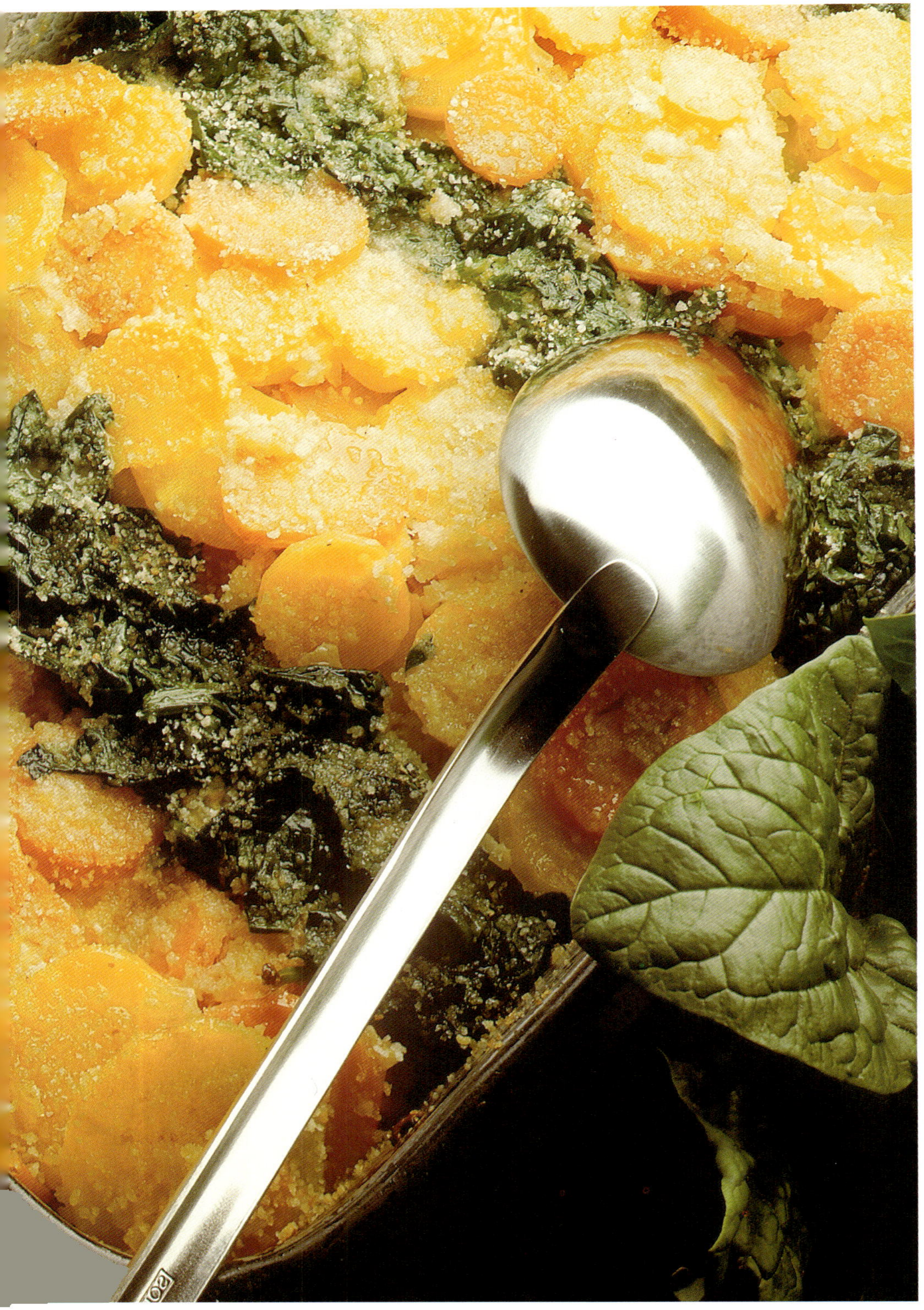

Spinatgratin mit Möhren

700 g Spinat
2 EL Butter
4 Knoblauchzehen
Salz
Pfeffer aus der Mühle
6 Möhren
4 Schalotten
1/2 TL Zucker
1/4 l Fleischbrühe
200 g Sahne
3 EL frisch geriebenes Weißbrot
20 g Butterflocken
Butter für die Form

1. Den Spinat waschen, putzen und grob hacken. In 1 Eßlöffel Butter dünsten. Die Knoblauchzehen dazupressen. Wenn der Spinat zusammengefallen ist, mit Salz und Pfeffer würzen.
2. Möhren schälen und im 3 mm dicke Scheiben schneiden. Mit den gehackten Schalotten in 1 Eßlöffel Butter 2–3 Minuten dünsten. Mit wenig Salz, Pfeffer und Zucker abschmecken und die Fleischbrühe dazugießen.
3. Nochmals einige Minuten kochen. Das Gemüse soll nur knapp gar sein. Den Backofen auf 250 °C vorheizen.
4. Eine ofenfeste Form mit wenig Butter ausstreichen und den Spinat hineinlegen. Die Möhrenscheiben abwechselnd dachziegelartig um den Spinat herumlegen.
5. Die Sahne und das geriebene Brot darüber verteilen und die Oberfläche mit Butterflocken belegen.
6. Im Backofen auf der mittleren Schiene in ca. 10 Minuten gratinieren. Dann in der Form servieren.

Spinatgratin mit Möhren

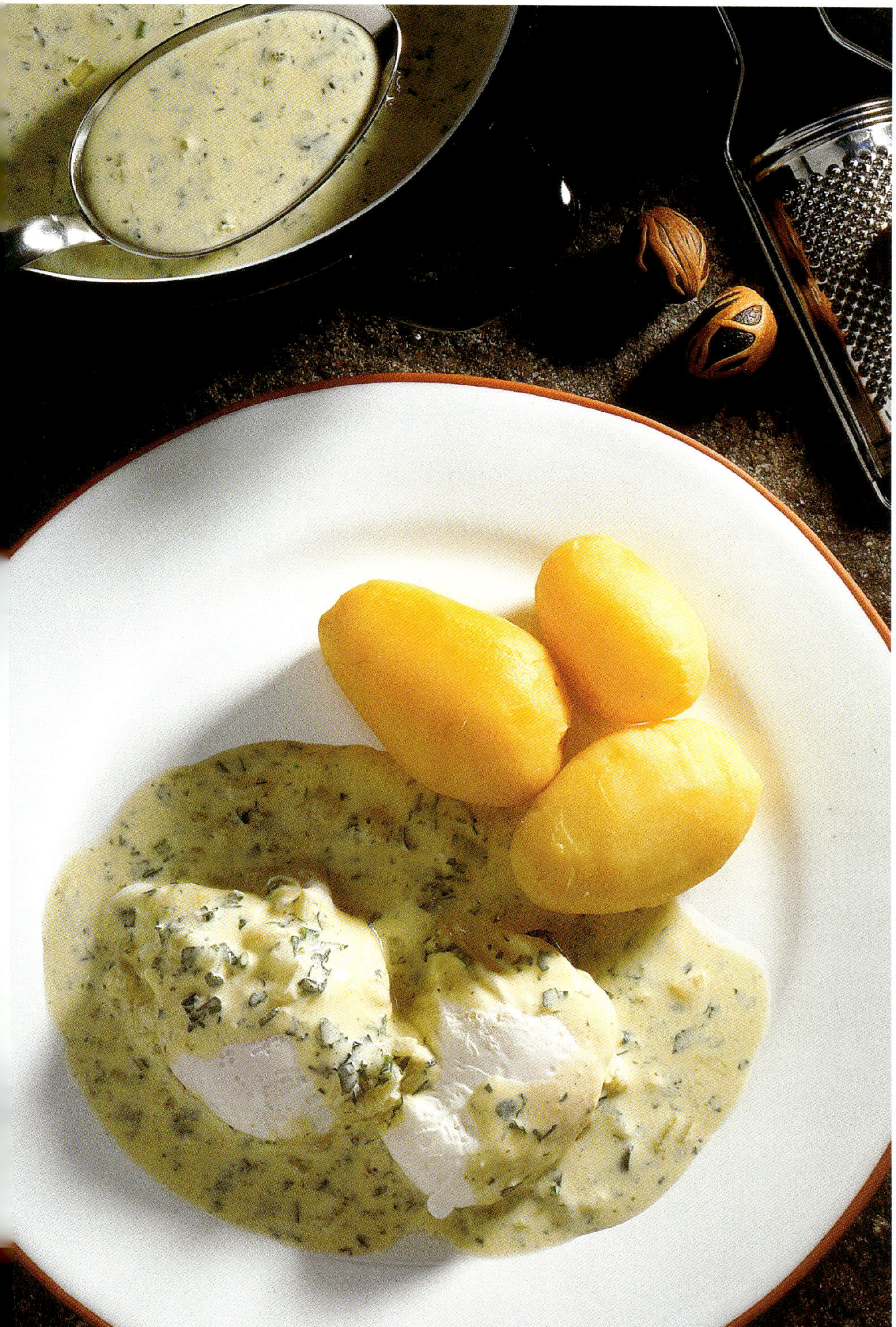

Pochierte Eier in Kräutersauce

1 mittelgroße Zwiebel
1 EL Butter
2 Knoblauchzehen
¼ l Fleischbrühe (aus Extrakt)
200 g Kräuterfrischkäse
1 Bund gemischt Kräuter oder je
1 Bund glatte Petersilie, Basilikum, Dill und Schnittlauch
Salz
⅛ l Weißweinessig
8 Eier
weißer Pfeffer aus der Mühle
frischgeriebene Muskatnuß
2 EL Zitronensaft

1. Die Zwiebel schälen und in kleine Würfel schneiden. Die Butter in einem Topf schmelzen und die Zwiebelwürfel darin glasig dünsten.
2. Den Knoblauch schälen und dazudrücken.
3. Mit der Brühe aufgießen, aufkochen und den Frischkäse zufügen. Unter Rühren köcheln lassen, bis der Käse geschmolzen ist.
4. Die Kräuter abbrausen, trockentupfen und fein hacken.
5. Etwa 1,5 l Wasser mit Salz und dem Essig aufkochen. Die Eier einzeln in eine Tasse schlagen und nacheinander in das Essigwasser gleiten lassen. Bei sehr schwacher Hitze in etwa 5 Minuten gar ziehen lassen.
6. Die Käsesauce mit Salz, Pfeffer, Muskat und Zitronensaft abschmecken, die Kräuter unterrühren.
7. Die Eier mit einer Schaumkelle herausnehmen, auf Teller geben und mit der Sauce übergießen.

Pochierte Eier in Kräutersauce

Pizza mit Krabben

200 g Weizenmehl
1 Prise Salz
10 g frische Hefe
ca. 1/8 l lauwarmes Wasser
1 TL Olivenöl

Belag:
2 EL Olivenöl
1 EL Oregano
1 Packung Tomatenstücke mit Kräutern
300 g Krabben, frisch ausgelöst
1 Knoblauchzehe, gehackt
1 EL fein geschnittenes Basilikum
Salz
schwarzer Pfeffer aus der Mühle
Fett für das Backblech

1. Mehl und Salz in eine Schüssel geben, in die Mitte eine Mulde drücken und die Hefe hineinbröckeln. Mit etwas Wasser verrühren und mit einem Tuch bedeckt an einem warmen Ort 15 Minuten gehen lassen. Dann das Öl sowie das restliche Wasser dazugießen und zu einem glatten Teig verarbeiten. Den Teig so lange schlagen, bis er sich vom Schüsselboden löst. Zugedeckt an einem warmen Ort 30 Minuten gehen lassen.
2. Den Backofen auf 250 °C vorheizen.
3. Aus dem Pizzateig 4 kleine Kugeln formen und diese jeweils zu runden Platten (von 15 cm Durchmesser) ausrollen. Den Rand mit den Fingern etwas dicker formen. Die Teigfladen auf ein gefettetes Backblech legen, mit Olivenöl beträufeln und mit etwas Oregano bestreuen. 12–15 Minuten auf der mittleren Schiene des Backofens vorbacken.
4. Tomatenstücke und Krabben vermischen, mit Oregano, Knoblauch und Basilikum abschmecken, bei Bedarf mit Salz und Pfeffer nachwürzen. Gleichmäßig auf die Pizze verteilen und diese in 4–5 Minuten auf der oberen Schiene fertigbacken. Sofort servieren.

Möhrensuppe mit Joghurt und geröstetem Sesam

500 g Möhren mit Grün
2 EL Sesamöl
1/2 l Gemüsebrühe (selbstgemacht)
Salz
weißer Pfeffer aus der Mühle
1/2 TL Kurkumapulver (Gelbwurz)
300 g Joghurt (10 % Fett)
60 g Sesamsamen

1. Die Möhren waschen und die Blätter abschneiden, dabei die zarten Blätter aufbewahren. Die Möhren schälen und auf der Rohkostreibe raspeln.
2. Das Sesamöl in einem Kochtopf erhitzen und die Möhren darin bei mittlerer Hitze anschwitzen. Mit Brühe ablöschen und mit Salz, Pfeffer und Kurkuma würzen. Aufkochen lassen, dann den Joghurt untermischen und 5 Minuten bei sanfter Hitze köcheln lassen.
3. In dieser Zeit die Sesamsamen in einer beschichteten Pfanne ohne Fettzugabe goldbraun rösten. Die Möhrenblätter fein hacken.
4. Die Suppe auf vorgewärmte Suppenteller oder in Suppentassen verteilen und mit den Sesamsamen und den Möhrenblättern bestreuen.

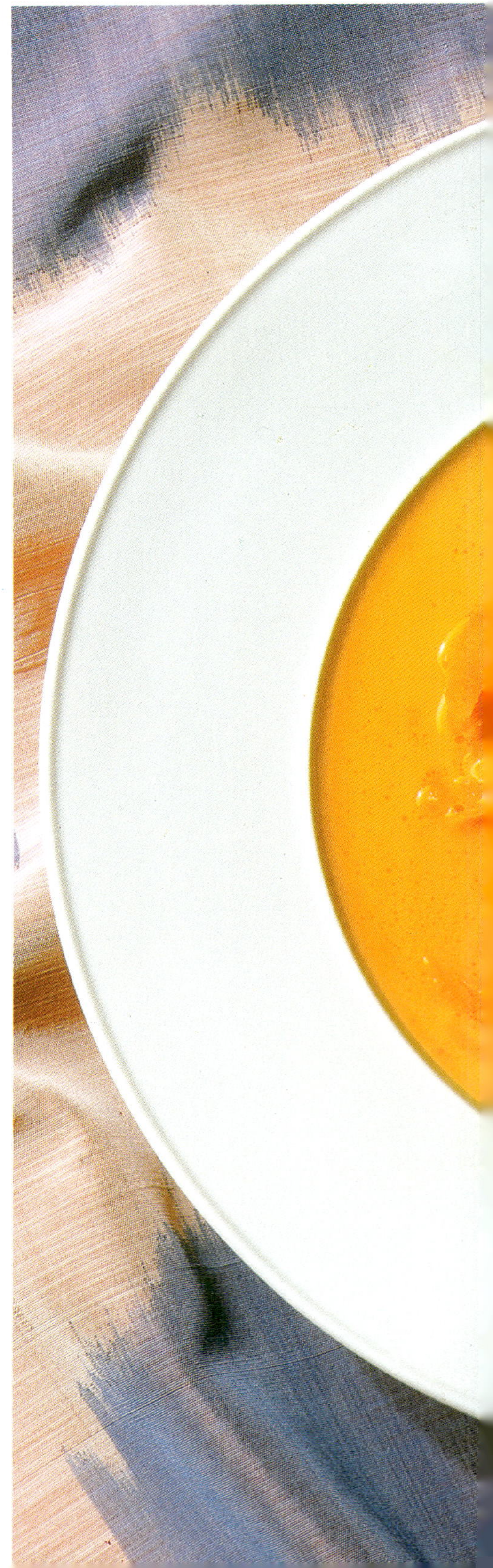

Möhrensuppe mit Joghurt

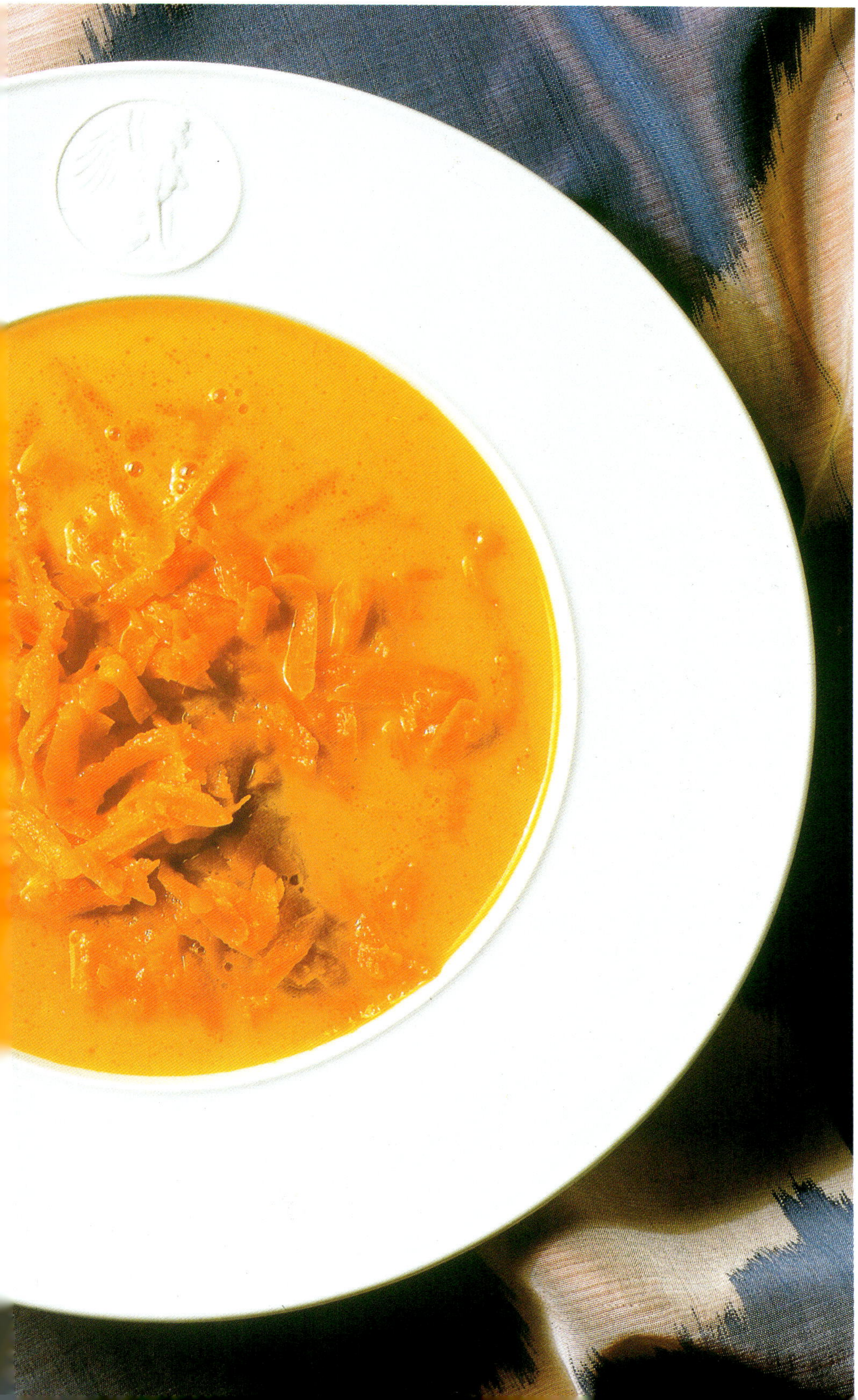

Französische Gemüsepüreesuppe

3 Möhren
3 Kartoffeln
1 junger Kohlrabi
2 Stangen Porree
100 g Butter
1 Stengel Selleriekraut
1 1/2 l Fleischbrühe (aus Extrakt)
150 g ausgepalte junge Erbsen
gehackter Kerbel zum Bestreuen

1. Möhren, Kartoffeln sowie Kohlrabi schälen und in große Würfel schneiden. 2 Eßlöffel Butter in einem Topf zerlassen und die Gemüse darin anschmoren.
2. Das Selleriekraut und die Fleischbrühe hinzufügen und 30 Minuten kochen lassen. Die gewaschenen Erbsen hinzugeben und noch 10 Minuten weiterkochen.
3. Die Suppe durch ein Sieb streichen oder mit dem Stabmixer pürieren. Die restliche Butter vor dem Auftragen in Flöckchen unterrühren und die cremige Suppe mit feingehacktem Kerbel bestreuen. Sofort in Teller füllen und servieren.

TIP

Sofern der Kohlrabi mit zarten Blättern versehen ist, diese hacken und mitverwenden. Die Erbsen können im Winter auch gut durch tiefgekühlte ersetzt werden.

Kartoffel-Porree-Suppe

4 mittelgroße Stangen Porree
5 mittelgroße Kartoffeln
50 g Butter
1 1/2 l Fleischbrühe (aus Extrakt)
125 g Sahne
Salz
weißer Pfeffer aus der Mühle

1 Den Porree längs halbieren, gründlich waschen und in fingerbreite Stücke schneiden, die Kartoffeln schälen und in Würfel schneiden.

2. Die Butter in einem Schmortopf zerlassen und den Porree darin leicht anrösten, bis er beginnt, glasig zu werden. Die Kartoffeln hinzugeben und weitere 5 Minuten unter Rühren andünsten. Mit der Fleischbrühe aufgießen und 40 Minuten kochen lassen.

3. Die Suppe durch ein Sieb passieren oder mit einem kleinen Teil der Flüssigkeit in der Küchenmaschine pürieren. Dabei aufpassen, daß der Porree nicht streifig bleibt.

4. Die Suppe zurück in den Topf geben, mit der Sahne verrühren und aufkochen lassen. Herzhaft abschmecken.

TIP

Durch den Zusatz von einer Handvoll Sauerampfer, in Streifen geschnitten und in Butter gedünstet, erhält man eine Potage santé – eine weitere vorzügliche Suppe.

Mangoldstiel-Gratin mit grüner Sauce

1 kg Mangold
1 EL Zitronensaft
2 fein gehackte Schalotten
2 ungeschälte Knoblauchzehen
125 g Sahne
Salz
Pfeffer aus der Mühle
2 reife Tomaten
1 EL Butterschmalz
2 EL frisch geriebener Greyerzer Käse
Butter für die Form

1. Von dem Mangold die Stiele abschneiden und die Blätter beiseite legen. Die Stiele kleinschneiden und in Zitronenwasser gut waschen.

2. Salzwasser aufkochen, die Mangoldstiele dazugeben und 15 Minuten kochen lassen. Im Sud beiseite stellen.

3. 1/8 l Kochsud in eine Pfanne geben. Die Schalotten und die ungeschälten Knoblauchzehen zufügen. Auf die Hälfte einkochen lassen. Den Sud durch ein Sieb passieren, die Sahne zugießen und unter ständigem Rühren nochmals einkochen, bis die Sauce eine dickliche Konsistenz hat. Mit Salz und Pfeffer abschmecken.

4. Einige schöne Mangoldblätter waschen, hacken (ca. 1 Tasse voll) und zur Sauce geben.

5. Eine ofenfeste Form ausbuttern und die Mangoldstiele hineingeben. Die Sauce darüber verteilen. Den Backofen auf 220°C vorheizen.

6. Die Tomaten kurz mit kochendem Wasser überbrühen, häuten und klein würfeln. Gut auspressen und im Butterschmalz ganz kurz dünsten.

7. Die Tomatenwürfel über die Mangoldstiele verteilen, mit Käse bestreuen, die Form in den Ofen schieben und auf der mittleren Schiene in 10–15 Minuten überbacken.

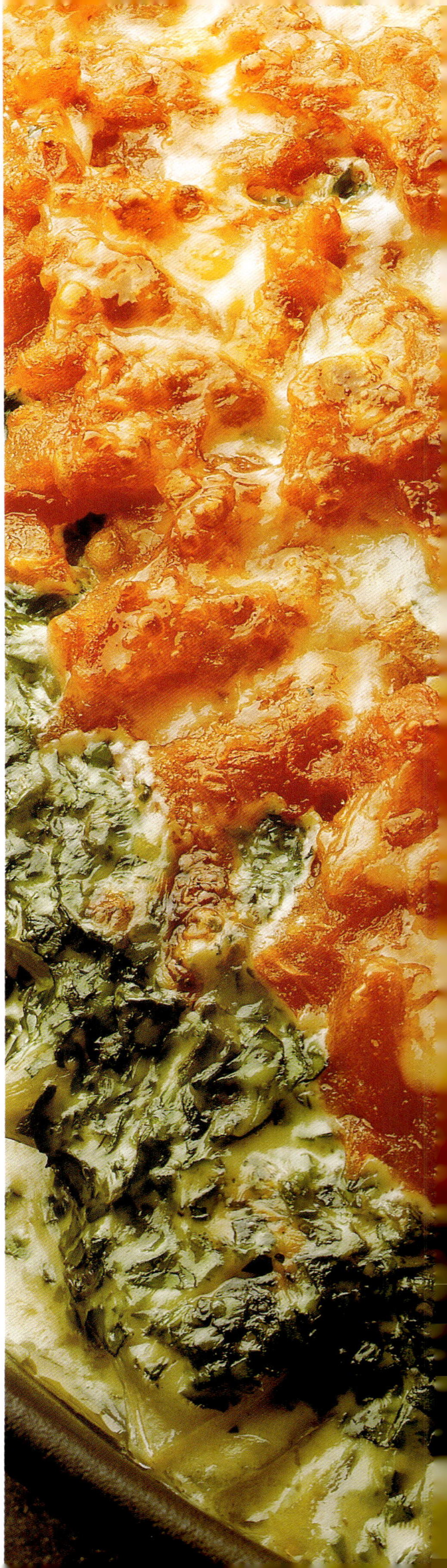

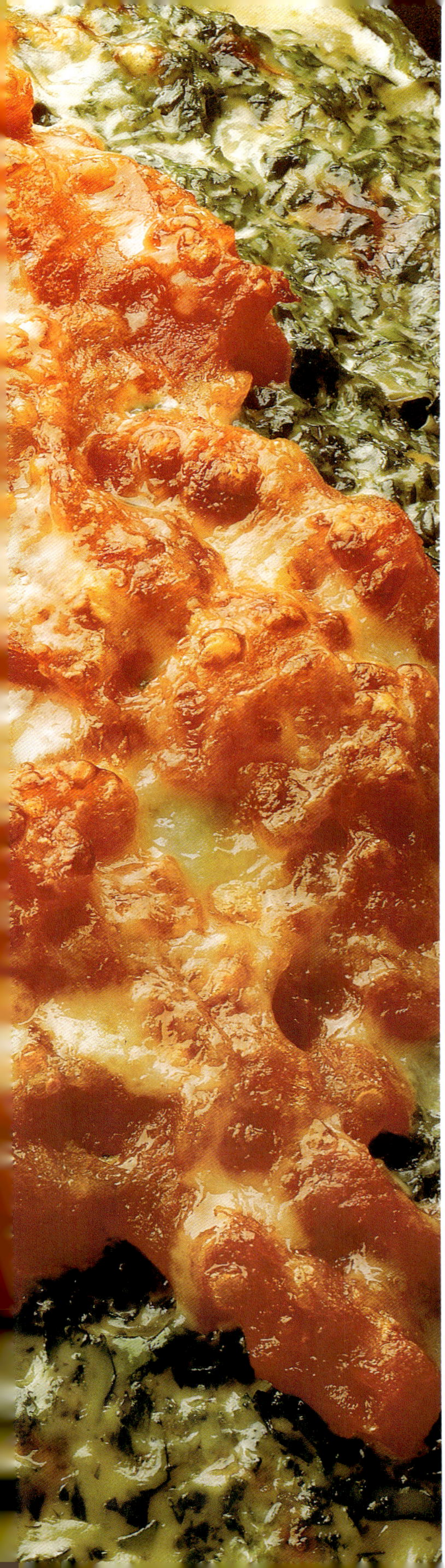

Scharfe Bohnensuppe mit Zucchini

2 EL Olivenöl
1 große Zwiebel, gehackt
2 kleine Dosen rote Bohnen (Kidney beans, à 400 g)
3 EL Tomatenmark
1/2 TL Chiligewürz
Salz
schwarzer Pfeffer aus der Mühle
1 Msp. Cayennepfeffer
3/4 l Fleischbrühe (aus Extrakt)
250 g möglichst kleine Zucchini

1. Das Olivenöl in einem Suppentopf erhitzen. Die Zwiebelwürfel zufügen und bei schwacher Hitze glasig dünsten.
2. Die Bohnen in ein Sieb gießen, mit kaltem Wasser abbrausen und abtropfen lassen.
3. Das Tomatenmark unter die gedünsteten Zwiebelwürfel rühren, kurz anschwitzen lassen, dann die Bohnen untermischen. Mit Chiligewürz, Salz, Pfeffer und Cayennepfeffer würzen.
4. Mit der Fleischbrühe aufgießen und langsam zum Kochen bringen.
5. Die Zucchini waschen, vom Stengelansatz befreien und auf der Gemüsereibe grob raspeln. Unter die Bohnen mischen und alles zusammen weitere 10 Minuten köcheln lassen.
6. Die scharfe Bohnensuppe nochmals kräftig abschmecken.

Links: Mangoldstiel-Gratin mit grüner Sauce

Unten: Scharfe Bohnensuppe mit Zucchini

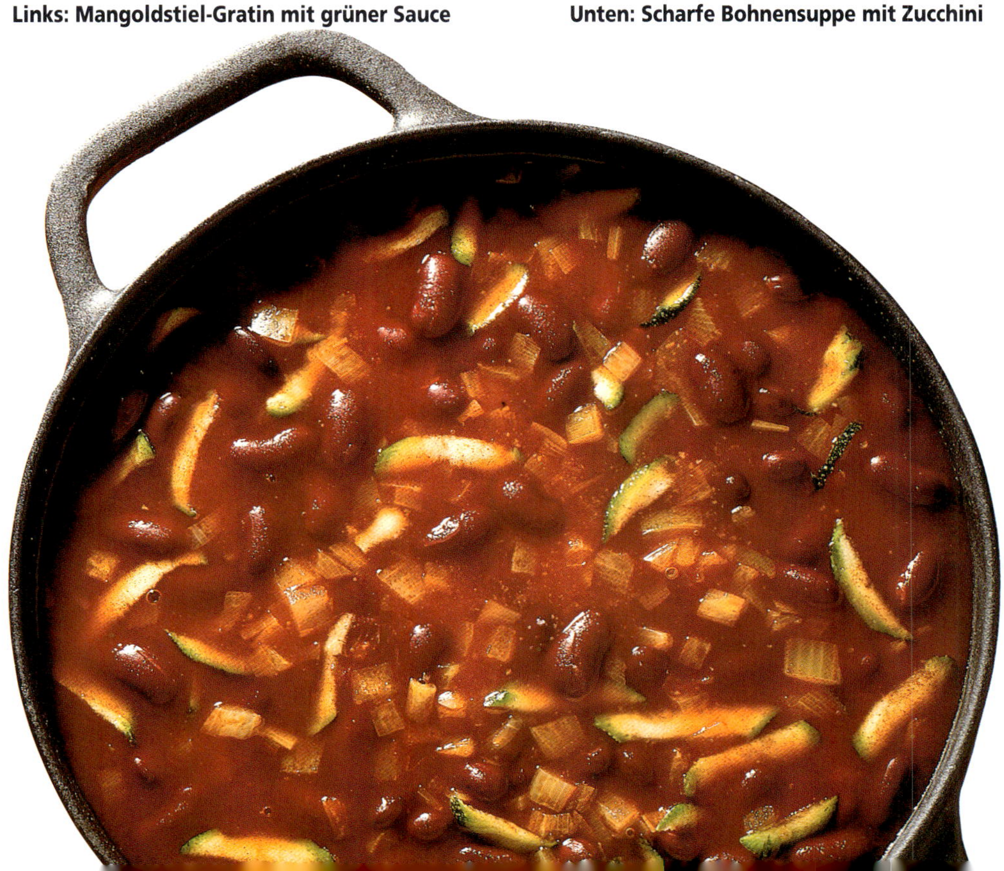

Äpfel mit Haselnuß-Baiser

4 mittelgroße Äpfel (z. B. Boskoop)
4 EL Calvados
4 EL Rosinen
1 Prise gemahlener Zimt
2 Eiweiß
1 Prise Salz
2 EL Puderzucker
2 EL gemahlene Haselnüsse
Fett für die Form

1. Die Äpfel waschen und trockenreiben. Das obere Drittel abschneiden und das Fruchtfleisch herauslösen. Die Äpfel mit einem Kugelausstecher vorsichtig aushöhlen, dabei einen Zentimeter des Fruchtfleisches im Apfel stehen lassen. Die Kernhäuser wegwerfen.
2. Das ausgelöste Fruchtfleisch kleinschneiden und mit dem Calvados, den Rosinen und dem Zimt mischen.
3. Den Backofen auf 200°C vorheizen.
4. Die Eiweiße mit dem Salz zu sehr steifem Schnee schlagen, den Puderzucker dazurieseln lassen. Zum Schluß die gemahlenen Haselnüsse unter den Eischnee mischen.
5. Die Apfel-Rosinen-Mischung in die ausgehöhlten Äpfel füllen. Das Haselnußbaiser gleichmäßig darüber verteilen. Äpfel in eine gefettete Auflaufform setzen und im Backofen auf der mittleren Schiene in 10 Minuten überbacken, bis sie eine goldbraune Farbe angenommen haben.

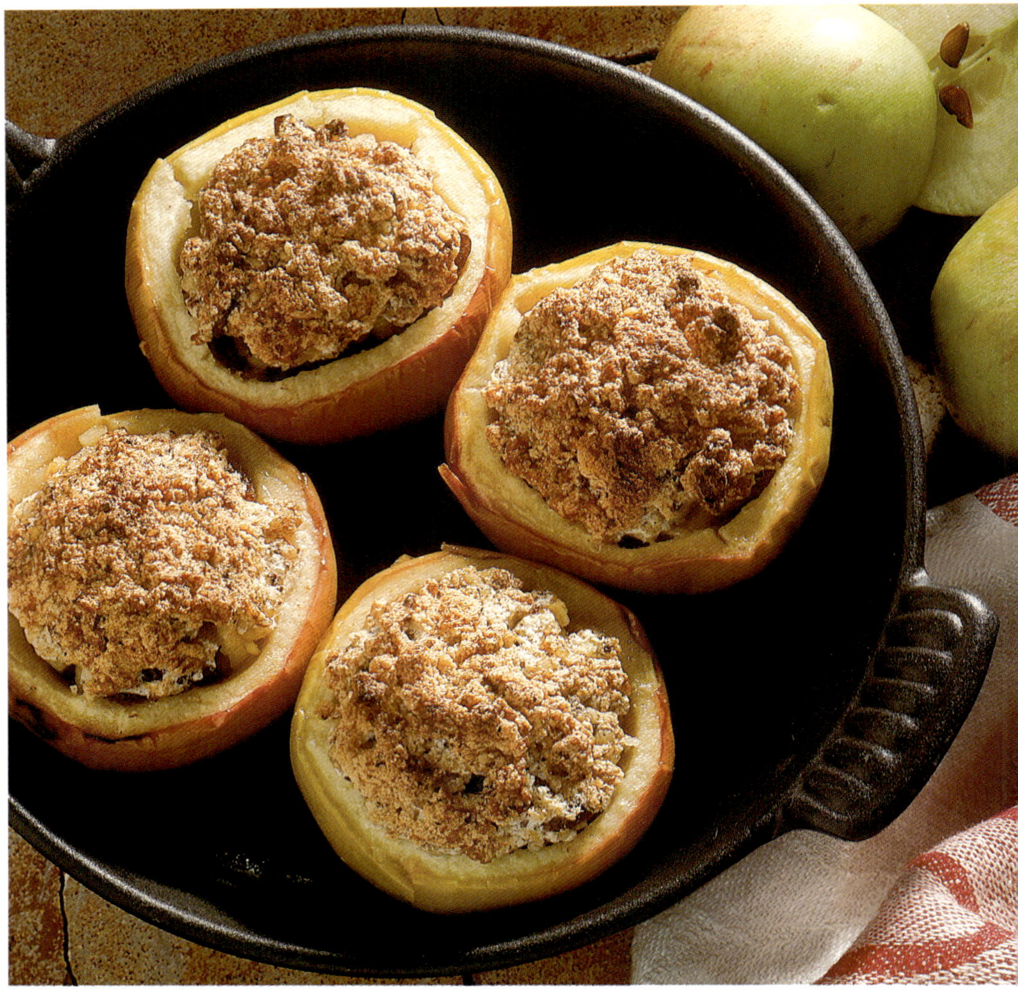

Äpfel mit Haselnuß-Baiser

Zucchini mit Tomatenfüllung

4 kleine Zucchini
250 g Zwiebeln
250 g geschälte Tomaten
3 geschälte Knoblauchzehen
1 TL gehackter Rosmarin
1 TL gehackter Thymian
1 Lorbeerblatt
2 EL Olivenöl
Salz
Pfeffer aus der Mühle
50 g schwarze Oliven
1 Ei
6 EL Sahne
Butter für die Form

1. Die Zucchini waschen, der Länge nach halbieren und mit einem Teelöffel das Fleisch herausschaben.
2. Die Zwiebeln und das Zucchinifleisch in feine Scheiben, die geschälten Tomaten in Würfel schneiden. Mit den klein gehackten Knoblauchzehen, dem Rosmarin, dem Thymian und dem Lorbeerblatt 20 Minuten im Olivenöl dünsten. Würzen und erkalten lassen.

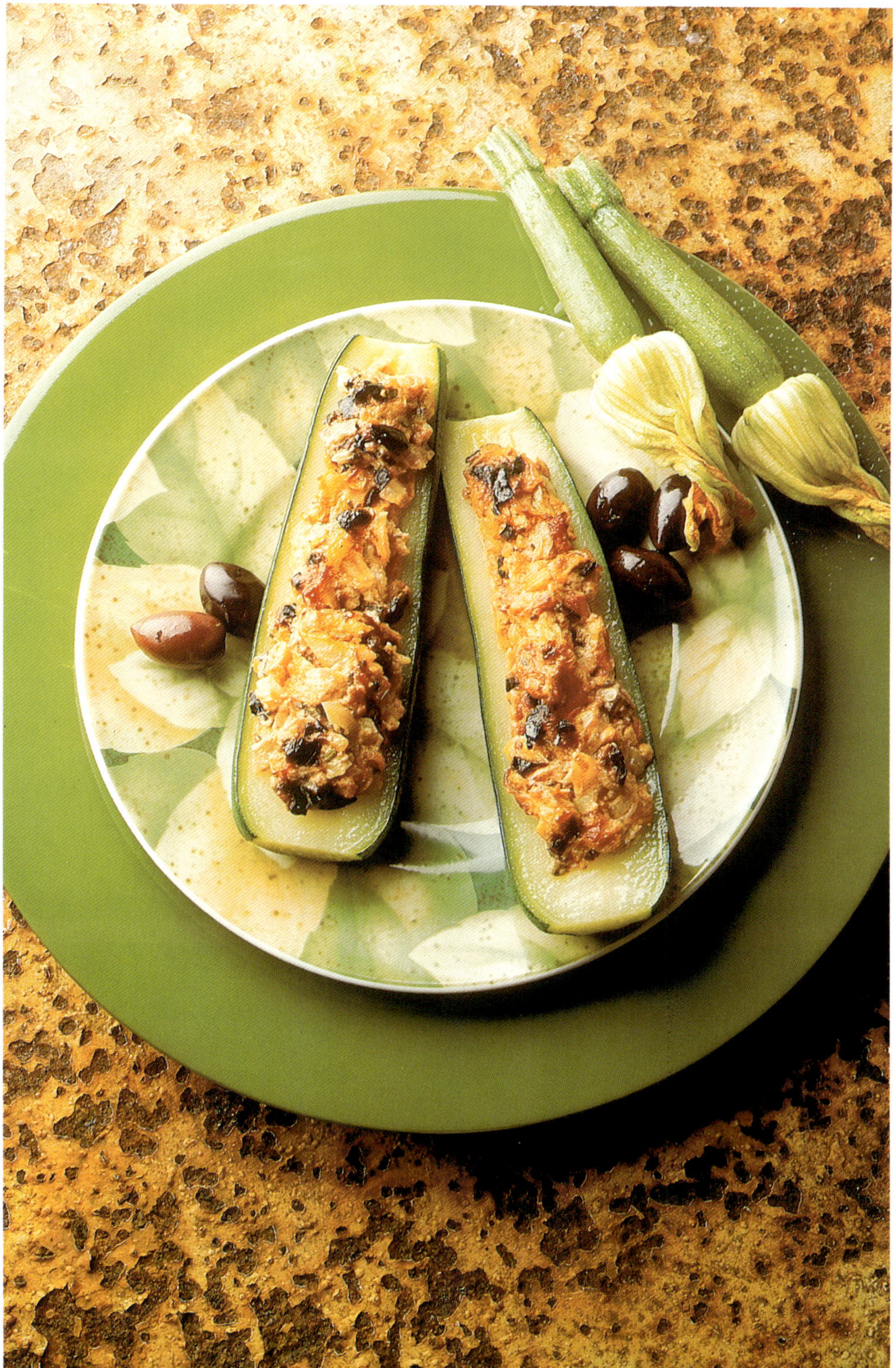

3. In der Zwischenzeit die Oliven hacken. Das Ei und die Sahne verquirlen und mit den gehackten Oliven unter die Masse mischen. Die Zucchini damit füllen und in einer gebutterten Auflaufform bei 180°C etwa 30 Minuten backen.

Hühnersuppe mit Zuckerschoten und Fenchel

400 g Hühnerfleisch ohne Haut und Knochen
2 Knoblauchzehen
1 EL Sojasauce
150 g Zuckerschoten
2 kleine Fenchelknollen
2 EL Butter
1 l Hühnerbrühe (aus Extrakt)
Salz
weißer Pfeffer aus der Mühle
1 Prise Muskat, frisch gemahlen
1 Schuß Worcestersauce
1 EL Zitronensaft
einige Stengel Kerbel

1. Das Hühnerfleisch in schmale Streifen schneiden und auf einen Teller legen. Die Knoblauchzehen in eine kleine Schüssel pressen und mit der Sojasauce verrühren. Das Hühnerfleisch damit vermischen und 10 Minuten zugedeckt ziehen lassen.
2. Die Zuckerschoten abbrausen, von den Enden und eventuellen Fäden befreien und in Rauten schneiden oder ganz lassen. Die Fenchelknollen waschen, halbieren und längs in schmale Streifen schneiden.
3. Die Butter in einem breiten Topf schmelzen, Zuckerschoten und Fenchelstreifen kurz darin schwenken. Das Hühnerfleisch samt Marinade zufügen.

Zucchini mit Tomatenfüllung

Mit der Hühnerbrühe aufgießen, langsam aufkochen und 15 Minuten bei milder Hitze ziehen lassen. Die Suppe mit Salz, Pfeffer, Muskat, Worcestersauce und Zitronensaft abschmecken.

4. Zum Servieren in Teller oder Tassen verteilen. Die Kerbelblättchen abbrausen, von den Stengeln befreien und auf die Suppe streuen.

TIP

Die Zuckerschoten können durch frische Erbsen ersetzt werden. Anstelle des Hühnerfleisches kann man auch gut 200 g geräucherte Putenbrust verwenden, die man in schmale Streifen schneidet.

Auberginenpfanne mit Knoblauch

600 g Auberginen
5 EL Olivenöl
4 Knoblauchzehen
500 g Tomatenstückchen aus der Dose
Salz
schwarzer Pfeffer aus der Mühle
2 TL Thymian, frisch oder getrocknet

1. Die Auberginen waschen und vom Stengelansatz befreien. Erst längs vierteln, dann in ca. 1 cm dicke Scheiben schneiden. In einer großen Pfanne in heißem Olivenöl braten. Herausheben.
2. Den Knoblauch schälen und ins verbliebene Bratfett pressen, goldgelb werden lassen.
3. Die Tomatenstückchen zufügen und

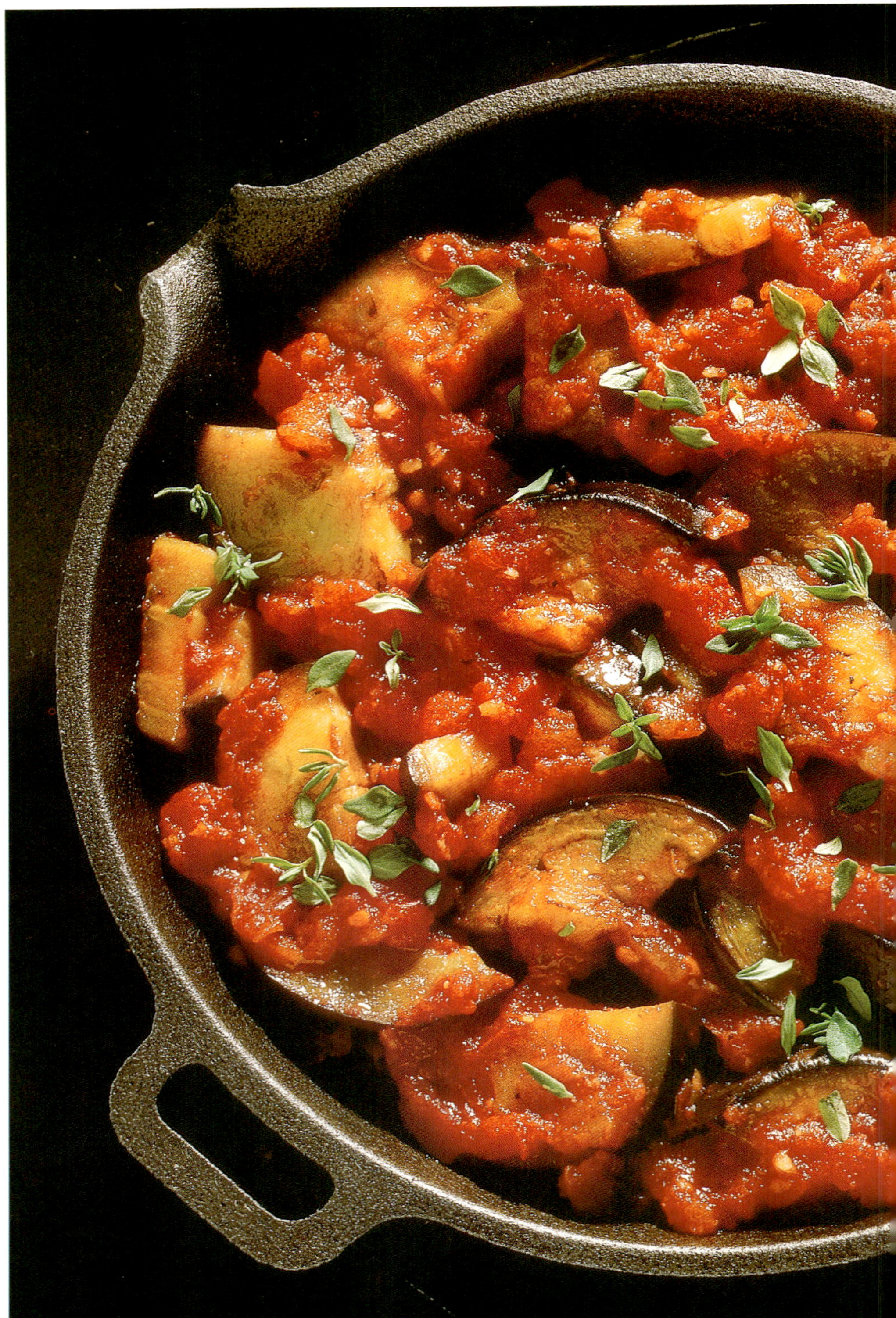

Auberginenpfanne

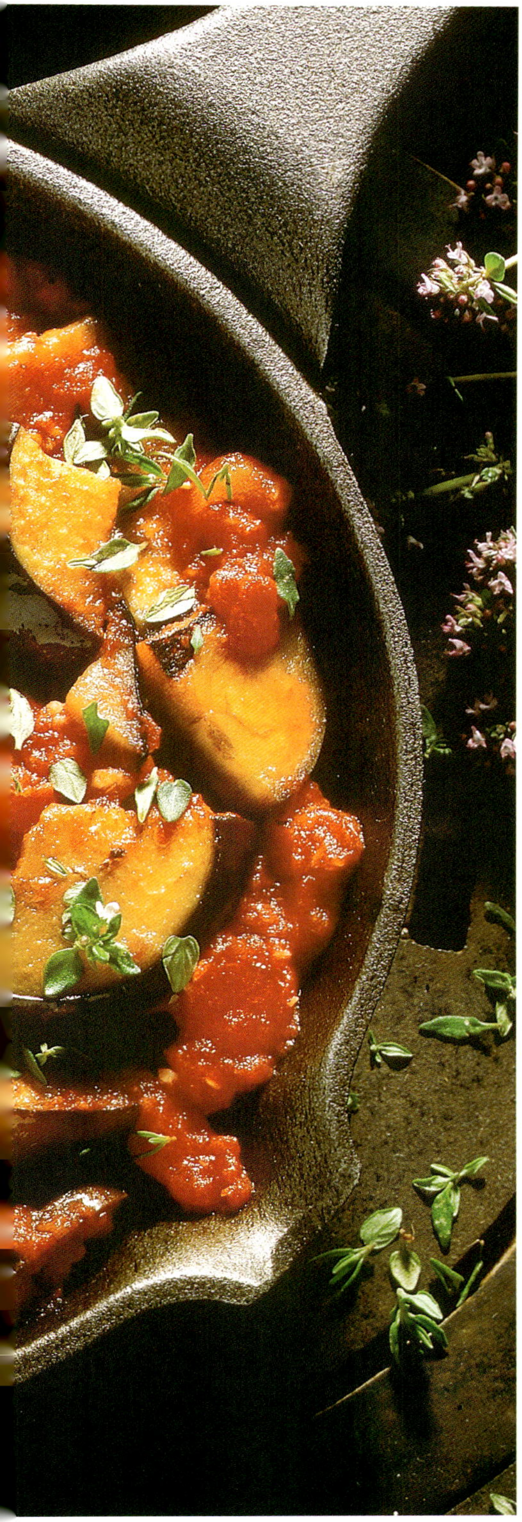

bei starker Hitze um ein Drittel einkochen lassen.

4. Die Auberginen wieder zufügen. Mit Salz, Pfeffer und Thymian würzen und noch 10 Minuten köcheln lassen.

TIP

Auch kalt schmeckt dieses Gemüse hervorragend. Es kann dann noch mit etwas Rotweinessig oder Zitronensaft abgeschmeckt werden.

Zucchini-Püfferchen

2 mittelgroße Zucchini (ca. 400 g)
1 kleine Zwiebel
1 Knoblauchzehe
1/2 Bund Petersilie
100 g Schafskäse
1 Ei
Salz
weißer Pfeffer aus der Mühle
3 EL Öl

1. Die Zucchini waschen, an den Enden abschneiden und das Gemüse auf der groben Seite der Rohkostreibe raspeln.
2. Zwiebel und Knoblauchzehe schälen und in kleine Würfel schneiden. Die Petersilie hacken und den Schafskäse fein zerdrücken.
3. Alles miteinander vermischen, das Ei verquirlen, hinzufügen und gründlich untermischen. Die Gemüsemasse mit Salz und Pfeffer herzhaft würzen.
4. Das Öl in einer beschichteten Pfanne erhitzen und mit einem Eßlöffel kleine Häufchen in das heiße Fett setzen. Mit dem Löffelrücken flachdrücken und von beiden Seiten jeweils 3–4 Minuten bei mittlerer Hitze braten. Zucchini-Püfferchen auf einem Küchenpapier abtropfen lassen und sofort servieren.

Gebackene Kartoffeln mit Pilzragout

4 große, mehligkochende Kartoffeln
200 g Champignons
1 Schalotte
40 g Butter oder Margarine
150 g Crème fraîche
Salz
weißer Pfeffer aus der Mühle
150 g frische Mungobohnensprossen

1. Die Kartoffeln gründlich waschen und ungeschält in Alufolie einpacken. Im Backofen bei 200 °C in etwa 1 Stunde gar backen.
2. Inzwischen die Champignons putzen und in kleine Stücke, die Schalotte schälen und in kleine Würfel schneiden. Beides im erhitzten Fett bei mittlerer Hitze anschwitzen. Die Crème fraîche dazugeben, mit Salz und Pfeffer würzen und einmal aufkochen lassen. Die Sprossen hinzufügen und in der Pilzsauce kurz erwärmen.
3. Die Kartoffeln aus dem Ofen nehmen, aus der Folie wickeln und einen Deckel abschneiden. Die Kartoffeln ein wenig aushöhlen und mit dem Ragout füllen.

Wirsing mit Sesam und Sojasprossen

1 kleiner Wirsing oder 1/2 Kopf (ca. 300 g)
250 g Champignons
3 EL Sojaöl
2 Knoblauchzehen
2 EL Sesam
150 g Sojasprossen, frisch oder aus dem Glas
Salz
schwarzer Pfeffer aus der Mühle
1 Msp. Cayennepfeffer
4 cl trockener Sherry (Fino)
3 EL Sojasauce

1. Den Wirsing von den äußeren dicken Blättern befreien, dann vierteln und dabei den Strunk herausschneiden. Die Wirsingviertel quer in 1/2 cm breite Streifen schneiden, waschen, abtropfen lassen.
2. Champignons kurz abbrausen, putzen und mit dem Eierschneider in feine Scheiben schneiden.
3. Das Sojaöl in einem Wok oder einer großen Pfanne mit hohem Rand erhitzen. Die Champignons darin kurz anbraten. Den Knoblauch schälen und dazudrücken. Die Wirsingstreifen untermischen. Den Sesam einstreuen.
4. Frische Sojasprossen kurz abbrausen, Sprossen aus dem Glas in einem Sieb abtropfen lassen. Unter den Wirsing mischen.
5. Das Gemüse mit Salz, Pfeffer und Cayennepfeffer würzen. Sherry und Sojasauce dazugießen und zugedeckt bei mittlerer Hitze 10 Minuten dünsten.

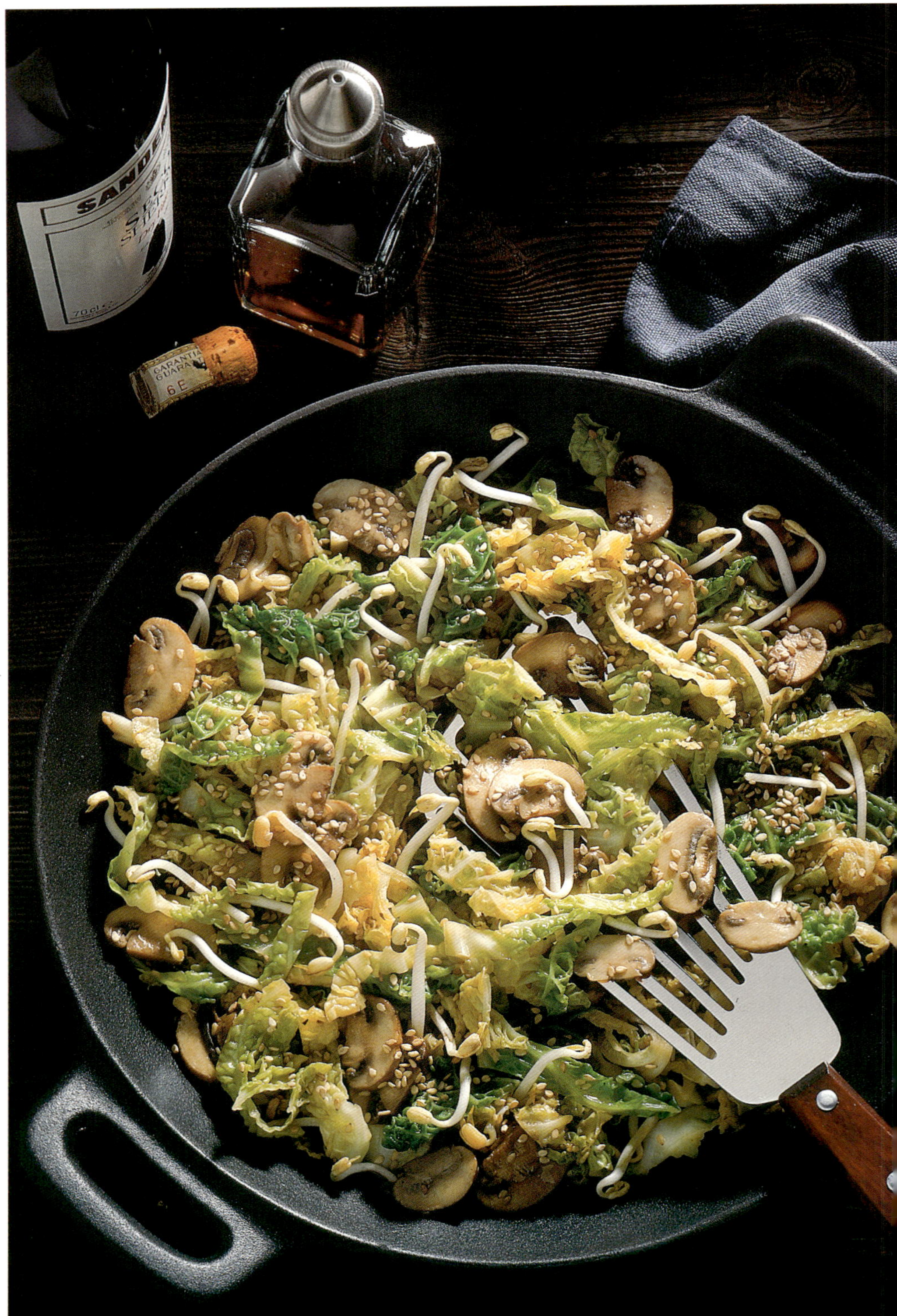

Wirsing mit Sesam und Sojasprossen

Gebratene Hühnerleber mit Tomaten

500 g frische Hühnerleber
Salz
schwarzer Pfeffer aus der Mühle
1 EL Mehl
3 Fleischtomaten (600 g)
2 El Olivenöl
1 gehackte Knoblauchzehe
1 EL gehackte Zwiebel
8–10 Basilikumblätter, fein geschnitten

1. Die Hühnerlebern von anhaftenden Sehnen und Fett befreien und in gleichmäßige Stücke schneiden. Mit Salz und Pfeffer würzen und im Mehl wenden. Die Tomaten blanchieren, häuten, halbieren und ohne Stengelansätze und Kerne in gleichmäßige Stücke schneiden.
2. Das Öl in einer beschichteten Pfanne erhitzen und die Leberstückchen darin bei starker Hitze rundum anbraten. Herausnehmen und warm stellen.
3. Gehackte Knoblauchzehe und Zwiebelwürfel in die Pfanne geben und kurz anbraten. Dann die Tomaten hinzufügen und bei mittlerer Hitze einige Minuten kochen lassen.
4. Die Leberstückchen und die geschnittenen Basilikumblätter unter die Tomatensauce mischen und mit Salz und Pfeffer herzhaft abschmecken.

Tip

Falls es sehr schnell gehen soll oder auch im Winter, wenn es keine aromatischen Tomaten gibt, auf Tomatenstücke aus der Packung zurückgreifen.

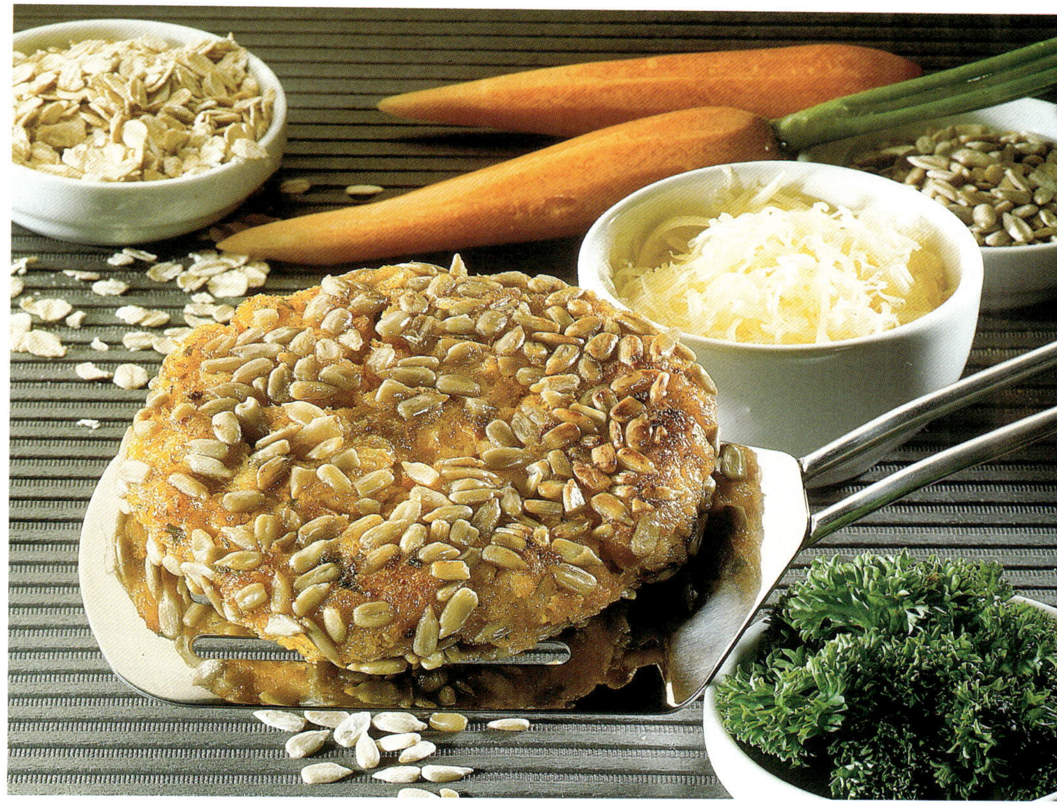

Möhrenbratlinge

Möhrenbratlinge

500 g Möhren
1 Zweig Rosmarin
Salz
100 g Magerquark
50 g Haferflocken
50 g geriebener mittelalter Gouda
1 EL gehackte Petersilie
schwarzer Pfeffer aus der Mühle
2 EL Sonnenblumenkerne
1 EL Öl

1. Die Möhren waschen, schaben und in kleine Stücke schneiden. 1/4 Liter Wasser zum Kochen bringen, die Möhren und den Rosmarinzweig hineingeben, salzen und in etwa 20 Minuten weich kochen.
2. Die Möhren abtropfen lassen, den Rosmarinzweig entfernen und das Gemüse mit dem Quark im Mixer fein pürieren. Haferflocken, Käse und Petersilie untermischen und mit Salz und Pfeffer abschmecken.
3. Aus der Masse mit nassen Händen 4 runde Bratlinge formen und in den Sonnenblumenkernen wenden, diese gut andrücken.
4. Das Öl in einer beschichteten Pfanne erhitzen und die Bratlinge darin bei mittlerer Hitze von beiden Seiten je 3–4 Minuten goldbraun braten.

Vollkorncrêpes mit Beerenragout

Crêpeteig:
2 Eigelbe
40 g Fruchtzucker
200 g Sahne
100 g feines Weizenmehl, frisch gemahlen
50 g geklärte Butter zum Ausbacken
4 Minzezweige zum Garnieren

Füllung:
$^{1}/_{4}$ l Beerensaft, z. B. von Himbeere, Johannisbeere
4 cl Himbeergeist
40 g Fruchtzucker oder
2 EL Ahornsirup
400 g gemischte Beeren, z. B. Himbeeren, Johannisbeeren, Brombeeren, Walderdbeeren

1. Für den Teig Eigelbe und Zucker verrühren, die Sahne und nach und nach das gesiebte Mehl hinzufügen. Zu einem glatten Crêpeteig verrühren und 2 Stunden ruhen lassen.
2. Für die Füllung Beerensaft, Himbeergeist und Fruchtzucker oder Sirup bei starker Hitze um ein Drittel einkochen lassen.
3. Die Beeren sorgfältig verlesen, entstielen und im eingekochten Sud kurz erwärmen.
4. Eine kleine Pfanne jeweils mit etwas Butter auspinseln und nacheinander 8 dünne Crêpes darin backen.
5. Jeden Pfannkuchen mit etwas Beerenragout füllen und mit Minzezweiglein garniert sofort servieren.

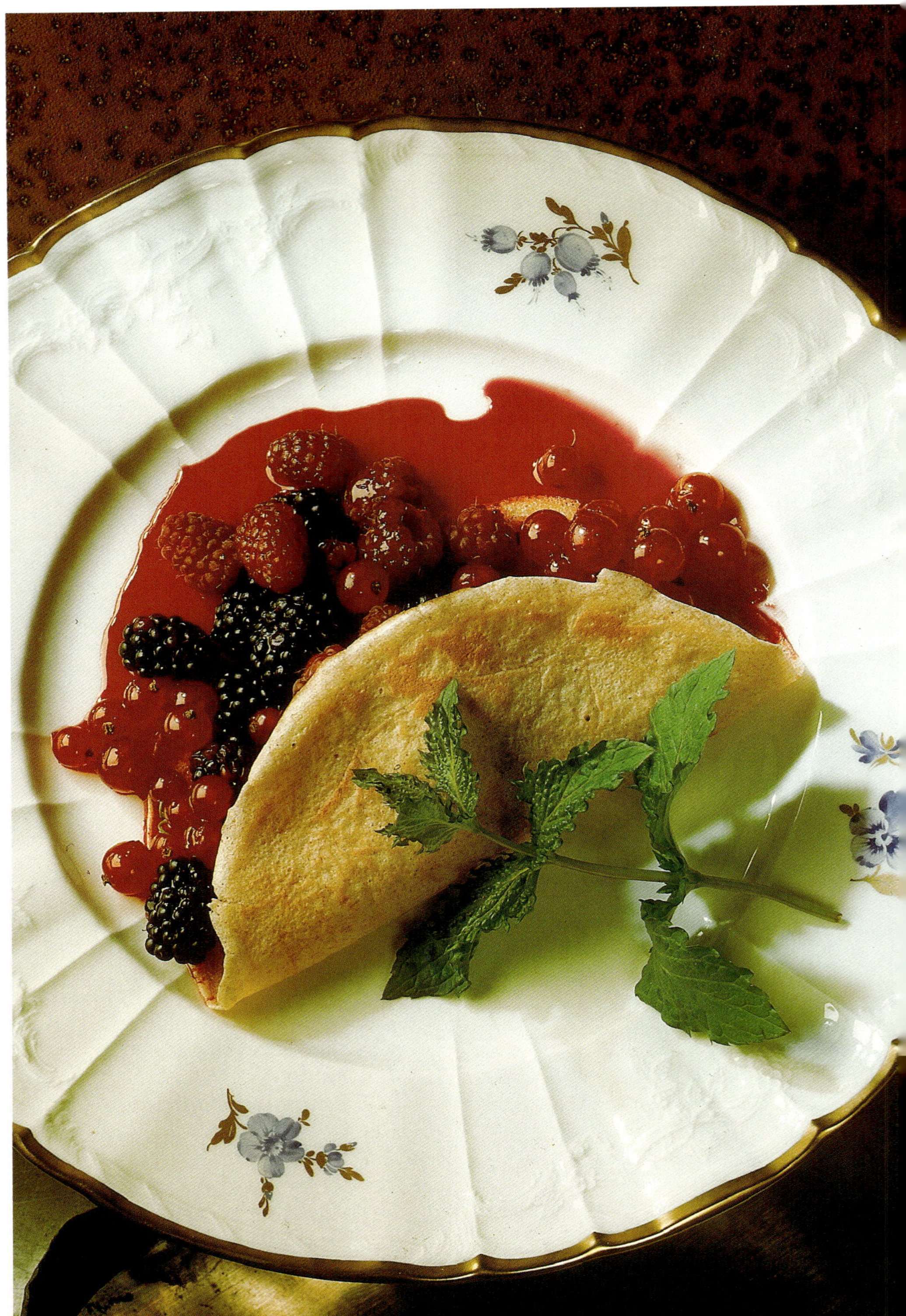

Vollkorncrêpes mit Beerenragout

Forellenmousse mit Lollo Rosso

300 g geräuchertes Forellenfilet
1 Eigelb
100 g Mascarpone
Salz
weißer Pfeffer aus der Mühle
1 Msp. Cayennepfeffer
Zitronensaft
1 Bund Dill
1 Eiweiß
1 kleiner Lollo Rosso
2 EL Sherryessig
4 EL Öl

1. Das Forellenfilet in Stücke teilen und mit Eigelb und Mascarpone im Mixer pürieren. Mit Salz, Pfeffer, Cayennepfeffer kräftig würzen. Mit Zitronensaft abschmecken.
2. Den Dill abbrausen, trockentupfen und fein hacken.
3. Das Eiweiß zu steifem Schnee schlagen und mit dem Dill unter das Forellenpüree mischen. Für 15 Minuten in das Gefrierfach stellen.
4. Inzwischen den Lollo Rosso putzen, waschen und trockenschleudern.
5. Den Sherryessig mit Salz verrühren, bis es sich aufgelöst hat. Pfeffer zufügen und das Öl dazufließen lassen. Dabei kräftig mit dem Schneebesen schlagen, bis eine cremige Sauce entstanden ist.
6. Den Lollo Rosso darin wenden und auf 4 Teller verteilen.
7. Von der Forellenmousse mit einem in heißes Wasser getauchten Eßlöffel Nocken abstechen und neben den Salat setzen.

Zucchini mit Hühner-Krabben-Füllung

4 mittelgroße Zucchini (je ca. 200 g)
1 EL Öl
2 EL gehackte Zwiebel
300 g Hühnerbrustfleisch
1 EL fein geschnittener Dill
1 Ei
1 EL Semmelbrösel
100 g ausgepulte Nordseekrabben
Salz
weißer Pfeffer aus der Mühle
1 TL Currypulver
etwas frisch geriebene Ingwerwurzel
Cayennepfeffer
10 g Butter
$^1/_8$ l Hühnerfond (aus dem Glas)

1. Die Zucchini waschen, längs halbieren und mit einem Löffel aushöhlen, dabei einen schmalen Rand lassen. Das Innere fein hacken.
2. Öl in einer beschichteten Pfanne erhitzen und die Zwiebelwürfel und das gehackte Zucchinifleisch darin anbraten.
3. Den Backofen auf 200 °C vorheizen.
4. Das Hühnerfleisch im Mixer fein pürieren. Mit der angedünsteten Gemüsemischung, Dill, Ei und Semmelbröseln zu einem geschmeidigen Fleischteig verkneten. Die Krabben untermischen und mit Salz und den Gewürzen herzhaft abschmecken. Die Masse in die ausgehöhlten Zucchini füllen.
5. Die gefüllten Hälften nebeneinander in eine gefettete Auflaufform legen, auf die Füllung Butterflöckchen setzen und in etwa 30 Minuten garen. Nach 15 Minuten mit dem Hühnerfond begießen.

Forellenmousse mit Lollo Rosso

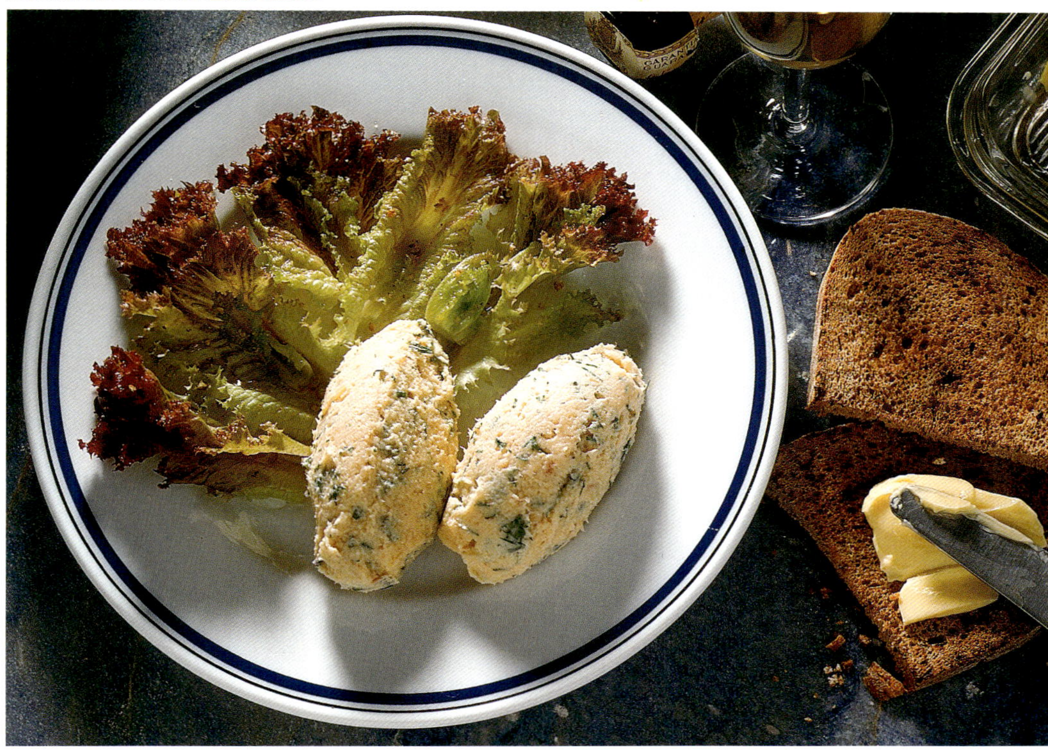

Hähnchenbrust mit Gemüse in Pergamentpapier

4 Hähnchenbrüste (je 120 g)
1 EL Sojasauce
weißer Pfeffer aus der Mühle
Pergamentpapier
1 1/2 EL Butter

Gemüse:
2 Möhren
1 Zwiebel
1 kleine Stange Porree
2 EL Butter
1 EL Sojasauce
weißer Pfeffer aus der Mühle

1. Den Backofen auf 220 °C vorheizen.
2. Die Hähnchenbrüste mit der Sojasauce und dem Pfeffer würzen.
3. Die Möhren, die Zwiebel und den Porree putzen und in Streifen schneiden. Die Butter in einer Pfanne zerlassen, die Gemüse hineingeben und 2 Minuten anziehen lassen. Dann mit Sojasauce und Pfeffer würzen.
4. 4 passende Stücke aus Pergamentpapier passend zuschneiden. Dick mit Butter bestreichen. Die Gemüse in der Mitte aufhäufen und die Brüste darauflegen. Das Pergamentpapier überschlagen und die Ränder so zusammenfalten, daß sie hermetisch verschlossen sind.
5. Die Pergament-Päckchen in eine feuerfeste Form legen. Die Form auf die mittlere Schiene in den Backofen stellen und die Päckchen in 10 – 12 Minuten garen.
6. Die Päckchen herausnehmen, das Pergamentpapier oben öffnen, den Saft in eine Pfanne gießen und je 1 Päckchen auf einen Teller legen. Den Bratensaft etwas einkochen und über Fleisch und Gemüse träufeln.

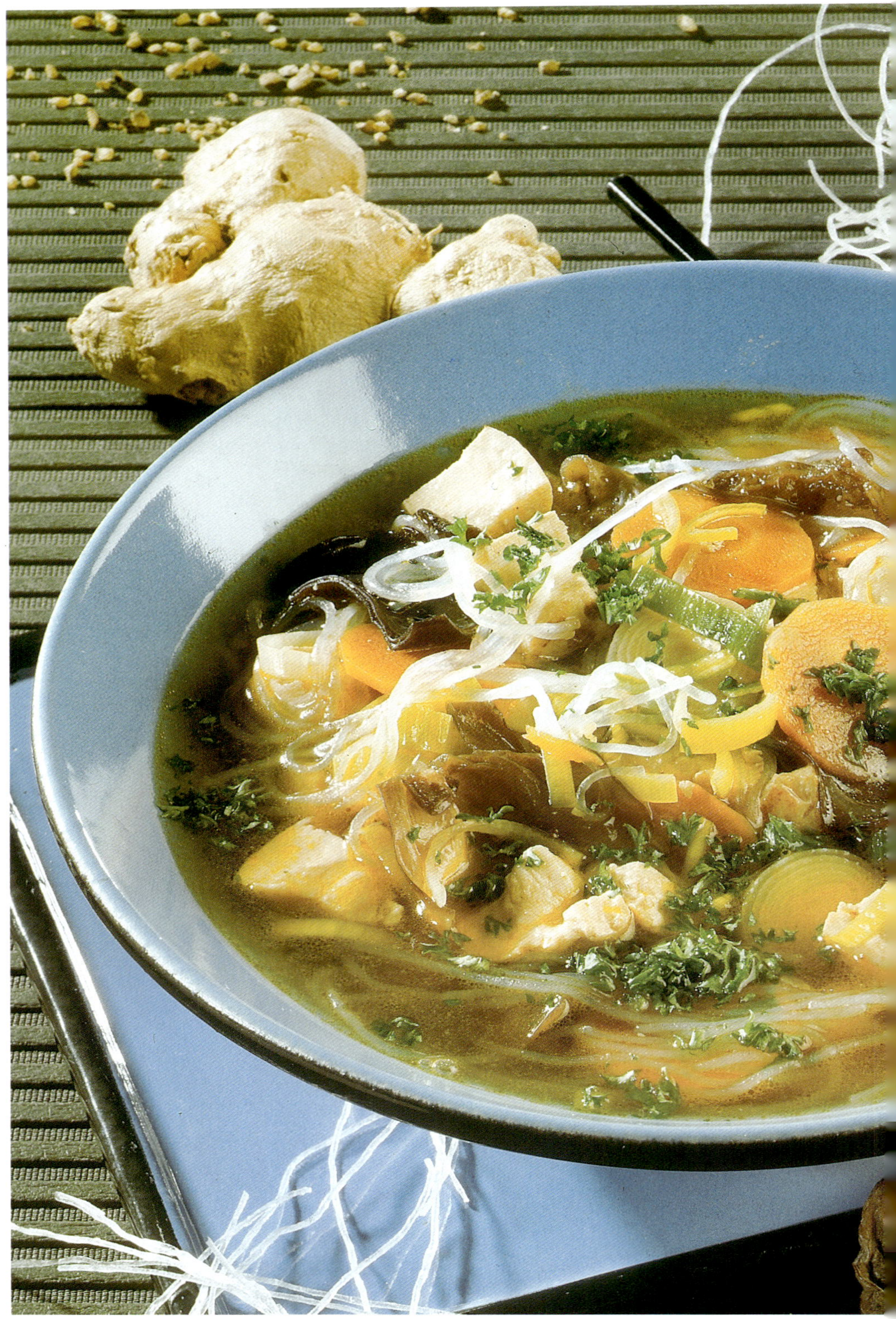

Chinesische Gemüsesuppe mit Huhn

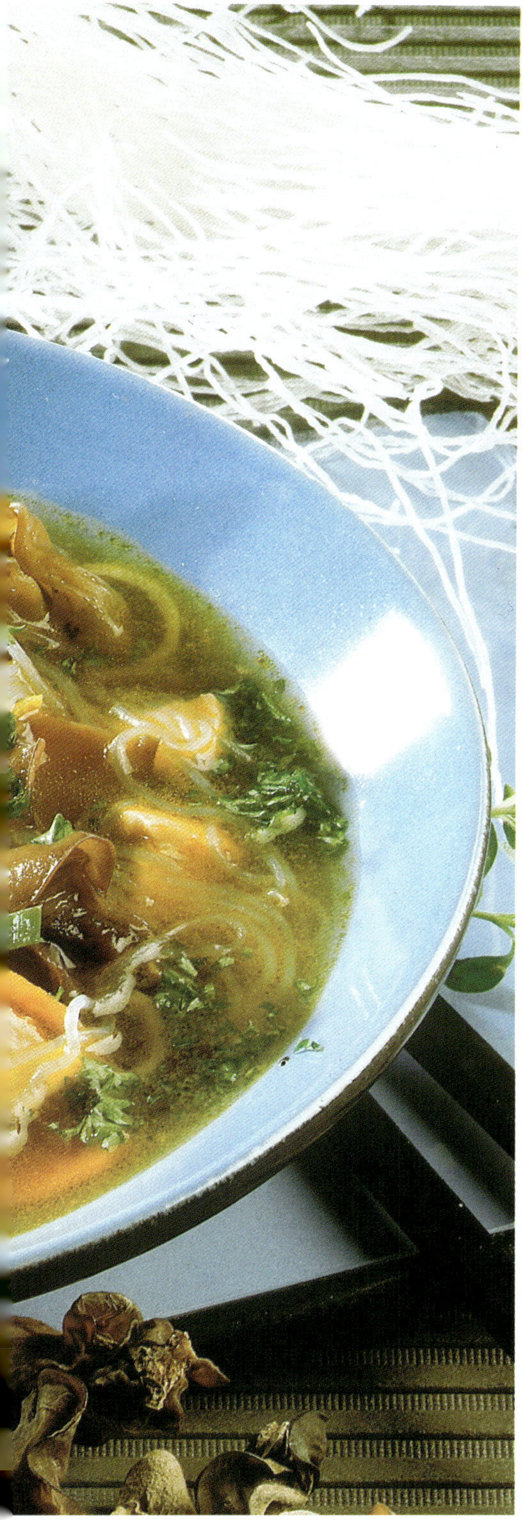

Chinesische Gemüsesuppe mit Huhn

5 kleine Mu-Err-Pilze
1 kleine Stange Porree
1 große Möhre
1–2 Knoblauchzehen
2 EL Erdnußöl
1 ausgelöstes Hühnerbrüstchen (ca. 150 g)
Salz
1 TL geraspelte Ingwerwurzel
Cayennepfeffer
weißer Pfeffer aus der Mühle
1 l Hühnerbrühe (selbstgemacht oder aus Extrakt)
4 cl Reiswein oder trockener Sherry (Fino)
2 EL Sojasauce
20 g Glasnudeln
1 EL gehackte Petersilie

1. Die Pilze einige Stunden in lauwarmem Wasser einweichen.
2. Vom Porree die Wurzeln und das grüne Ende entfernen, die Stange halbieren und gründlich waschen. Die Möhre schälen, waschen und wie den Porree in dünne Scheiben schneiden. Die Knoblauchzehen abziehen und fein hacken.
3. Das Öl in einem Kochtopf erhitzen und die Hähnchenbrust darin von allen Seiten kurz anbraten. Herausnehmen und zugedeckt beiseite stellen.
4. Knoblauch, Gemüse und die kleingeschnittenen Pilze in das heiße Fett geben und darin anschwitzen. Dann mit Salz würzen, die übrigen Gewürze dazugeben und mit der Brühe, Reiswein oder Sherry und Sojasauce aufgießen. Die Suppe zum Kochen bringen und etwa 10 Minuten bei mittlerer Hitze köcheln lassen.
5. Die Glasnudeln kleinschneiden und die Hühnerbrust in Würfel schneiden. Beides unter die Suppe mischen und einige Minuten ziehen lassen bzw. fertiggaren.
6. Vor dem Servieren, falls nötig, noch nachwürzen und mit gehackter Petersilie bestreut servieren.

Eier auf chinesische Art

4 Eier
100 g mageres Schweinefleisch
1 TL Salz
2 1/2 TL dunkle Sojasauce
1 TL Stärkemehl
20 g getrocknete Wolkenohrpilze (ear fungus), eingeweicht
200 g Chinakohl
4 EL Pflanzenöl
1 Frühlingszwiebel
1–2 Stengel Petersilie, gehackt
1/2 TL Glutamat (nach Belieben)
1/2 TL Reiswein

1. Die Eier leicht verquirlen. Das Schweinefleisch fein hacken. 1/2 Teelöffel Salz, 1/2 Teelöffel Sojasauce und Stärkemehl vermischen und das Fleisch 10 Minuten darin marinieren. Die Wolkenohrpilze auf ein Sieb geben und abtropfen lassen. Größere Pilze halbieren. Den Kohl putzen, waschen und grob hacken.
2. Vom Öl 2 Eßlöffel in einem Wok oder einer hochwandigen Pfanne erhitzen und die Eier hineingießen. 4 Minuten bei mäßiger Hitze pfannenrühren. Vom Herd nehmen, auf einen Teller geben und zur Seite stellen.
3. Den Wok erneut erhitzen, das restliche Öl hineingeben und die geputzte, zerkleinerte Frühlingszwiebel mit dem Schweinefleisch und den Pilzen 1 Minute pfannenrühren. Aus dem Wok nehmen. Kohl hineingeben, 1 Minute pfannenrühren, dann zugedeckt bei mäßiger Hitze unter gelegentlichem Rühren ca. 5 Minuten schmoren. Eier,

Fleisch, Zwiebel und Pilze wieder in die Pfanne geben und die Petersilie hinzufügen.

4. Das restliche Salz, die Sojasauce mit Glutamat (nach Belieben) und den Wein in die Pfanne geben, ½–1 Minute pfannenrühren, dabei soll das Rührei in Stückchen zerfallen.
Auf einer vorgewärmten Servierplatte anrichten und sofort zu Tisch bringen.

Omelett Stefanie

4 Eier, getrennt
110 g Zucker
Salz
50 g Butter
250 g Erdbeeren
Puderzucker zum Bestreuen

1. Den Backofen auf 200 °C vorheizen.
2. Die Eigelbe mit 40 g Zucker schaumig rühren. Die Eiweiße mit weiteren 40 g Zucker sehr steif schlagen und mit einer Prise Salz unter die Eigelbmasse ziehen.
3. Die Butter in einer großen Pfanne mit feuerfesten Griffen oder in einer feuerfesten Form auf dem Herd erhitzen. Den Teig in die heiße Pfanne füllen und 3 Minuten braten lassen. Das Omelett auf der unteren Schiene im Backofen in 15 Minuten gar backen, es soll an der Oberfläche fest sein.
4. Die Erdbeeren putzen, kleinschneiden und mit dem restlichen Zucker vermischen. Die Früchte auf das Omelett geben und dieses einmal zusammenlegen. Mit Puderzucker bestreuen und sofort servieren.

Champignongratin mit Schinken

800 g frische Champignons
100 g Schalotten
100 g Schinken
2 EL Butter
Salz
schwarzer Pfeffer aus der Mühle
200 g Sahnequark
2 Eigelb
Muskatnuß
2 EL feingeschnittener Schnittlauch

1. Die Champignons putzen, waschen und in Scheiben schneiden.
2. Die Schalotten schälen und klein hakken. Den Schinken grob würfeln.
3. Die Butter in einer Pfanne zerlassen. Die gehackten Schalotten in der Butter glasig dünsten. Die Champignons und den Schinken zugeben und nur kurz andünsten. Dann mit Salz und Pfeffer würzen.
4. Den entstandenen Saft in ein Pfännchen gießen. Den Saft auf 3 Eßlöffel einkochen lassen.
5. Den Quark und die verquirlten Eigelbe mischen und mit Salz, Pfeffer und Muskatnuß pikant abschmecken. Den Backofen auf 250 °C vorheizen.
6. Mit der eingekochten Pilzflüssigkeit und der übrigen Flüssigkeit aus der Pfanne mit den Champignons verrühren.
7. Die Pilzmasse in eine ausgebutterte Auflaufform geben. Die Quarkmischung darüber verteilen und im Backofen auf der mittleren Schiene 5–7 Minuten überbacken.
8. Mit Schnittlauch bestreuen und in der Form auf den Tisch bringen.

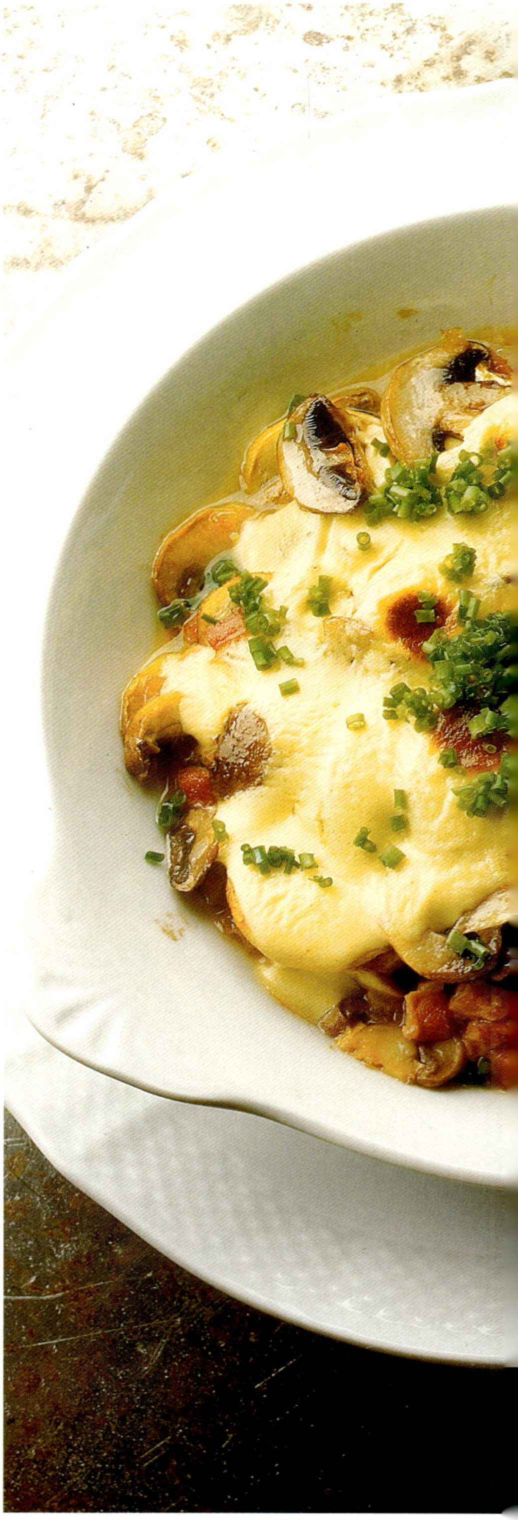

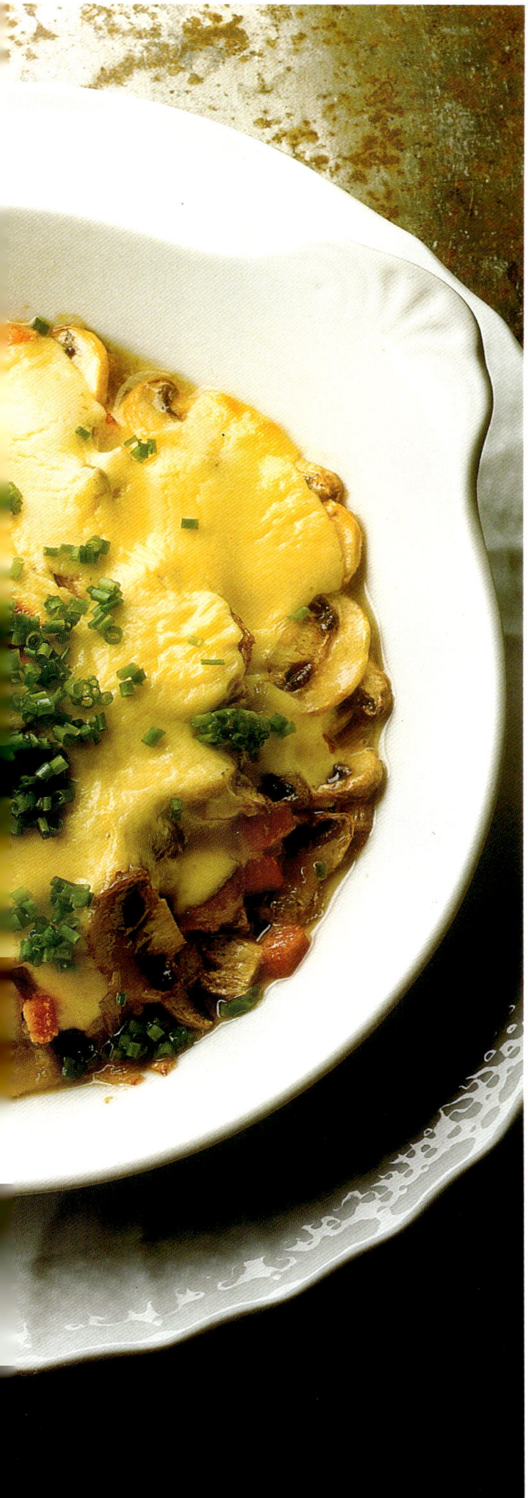

Champignongratin mit Schinken

Scampi in Petersilien-Knoblauch-Butter

4–6 Knoblauchzehen
2 EL Butter
2 EL Olivenöl
1 kleine getrocknete Chilischote
500 g frische oder aufgetaute Scampi
Salz
schwarzer Pfeffer aus der Mühle
Saft von 1/2 Zitrone
2 Bund glatte Petersilie

1. Die Knoblauchzehen schälen und in ganz feine Scheiben schneiden.
2. Die Butter und das Olivenöl in einer breiten Pfanne erhitzen. Die Knoblauchscheiben und die Chilischote zufügen und den Knoblauch bei ganz schwacher Hitze unter Rühren goldgelb werden lassen.
3. Inzwischen die Scampi kalt abbrausen und aus der Schale lösen. In die Pfanne geben und 6 Minuten braten, dabei immer wieder umrühren. Mit Salz, Pfeffer und Zitronensaft würzen.
4. Die Petersilie abbrausen, trockentupfen, abzupfen und nicht ganz fein hacken. Zum Schluß unter die Scampi mischen.

Hähnchenpaprikasch

1 Hähnchen (ca. 1 kg)
Salz
schwarzer Pfeffer aus der Mühle
1 EL Paprika, edelsüß
3 rote Paprikaschoten
2 große Zwiebeln
2 EL Öl
1 EL Tomatenmark
1/4 l Hühnerbrühe (aus Extrakt)
1 EL gehackte Petersilie

1. Das Hähnchen waschen, trockentupfen und in Teile schneiden, mit Salz, Pfeffer und Paprika einreiben.
2. Die gewaschenen Paprikaschoten halbieren, Stengelansätze und Samenstränge entfernen und die Schoten in 1 cm große Würfel schneiden. Die Zwiebeln schälen, halbieren und ebenfalls in Würfel schneiden.
3. Das Öl in einer beschichteten Pfanne erhitzen und die Zwiebeln darin glasig braten. Die Paprikaschoten dazugeben und kurz mit anbraten.
4. Die gewürzten Hähnchenteile in die Gemüsemischung geben und unter Rühren andünsten. Das Tomatenmark unterrühren und mit der Hühnerbrühe aufgießen. Zugedeckt bei schwacher Hitze etwa 20 Minuten köcheln lassen. Dabei gelegentlich umrühren. Mit Petersilie bestreut servieren.

Tip

Trotz Diät – wer mag, kann das Paprikasch noch mit 1 EL Sauerrahm verfeinern.

Damit der Erfolg auf Dauer sicher ist

Grundlagen für ein dauerhaft verändertes Ernährungsverhalten

Nachdem Sie mit dem Formula-Ernährungsprogramm Ihre lästigen Pfunde losgeworden sind, können Sie sich voll auf das Halten Ihres gewünschten Gewichtes konzentrieren.

Ausreichende Bewegung in Alltag, Freizeit und Beruf haben wir ja schon ausführlich besprochen. Bewegung ist mit Sicherheit ein entscheidender Bestandteil für das dauerhafte Halten eines Gewichtsverlustes.

Um Ihnen das Halten Ihres Wunschgewichtes langfristig zu erleichtern, möchten wir Ihnen in diesem Kapitel einige Verhaltens-Tips, Tricks und einfache Regeln zu einem dauerhaft veränderten Ernährungsverhalten vorstellen.

Die Deutsche Gesellschaft für Ernährung hat dafür »10 Regeln« für eine ausgewogene und vollwertige Ernährung zusammengestellt, die nachfolgend im einzelnen kurz aufgezeigt werden. Die Regeln enthalten Empfehlungen und keine Gebote oder Verbote. Sie sollen Ihnen helfen:

- ○ sich ausgewogen,
- ○ bedarfs- und auch
- ○ kaloriengerecht zu ernähren, und Ihnen
- ○ die Freude und den Spaß am Essen zu erhalten,
- ○ für gelegentliche »Rückfälle« und »Ausrutscher« Verständnis aufzubringen und
- ○ diese Tips im Alltag problemlos umzusetzen und einzuhalten.

Die 10 Regeln der DGE

1. Vielseitig – aber nicht zuviel
2. Weniger Fett und fettreiche Lebensmittel
3. Würzig, aber nicht salzig
4. Wenig Süßes
5. Mehr Vollkornprodukte
6. Reichlich Gemüse, Kartoffeln und Obst
7. Weniger tierisches Eiweiß
8. Trinken mit Verstand
9. Öfters kleinere Mahlzeiten
10. Schmackhaft und schonend zubereiten

(Quelle: Vollwertig essen und trinken nach den 10 Regeln der DGE; Deutsche Gesellschaft für Ernährung Frankfurt/ Main und AID, Verbraucherdienst informiert 1992)

Regel 1: Vielseitig – aber nicht zuviel

Die ausgewogene Ernährung

Der Untertitel kommt Ihnen doch sicher bereits sehr vertraut vor, oder? Bei der Vorstellung des Formula-Ernährungsprogramms wurde ja bereits ausführlich besprochen, wie man sich nach dem Ernährungskreis der DGE ausgewogen ernähren kann. Hier noch einmal kurz das Wichtigste:

Verhaltens-Tip 1: Gestalten Sie Ihren Speiseplan abwechslungsreich.

Dies gelingt am einfachsten, indem Sie täglich Lebensmittel aus den Lebensmittelgruppen 1 bis 5 – d.h. Vollkornprodukte, Kartoffeln, Gemüse, Salat, Obst, Milch und Milchprodukte sowie überwiegend kalorienarme Getränke – und seltener Lebensmittel aus den Gruppen 6 und 7 – Fleisch, Wurst, Eier, Fette und Öle – essen und trinken.

Verhaltens-Tip 2: Kontrollieren Sie dabei regelmäßig Ihr Gewicht.

Damit gehen Sie sicher, daß aus dem Vielseitigen nicht ein Zuviel wird!

Regel 2: Weniger Fett und fettreiche Lebensmittel

Fett – das Kalorienkonzentrat

Fett liefert doppelt soviel Kalorien wie die gleiche Menge Eiweiß oder Kohlenhydrate. Es ist somit in der Folge verantwortlich für die Entstehung von Übergewicht und verschiedenen Krankheiten. Nichtsdestoweniger :

Fette sind lebensnotwendig für unseren Körper.

Durch Fette wird auch unser Essen wohlschmeckender, denn Fett ist ein Träger wichtiger Geschmackssubstanzen.

Damit ein Zuviel an Fetten aber nicht zu Übergewicht und Krankheiten führt, sollte man den Fetten ein besonderes Augenmerk schenken. Schon gerade deswegen, weil man viele Fette gar nicht auf den ersten Blick sieht. Als versteckte Fette findet man sie z.B. in Fleisch, Wurst, Eiern, mayonnaisehaltigen Salatsaucen,

Käse, Sahne, Gebäck, Schokolade und auch in Nüssen.

Einfacher sind da schon die sichtbaren Fette in Form von Öl, Streichfetten wie Butter und Margarine und der Fettrand am Fleisch zu erkennen.

Verhaltens-Tip: Gehen Sie auf jeden Fall sparsam mit sichtbaren und unsichtbaren Fetten um, und bevorzugen Sie Pflanzenfette und Öle mit einem hohen Gehalt an mehrfach ungesättigten Fettsäuren. Beispiele sind das Sonnenblumen-, Distel- oder Keimöl.

Da Nahrungsfette die Blutfettwerte ansteigen lassen, können Sie mit einer fettarmen Ernährung auch zu einer Normalisierung Ihrer Blutfettwerte beitragen und somit schlimmere Krankheiten verhindern helfen.

Ihrem Gewicht kommt eine fettarme Ernährung aber in jedem Fall zugute!

Regel 3: Würzig, aber nicht salzig

Schnell ist der Salzstreuer zur Hand, manchmal bevor das Essen überhaupt probiert wurde. Doch Salz kann für Personen mit Bluthochdruck gefährlich sein. Davon ist in Deutschland ungefähr jeder 5. betroffen. Bluthochdruck ist ein Risikofaktor für einen Herzinfarkt. Deshalb:

Verhaltens-Tip 1: Sparsam mit dem Salzstreuer umgehen!

Verhaltens-Tip 2: Gerichte mit Kräutern und Gewürzen abschmecken.

Der Eigengeschmack der Lebensmittel wird durch die Kräuter und Gewürze noch herausgehoben. Kräuter können Sie frisch, getrocknet oder tiefgefroren zu jeder Jahreszeit bekommen. Mehr über Kräuter erfahren Sie in der Herbalife-Kräuterkunde ab Seite 182.

Verhaltens-Tip 3: Wenig salzreiche Lebensmittel essen.

Salzarme Lebensmittel sind neben den genannten Kräutern auch Milch und Milchprodukte, frisches oder tiefgefrorenes Gemüse (ungewürzt), Kartoffeln, Fleisch oder Fisch. Achten Sie aber auch bei diesen Lebensmitteln auf eine salzarme Zubereitung.

Verhaltens-Tip 4: Jodsalz verwenden, wenn Salz erforderlich erscheint.

Jodsalz liefert beim Salzen gleich das für die Schilddrüse notwendige Jod mit. Eine unzureichende Versorgung mit Jod ist leider noch immer – besonders in den südlicheren Landesteilen – weit verbreitet.

Regel 4: Wenig Süßes

Zucker – dazu gehört auch Traubenzucker – und zuckerhaltige Süßigkeiten und Limonaden können nicht nur Karies verursachen, sondern liefern auch die für die Gewichtskontrolle schädlichen leeren Kalorien. Zucker ist nämlich energiereich, aber nährstoffarm.

Zucker beeinflußt den Blutzuckerspiegel rasch und stark und führt dadurch zu einer Hormonausschüttung (Insulin), da der Körper versucht, den Blutzuckerspiegel ebenso rasch wieder abzubauen. Derartige Schwankungen im Blutzuckerspiegel sind aber für den Stoffwechsel belastend. Ein rascher Abfall des Blutzuckerspiegels nach Konsum von Zucker kann außerdem erneuten Hunger verursachen.

Verhaltens-Tip 1: Am besten begibt man sich erst gar nicht in diese Teufelsspirale und ernährt sich von vorneherein zuckerarm.

Verhaltens-Tip 2: Bei den Getränken auf Tee, Mineralwasser oder mit Mineralwasser verdünnte Fruchtsäfte ausweichen und zuckerhaltige Limonaden meiden.

Verhaltens-Tip 3: Bei Verlangen nach Süßem auf Obst ausweichen. Das ist nicht nur gesünder, sondern spart auch Kalorien ein.

Regel 5: Mehr Vollkornprodukte

Vollkornprodukte liefern reichlich

- wertvolle Vitamine, Mineralstoffe und Spurenelemente. Außerdem enthalten sie
- als Kohlenhydrat Stärke – ein Mehrfachzucker –, die im Gegensatz zu Zucker langsam in das Blut aufgenommen wird und Blutzuckerschwankungen verhindert, sowie

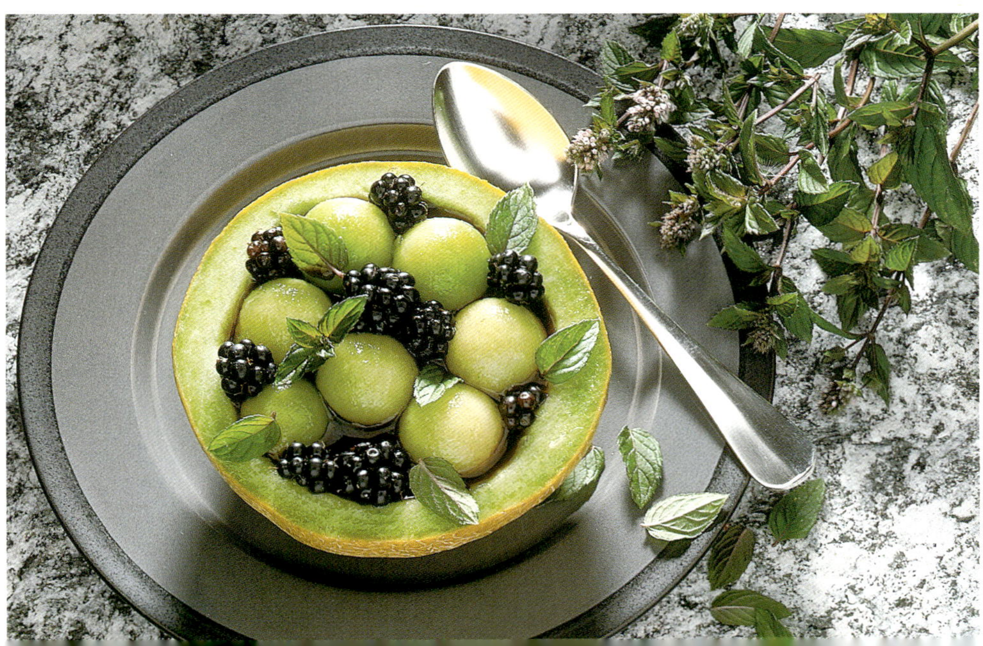

Gelüste auf Süßes? Obst stillt den Heißhunger rasch

○ Ballaststoffe für eine bessere Verdauung und größere Sättigung.

Vollkornprodukte sind daher geradezu ideal für die Gewichtskontrolle.

Verhaltens-Tip 1: Beginnen Sie am Morgen mit einem schmackhaften Müsli statt Weiß-Brötchen oder Toast.

Verhaltens-Tip 2: Tauschen Sie Weiß- und Schwarzbrot gegen Vollkornbrote aus, und essen Sie täglich davon.

Verhaltens-Tip 3: Bauen Sie in Ihren Speiseplan möglichst oft Naturreis und Vollkornnudeln ein.

Verhaltens-Tip 4: Beim Kuchenbacken können Sie helles Mehl bis zu $1/3$ der Menge durch Vollkornmehl ersetzen.

Regel 6: Reichlich Gemüse, Kartoffeln und Obst

Diese Lebensmittel sollten eine zentrale Rolle in Ihrem Speiseplan spielen. Gerade wer auf das Gewicht achtet, bekommt durch Obst, Gemüse und Kartoffeln viele Vitamine, Mineralstoffe, Spurenelemente und Ballaststoffe aber wenige Kalorien. Was gibt es für die Gewichtsabnahme oder Gewichtskontrolle besseres?

Verhaltens-Tip 1: Lebensmittel schonend zubereiten

Vitamine sind sehr empfindlich gegenüber Licht, Luft und Hitze. Obst und Gemüse sollten Sie daher schonend zubereiten oder am besten gleich roh verzehren. In Regel 10 werden die schmackhafte und schonende Zubereitung noch genauer besprochen.

Verhaltens-Tip 2: Täglich frisches Obst, Gemüse und Salate in den Speiseplan einbauen.

Verhaltens-Tip 3: Tomaten, Radieschen, Paprika oder Gurken runden eine Brotmahlzeit in idealer Weise ab.

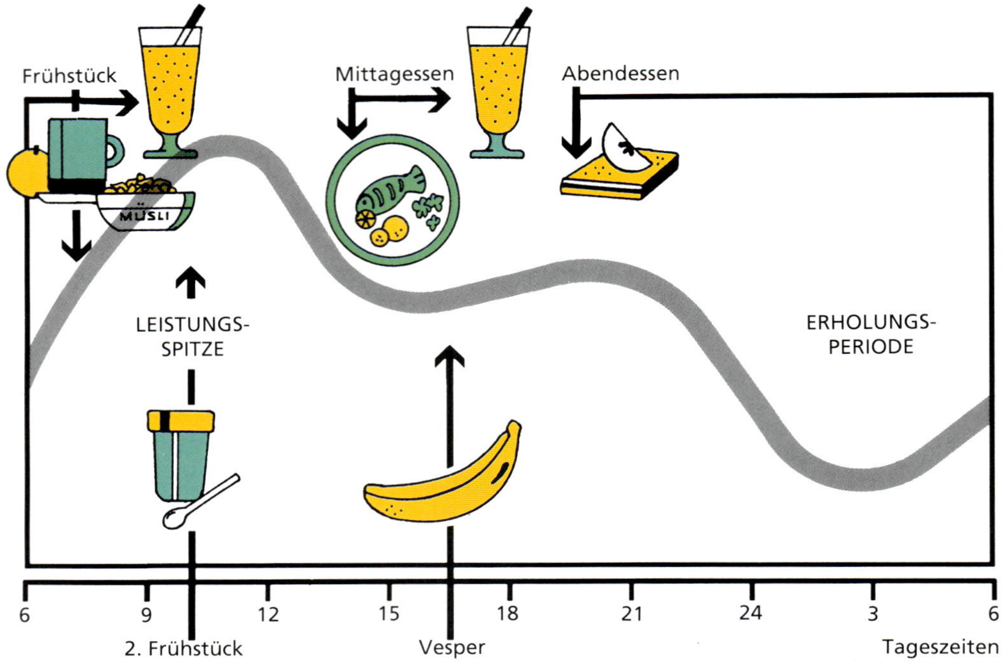

5 kleinere Mahlzeiten am Tag halten uns leistungsfähig

Regel 7: Weniger tierisches Eiweiß

Warum soll man weniger tierisches Eiweiß essen, werden Sie sich sicher fragen. Lebensmittel von Tieren enthalten leider neben dem tierischen Eiweiß auch noch eine Reihe von »unerwünschten« Begleitstoffen wie Purine – diese können Gicht verursachen – sowie Cholesterin und vor allem Fett. Gerade Fett als Kalorienkonzentrat ist aber bei der Gewichtsabnahme und Gewichtskontrolle völlig fehl am Platze.

Pflanzliches Eiweiß dagegen ist so wichtig wie tierisches Eiweiß. Lebensmittel, in denen pflanzliches Eiweiß enthalten ist, haben nicht diese unerwünschten Begleitstoffe.

Verhaltens-Tip 1: Beschränken Sie die Fleisch- und Wurstmahlzeiten auf 2 bis 3 pro Woche.

Verhaltens-Tip 2: Bereichern Sie Ihren Speiseplan mit Hülsenfrüchten, Kartoffeln und Getreide.

Verhaltens-Tip 3: Kombinieren Sie verschiedene Lebensmittel miteinander, um eine optimale Eiweiß-Kombination für den Körper zu bekommen:

Z. B. Hülsenfrüchte mit Getreide oder Milch und Milchprodukte oder Eier mit Kartoffeln, Getreide oder Hülsenfrüchten. Pellkartoffeln mit Quark, Bohneneintopf mit Brot, Kartoffeln mit Rührei oder Vollkornbrot mit Käse sind einige praktische Beispiele für mögliche schmackhafte und gesunde Kombinationen.

Regel 8: Trinken mit Verstand

Auf Alkohol kann unser Körper verzichten, auf Wasser nicht! Zum Leben brauchen wir ca. $1\frac{1}{2}$ bis 2 Liter Wasser pro Tag, um den Flüssigkeitshaushalt des Körpers zu regulieren. Alkohol kann allerdings dabei nicht helfen.

In der Phase des Abnehmens muß man, wie beim Formula-Ernährungsprogramm erwähnt, sogar noch erheblich mehr trinken. Viele Erwachsene trinken aber leider viel zuwenig.

Verhaltens-Tip 1: Löschen Sie Ihren Durst mit Mineralwasser, ungesüßtem Früchte-Tee, Gemüse- oder verdünnten Obstsäften.

Verhaltens-Tip 2: Trinken Sie in Maßen schwarzen Tee oder Kaffe, nicht mehr als vier Tassen pro Tag.

Verhaltens-Tip 3: Benutzen Sie alkoholische Getränke möglichst nicht zum Durstlöschen, sondern nur zum gelegentlichen Genuß.

Verhaltens-Tip 4: Trinken Sie gleichmäßig über den Tag verteilt mindestens 1½ bis 2 Liter kalorienarme Flüssigkeit.

Regel 9: Öfters kleine Mahlzeiten

So essen Sie richtig

Ein weiterer wichtiger Aspekt spielt eine entscheidende Rolle bei der Gewichtskontrolle: die Mahlzeitenhäufigkeit.

Es ist nämlich nicht nur wichtig, was wir essen, sondern auch wann wir essen.

Übergewichtige – das haben Forschungsstudien gezeigt – neigen oftmals dazu, in wenigen Mahlzeiten übermäßig viel zu essen, denn lange Hungerphasen führen notgedrungen zu Heißhunger. In diesen Heißhungerphasen wird dann unkontrolliert gegessen. Oftmals essen Übergewichtige auch andauernd zwischendurch, ohne sich »etwas Richtiges« zuzuführen.

Bei unseren heutigen Arbeits- und Lebensbedingungen ist es empfehlenswert, die Nahrungszufuhr über den Tag gleichmäßig wie folgt zu verteilen, ganz nach dem alten Grundsatz: »Iß mäßig, aber regelmäßig!«

Beispiel:

07.00 Uhr	Frühstück
10.00 Uhr	1. Zwischenmahlzeit
13.00 Uhr	Mittagessen
16.00 Uhr	2. Zwischenmahlzeit
19.00 Uhr	Abendessen

Durch die regelmäßige Einnahme 5 kleinerer Mahlzeiten bleibt unser Körper leistungsfähig. Siehe Grafik auf Seite 180. Tiefpunkte, d.h. Phasen von Müdigkeit oder Konzentrationsschwäche, werden vermieden, da der Blutzuckerspiegel als wichtige »Leistungsgröße« konstant auf einem Niveau gehalten wird. Durch mehrere kleinere Mahlzeiten werden außerdem unser Magen und Kreislauf entlastet, und Heißhungerattacken bleiben aus.

Herbalife Formula 1 eignet sich als vollwertiger Ersatz für alle 5 Mahlzeitenarten. Je nach Ihren Arbeits- oder Lebensbedingungen können Sie also frei entscheiden, welche Mahlzeit Sie lieber durch einen Shake ersetzen möchten.

Regel 10: Schmackhaft und schonend zubereiten

Einige Verhaltens-Tips zur optimalen Nährstoffschonung bei der Vor- und Zubereitung der Lebensmittel:

Nicht nur die richtige Auswahl der Lebensmittel ist wichtig. Um die wertvollen Inhaltsstoffe bestmöglich zu schonen und zu erhalten, kommt es auch auf die richtige Zubereitung der Lebensmittel an. Besonders Hitze, Licht- und Luft sind die Hauptfeinde der Vitamine. Diese werden durch unsachgemäße Zubereitung leicht zerstört. Mineralstoffe und Spurenelemente, die besonders durch Wasser oft aus den Lebensmitteln herausgelöst werden, können durch richtige Vor- und Zubereitungsverfahren im Lebensmittel »gehalten« werden. Hier einige Tips:

Verhaltens-Tip 1: Lebensmittel (z.B. Salate, Gemüse, Obst) sorgfältig waschen – nicht wässern – und erst danach zerkleinern.

Verhaltens-Tip 2: Zerkleinerte Lebensmittel sofort weiterverarbeiten.

Verhaltens-Tip 3: Schonende Garverfahren wählen; Dünsten und Dämpfen sind meist günstiger als Kochen in viel Wasser oder Grillen.

Verhaltens-Tip 4: Gleichmäßige Gartemperaturen wählen.

Verhaltens-Tip 5: Garzeiten so kurz wie möglich halten.

Verhaltens-Tip 6: Sparsame Zugabe von Flüssigkeit und diese weiterverwenden.

Verhaltens-Tip 7: Kochtöpfe geschlossen halten.

Verhaltens-Tip 8: Langes Warmhalten von Speisen vermeiden; besser schnell abkühlen lassen, kalt aufbewahren und erst kurz vor dem Essen nochmals aufkochen.

Und zum Schluß noch 6 Tips zum »richtigen Abnehmen« und Gewichthalten:

1. Setzen Sie sich realistische Gewichtsabnahmeziele; langsames Abnehmen über eine längere Zeit ist besser für Ihre Gesundheit als zu schnelles Abnehmen.
2. Machen Sie sich Ihre Ernährungsgewohnheiten bewußt, indem Sie einige Zeit ein »Ernährungstagebuch« führen.
3. Versuchen Sie, sich nach dem Ernährungskreis und den 10 Regeln der Deutschen Gesellschaft für Ernährung ausgewogen und vollwertig zu ernähren.
4. Wiegen Sie sich regelmäßig zur selben Uhrzeit am besten unbekleidet auf derselben Waage.
5. Versuchen Sie, sich im Alltag und in der Freizeit ausreichend zu bewegen.
6. Denken Sie nicht nur daran, »was« Sie essen, sondern machen Sie sich öfter einmal bewußt, »wie« Sie essen, »wann« Sie essen, »wo« Sie essen und »warum« Sie gerade essen.

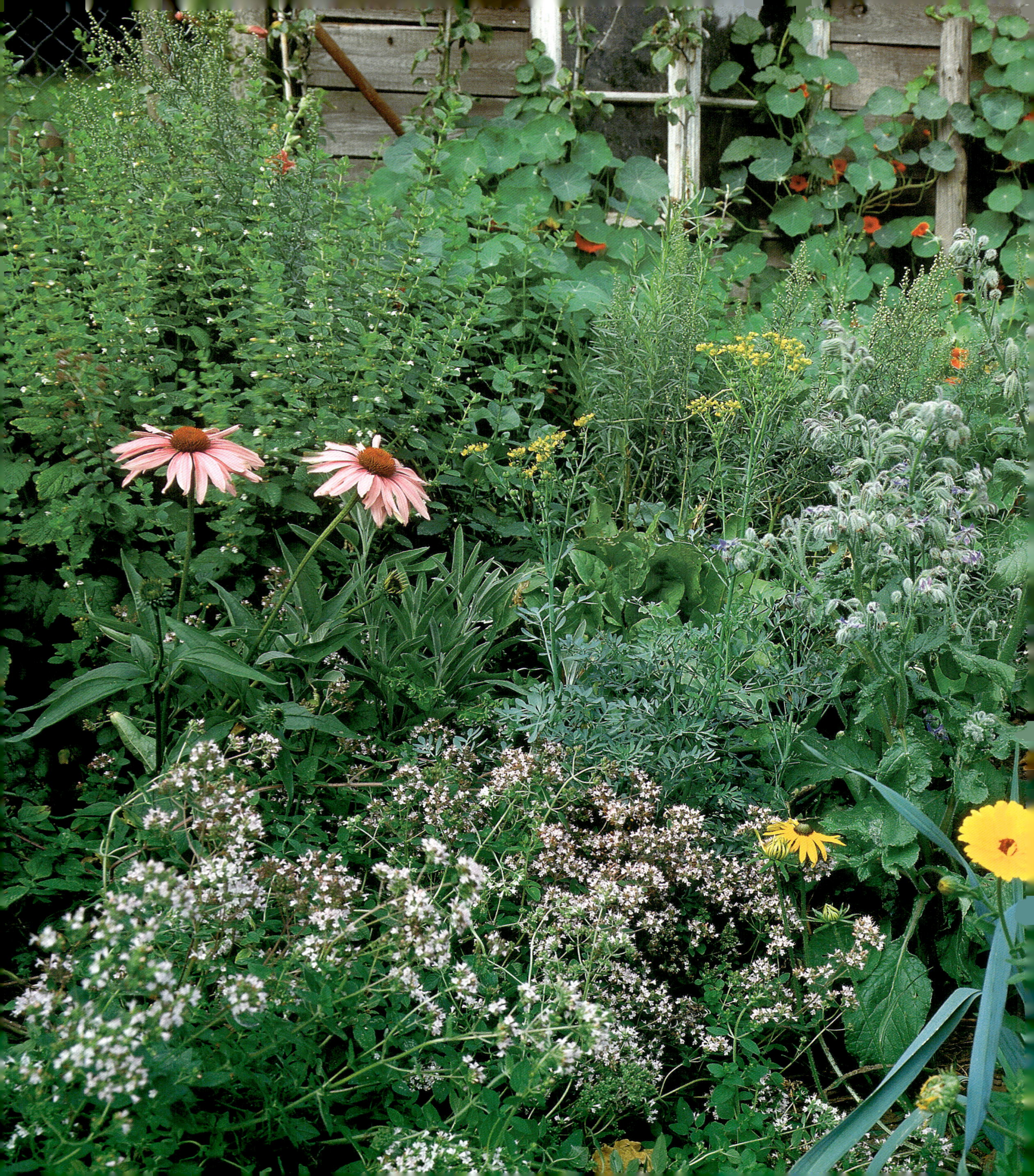

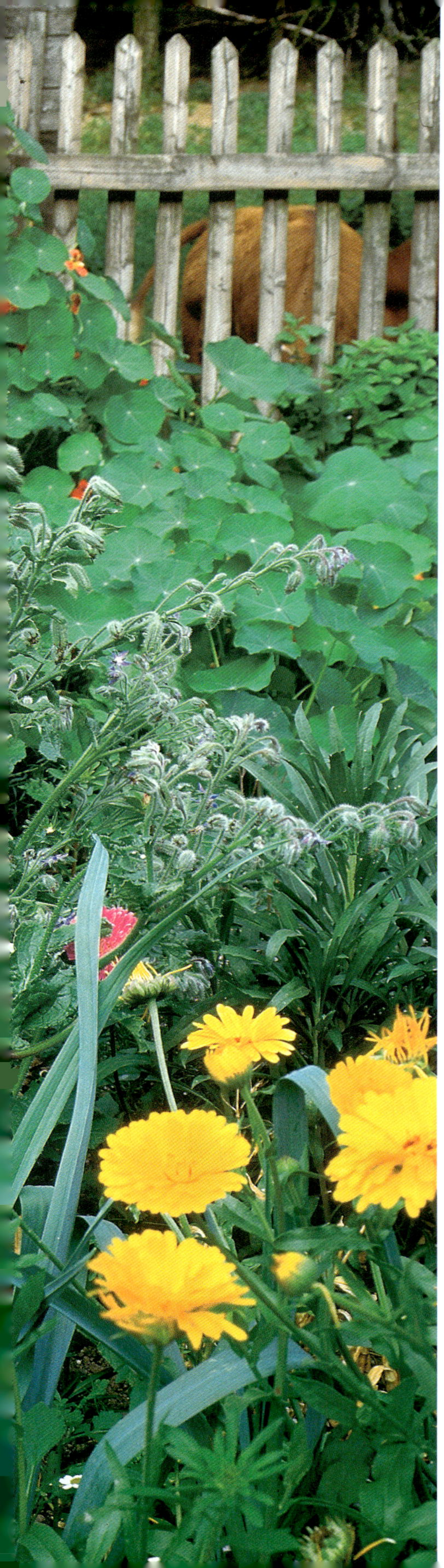

Kleine Kräuterkunde

Frisch, frischer, am frischesten… wohl dem, der seine Kräuter selber ernten kann, sei es im Garten, auf dem Balkon oder auch nur im Topf auf der Fensterbank. Denn die meisten Gewürzpflanzen besitzen taufrisch gepflückt erheblich mehr Aroma und wertvolle Inhaltsstoffe, zum Beispiel Vitamin C, als bereits geschnittene und gebündelte Küchenkräuter aus dem Gemüsegeschäft. Falls Sie auf das reiche Angebot im Handel zurückgreifen müssen: Achten Sie bitte auf makellose Ware. Die Blätter und Stengel müssen frisch grün und straff aussehen, und dürfen keinesfalls welk oder angetrocknet sein.

Frische Kräuter gehören unbedingt auf den Tisch! Denn sie würzen nicht nur unsere Speisen, sondern steigern als Heilkünstler auch das Wohlbefinden. So kann ein mit Kräutern verfeinerter Salat, eine Sauce oder Gemüse nebenbei Frühjahrsmüdigkeit, Verdauungsbeschwerden, Kreislauf- oder Nervenschwäche abwehren.

Die meisten Gewürzpflanzen gedeihen überall problemlos, vorausgesetzt man gönnt ihnen einen sonnigen Platz und gießt sie regelmäßig. Wichtig: öfters ernten, damit Triebspitzen und junge Blätter üppig nachwachsen können. Schneiden sollten Sie sie morgens oder abends – die Kräuter schmecken dann am aromatischsten. Aus dem gleichen Grund pflückt man sie zum Trocknen kurz vor der Blüte.

Welche Kräuter sollen es denn nun sein? Entscheidend ist in erster Linie der zur Verfügung stehende Platz. Haben Sie nur einen kleinen oder gar keinen Balkon, wählen Sie wenige Kräuter aus, die Sie häufig verwenden. Also zum Beispiel die drei Universalgewürze: Petersilie, Schnittlauch und Dill, eventuell noch Bohnenkraut und Basilikum. Wenn Sie in Kräutern schwelgen möchten, blättern Sie mal weiter… Grüne Welle für den Hobbygärtner!

Kräuter aus dem eigenen Garten – eine Welt voller Duft und Aroma

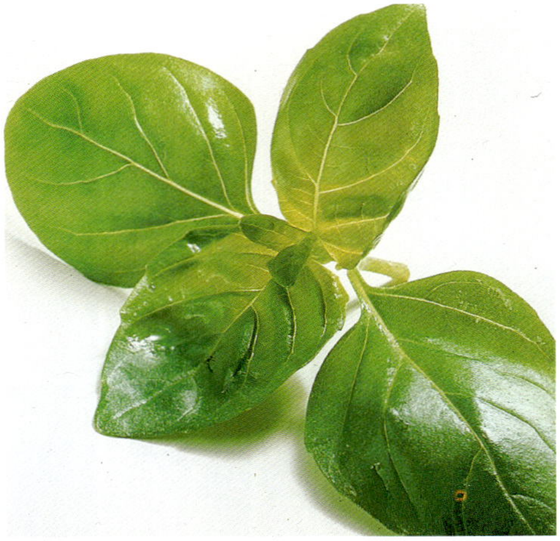

Basilikum (Ocimum basilicum)

Das Königskraut gilt als eines der ältesten und feinsten Küchenkräuter überhaupt. Seinen würzigen Duft, die Fülle seines Aromas und seinen pfeffrig-süßen Geschmack muß man erfahren! Ätherische Öle wirken beruhigend auf Magen, Darm und Nerven.

Anbau: Das wärmeliebende Kraut aus den Mittelmeerländern müssen Sie auf der Fensterbank vorziehen. Die Aussaat erfolgt ab März, später werden die Setzlinge büschelweise in kleine Töpfe gepflanzt. Erst nach den Eisheiligen kommt das Basilikum ins Freie, mit 25 x 25 cm Abstand an einen sonnigen, geschützten Platz.

Ernte und Verwendung: Da das Kraut rasch an Aroma verliert, sollten Sie es nur frisch verwenden: die Blätter erst unmittelbar vor dem Anrichten von den Stielen abzupfen, nur grob zerkleinern oder in feine Streifen schneiden, aber nie so fein hacken wie Petersilie. Basilikum ist ein Allround-Talent. Es paßt zu Salaten, ideal zu Tomaten, Erbsen und Paprika, zu Fisch, Fleisch, Kräutersaucen und zu Pasta aller Art. Der Pesto, die italienische Spaghetti-Sauce, wird mit reichlich frischem Basilikum zubereitet.

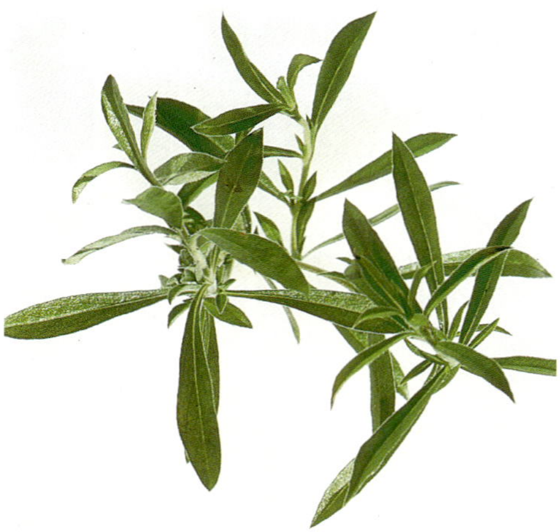

Bohnenkraut (Satureja hortensis)

Ohne die kräftige, leicht pfeffrige Würze des Krauts sind viele Bohnengerichte heute undenkbar. Der Grund: Durch seinen hohen Gehalt an ätherischen Ölen wirkt die Pflanze des Mittelmeerraums magenstärkend – und wurde schon zur Zeit der Römer oft als Helfer bei Schwerbekömmlichem eingesetzt.

Anbau: Ab Mitte Mai können Sie das einjährige Kraut direkt in den Kasten oder ins Beet an einen sonnigen Platz säen. Später werden die Pflänzchen auf 25 cm Abstand ausgelichtet. Das mehrjährige Winter- oder Bergbohnenkraut (Satureja montana) ist robuster als das »normale« Bohnenkraut, seine Würzkraft aber geringer.

Ernte und Verwendung: Frische Blätter können Sie den ganzen Sommer über schneiden. In der Küche aber bitte vorsichtig dosieren: nur ein bis drei Zweige kurz vor Ende der Garzeit mitkochen, zum Beispiel in deftigen Erbseneintöpfen, Schmorgerichten mit Lamm-, Schweine- oder Hackfleisch, in Suppen und Pilzspeisen. Oder nur wenige fein gehackte Blätter unter Salate mit Bohnen, Gurken und Tomaten mischen.

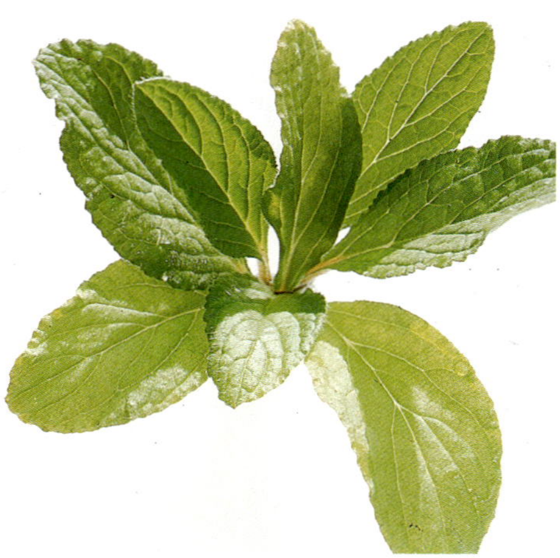

Borretsch (Borago officinalis)

Das auch Gurkenkraut genannte Gewächs ist zum Sofortverbrauch bestimmt. Sein gurkenähnliches, leicht säuerliches Aroma kommt nur frisch zur Geltung, zum Trocknen eignen sich die fein behaarten Blätter nicht. Borretsch ist als Volksheilmittel begehrt – bei seelischen Leiden und Depressionen, bei Husten und Bronchitis. Er enthält wenig ätherisches Öl, dafür Calcium, Schleimstoffe, Gerbsäure und Kieselsäure.

Anbau: Ab April können Sie das Kraut ins Freie aussäen, in einen großen Topf oder ins Beet und später auf einen Abstand von 30 – 50 cm vereinzeln. Wichtig sind ein sonniger und ausgedehnter Standort, ein nährstoffreicher Boden und Feuchtigkeit.

Ernte und Verwendung: Pflücken Sie nur kleine junge Blätter, ältere werden pelzig und hart. Borretsch eignet sich für Salate, für Quark- und Joghurtspeisen, Kräutersaucen und Eierspeisen. Schneiden Sie die Blätter möglichst fein, damit man ihre rauhen Härchen nicht spürt. Die blauen Borretschblüten sind eine hervorragende Augenweide – sie schmücken grüne Salate und Erfrischungsgetränke, denn sie sind eßbar!

Brunnenkresse (Nasturtium officinale)

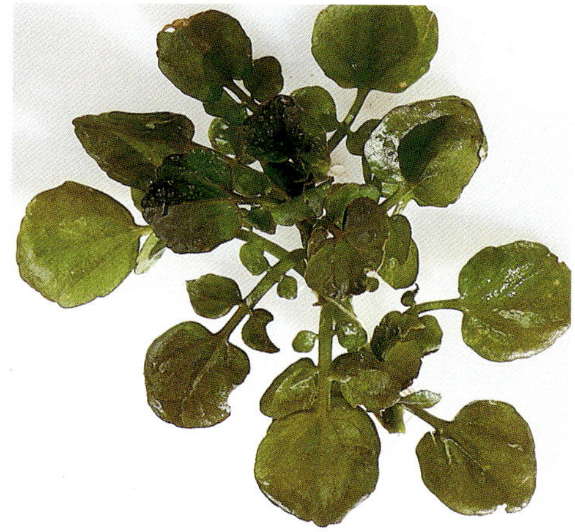

Die echte wildwachsende Brunnenkresse fühlt sich nur im Wasser wohl, vorzugsweise an sauberen Bachläufen und Quellen. Vor allem im Winter und im zeitigen Frühjahr werden die Triebe und immergrünen dicklichen Blätter gesammelt. Sie schmecken sehr würzig, fast scharf, was aus ihrem hohen Gehalt an Senföl resultiert. Außerdem enthält das ausdauernde Kraut ätherisches Öl, Jod und viel Vitamin C. In der Naturheilkunde wird es als blutreinigend, harntreibend und fiebersenkend gepriesen.

Anbau: Auch auf dem Balkon können Sie Brunnenkresse ziehen! Die Samen ausstreuen und immer gut feucht halten. Später werden die Setzlinge im Abstand von etwa 7 cm in wasserdichte Kästen oder Plastikschüsseln in Erde gesetzt. So viel Wasser angießen, daß es etwa 1 cm über dem Boden steht.

Ernte und Verwendung: Die ganzen Blätter können Sie als Salat zubereiten. Zum Verfeinern werden sie gehackt unter frische Salate gemischt. Oder an (Sahne)-Saucen, Suppen, an Fleisch oder Fisch gegeben – immer erst kurz vor dem Auftragen.

Dill (Anethum graveolens)

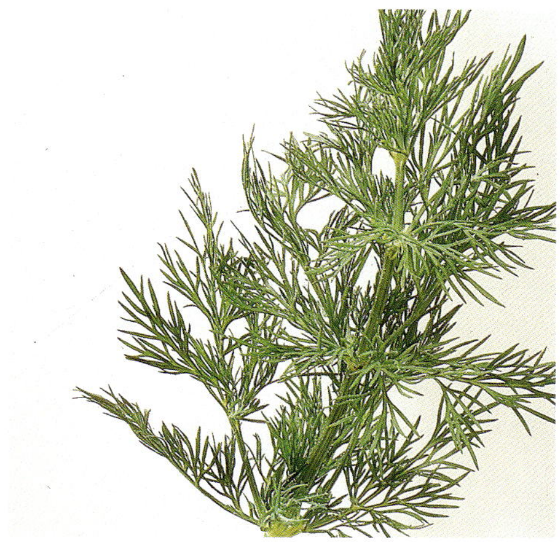

Dill und Gurken – das Traumpaar eines jeden Sommers. Die zart gefiederten Blätter und die mit unzähligen gelben Blütchen besetzten Dilldolden harmonieren vorzüglich mit dem Fruchtgemüse. Der würzige, leicht an Anis erinnernde Duft der einjährigen Pflanze basiert auf vielen ätherischen Ölen (bis 4 %). Ihnen wird eine beruhigende und entkrampfende Wirkung zugeschrieben, zudem sollen sie die Magenfunktion anregen.

Anbau: Ab April in den Kasten oder ins Beet gesät, wächst der Dill problemlos, vorausgesetzt man spendiert ihm einen sonnigen Platz, Feuchtigkeit und einen lockeren, humosen Boden. Da er sich schnell verbraucht, sind Folgesaaten empfehlenswert.

Ernte und Verwendung: Sie können die Blättchen den Sommer über frisch pflücken und wegen ihres milden Aromas ruhig in größeren Mengen verwenden: Dill ist fast ein Muß zu Fischen und Meeresfrüchten, im Sud und in der Sauce, schmeckt aber auch zu Salaten, Suppen und Kartoffelgerichten. Die frischen Dillkronen sind ideal zum sauren oder salzigen Einlegen von Gewürzgurken oder angetrocknet in Essig oder Öl.

Estragon (Artemisia dracunculus)

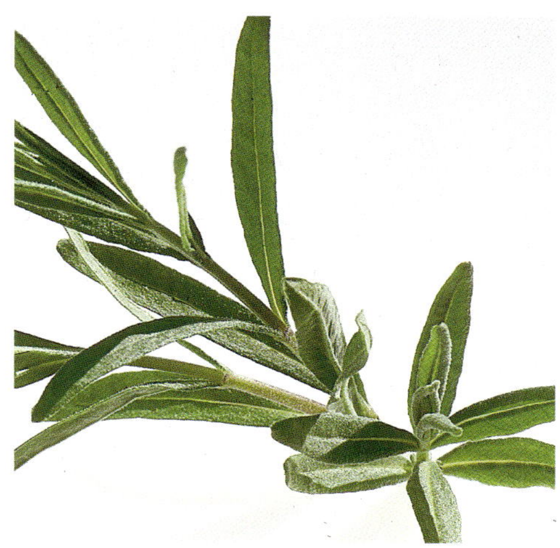

Er ist unentbehrlich bei den »fines herbes«, der klassischen französischen Kräutermischung, und immer Bestandteil der »Sauce Béarnaise«, der feinen Buttersauce. Heute zählt er auch bei uns zu den beliebtesten Gewürzen, erinnert doch sein ausdrucksvolles Aroma an Waldmeister, gepaart mit einem Hauch von Anis. Er wirkt appetitanregend und verdauungsfördernd.

Anbau: Besorgen Sie sich am besten in einer Gärtnerei eine kleine Staude. Ab April kommt das Kraut in den Garten oder in einen großen Topf auf den Balkon. Wichtig sind ein sonniger, geschützter Platz und ein nährstoffreicher, feuchter Boden.

Ernte und Verwendung: Die frisch gepflückten Blätter werden ganz verwendet oder grob gehackt. Ideal zum Verfeinern von hellen Saucen, Fonds, Suppen, Eierspeisen, Geflügel- und Kalbfleischgerichten. Einem Blattsalat verleiht der Estragon ebensoviel Finesse wie gebratenem Fleisch oder Fisch. Da er sein volles Aroma erst bei sanfter Hitze entfaltet, dürfen Sie ihn nur sparsam dosieren. Ideal zum Einlegen in Essig oder Öl.

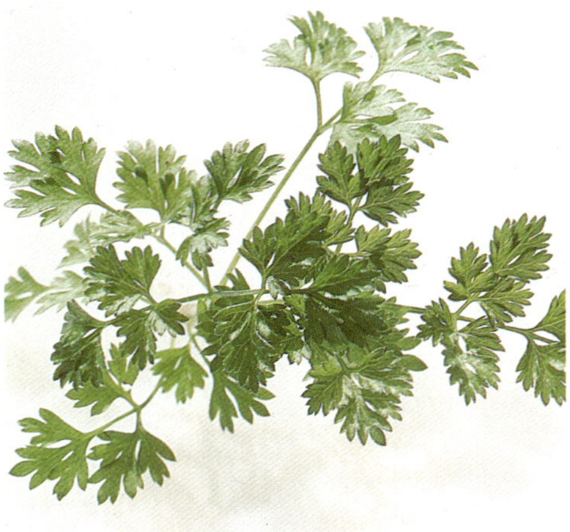

Kerbel (Anthriscus cerefolium)

Der Frühlingsbote, das erste frische Kraut aus dem eigenen »Garten«! Angereichert mit Vitamin C, ätherischen Ölen, Glykosiden und Bitterstoffen reinigt das zarte Kraut als stoffwechselanregende Kur den Körper. Seine gefiederten Blätter bestechen durch ihr fein-süßliches Aroma, das etwas an Anis oder Fenchel erinnert.

Anbau: Der zweijährige Kerbel bevorzugt ein halbschattiges Plätzchen. Er ist nicht kälteempfindlich und kann schon ab Ende März ins Freie gesät werden. 6–8 Wochen später sind die ersten Blättchen erntereif.

Ernte und Verwendung: Pflücken Sie nur junge Blätter vor der Blüte, denn sie schmecken am aromatischsten. Ganz oder fein gehackt gibt man sie an die Speisen; erst vor dem Servieren, da Kerbel vor allem gekocht rasch seine Farbe und Würzkraft verliert. Er ist ein typisches Einzelkraut, das sich in größeren Mengen gut mit Fisch, Eiern, Kartoffeln, Sahne, Quark und Salaten verträgt. Fein dosiert harmoniert er auch gut mit anderen Kräutern: er gehört zu den »fines herbes« und in die »Grüne Sauce«.

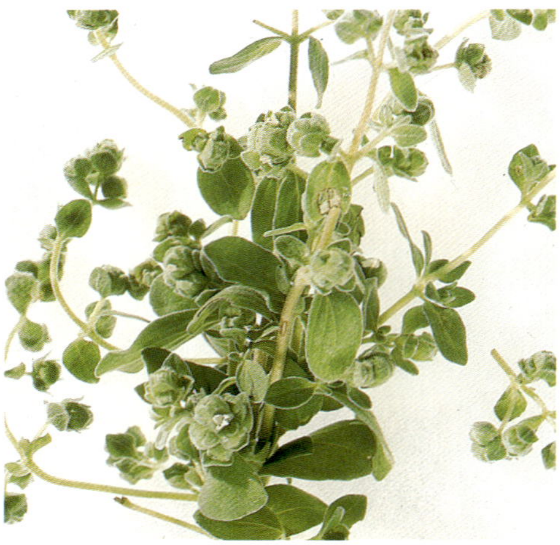

Majoran (Origanum majorana)

Das Sonnenkind des Mittelmeerraums überlebt bei uns kaum einen Winter. Doch was seine Verwendung betrifft, steht er auf der Hitliste der Gewürze weit oben: Blut- und Leberwürste sind ohne Majoran undenkbar, in Leberknödel gehört er ebenso wie in die Erbsensuppe. Er hilft, Deftiges zu verfeinern, und macht es bekömmlicher. Daneben wirkt das Kraut nervenstärkend, entkrampfend und wohltuend auf Magen und Darm. Ätherisches Öl verleiht ihm ein intensiv würziges, leicht pfeffriges Aroma.

Anbau: Majoran braucht viel Wärme und einen humusreichen Boden. Ziehen Sie ihn ab März auf der Fensterbank vor, und verpflanzen Sie ihn erst nach den Eisheiligen ins Freie an einen sonnigen Platz, 2–3 Pflänzchen mit 15 cm Abstand zusammen.

Ernte und Verwendung: Den ganzen Sommer über können Sie Triebspitzen und Blätter schneiden. Sie eignen sich im frischen oder getrockneten Zustand zu allem Herzhaften: zu Hackfleisch, Schweinebraten, zu Zwiebeln und Kartoffeln, zu Pasteten und Eintöpfen, aber auch zu jungen Gemüsen und vielen südländischen Genüssen.

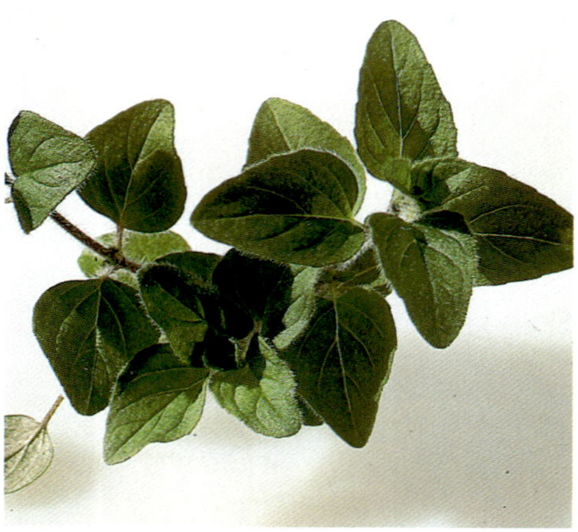

Oregano (Origanum vulgare)

Der wilde Majoran oder Dost wächst vor allem rund ums Mittelmeer. Sein intensiver Duft und Geschmack ist eng mit der italienischen Küche verknüpft: als Pizzagewürz par excellence begann in den 50iger Jahren sein Siegeszug rund um die Welt. Auch bei uns gedeiht der robustere Verwandte des Majorans wild, sein kräftiges, leicht pfeffrig-würziges Aroma fällt aber vergleichsweise milder aus. Oregano wirkt verdauungsanregend und hilft bei Entzündungen und Magen-Darm-Beschwerden.

Anbau: Das langlebige Kraut liebt einen sonnigen Standort und durchlässigen, eher trockenen Boden. Pflanzen bekommen Sie beim Gärtner. Sie können Dost aber auch ab April ins Freie aussäen und die Setzlinge auf 20 x 25 cm Abstand verpflanzen.

Ernte und Verwendung: Bis in den Herbst hinein können Sie junge Triebe und Blätter pflücken. Beim Trocknen büßt der Oregano ebensowenig an Aroma ein wie beim Kochen, daher sollten Sie ihn nur fein dosiert über die Speisen streuen. Er paßt zur Pizza, zu Tomaten, Auberginen und Zucchini, zu Hackfleisch, Ragouts, Fisch, Suppen.

Petersilie (Petroselinum crispum)

Sie ist der Inbegriff der Küchenkräuter, das bekannteste und anpassungsfähigste Gewürz überhaupt. Ob Fleisch, Fisch, Gemüse und vieles mehr – mit dem Kraut kann man so gut wie jedes herzhafte Gericht verfeinern. Petersilie hilft bei Erkrankungen der Harnwege, regt den Appetit und die Verdauung an, entschlackt und sorgt für Spannkraft. Das weit verbreitete Würzkraut enthält reichlich Vitamin C. Ätherische Öle – bis zu 7 % Petersilienöl – bestimmen sein herb-würziges Aroma.

Anbau: Ab Ende März können Sie die kälteunempfindliche Petersilie ins Beet oder in den Kasten säen. Der Boden muß nährstoffreich und feucht sein. Glattblättrige Petersilie schmeckt aromatischer als krausblättrige. Diese hält sich dafür länger frisch.

Ernte und Verwendung: Frische Petersilie können Sie ganzjährig pflücken. Im ersten Jahr bildet sie vorwiegend Blätter aus, im zweiten Jahr sprießt sie hoch. Wenn das Kraut blüht, wird es aus der Erde entfernt. Die abgezupften Blätter werden mehr oder weniger fein gehackt oder gewiegt und kurz vor Garzeitende auf die Speisen gestreut.

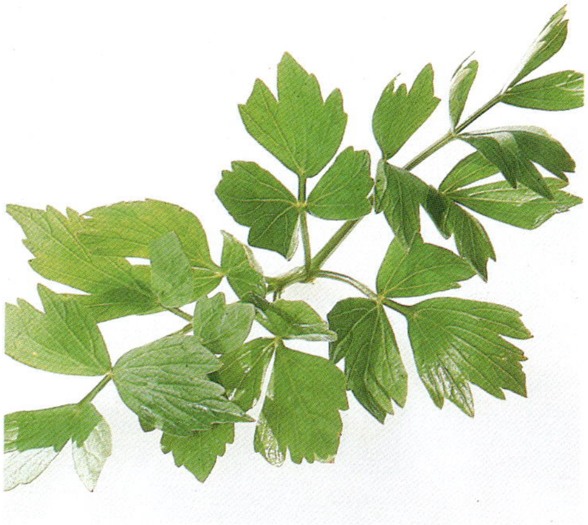

Pfefferminze (Mentha piperita)

Von den vielen verschiedenen Minze-Arten hat die Pfefferminze den höchsten Gehalt an Menthol (bis zu 3 %). Deswegen schmeckt sie besonders kräftig, was ihr den Beinamen »Pfeffer« einbrachte. Dank ihrer appetitanregenden, verdauungsfördernden und antiseptischen Eigenschaften wird die bei uns wildwachsende Pflanze als Heilkraut hochgeschätzt. Sie wirkt durchwärmend, krampflösend und gegen Übelkeit.

Anbau: Für das mehrjährige Kraut müssen Sie einen halbschattigen Platz aussuchen. Wichtig sind ausreichend Wasser und ein humoser Boden. Pfefferminze wird durch Wurzelausleger vermehrt, die Sie sich am besten bei Bekannten besorgen. Man legt sie flach im Abstand von 30 cm aus und bedeckt sie leicht mit Erde. Da Minze wuchert, ist es sinnvoll, sie in einen Topf oder Kasten zu pflanzen.

Ernte und Verwendung: Die Blätter können Sie den ganzen Sommer über pflücken. Sie sind typisch für die englische »Mint Sauce«, zu Hammel oder Lamm. Ihre Frische paßt zu Curries, Erbsen und Blumenkohl, aber auch zu Fruchtsalaten und Eiscremes.

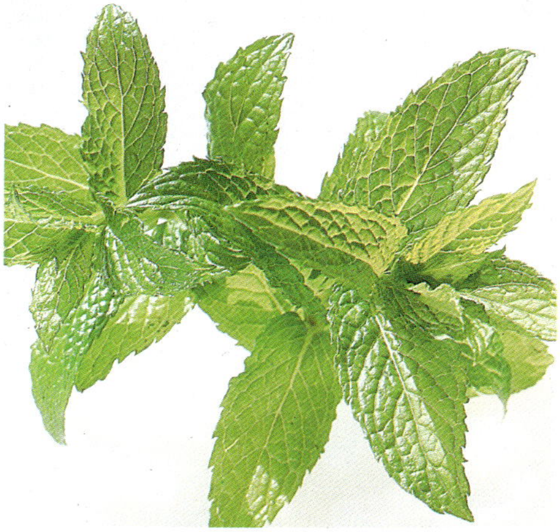

Pimpinelle (Sanguisorba minor)

Die Bibernelle oder der kleine Wiesenknopf, wie das Rosengewächs auch heißt, wächst in vielen Gebieten Mitteleuropas wild. Im Mittelalter galt sie als heilsam bei Pest und Cholera. Die runden bis herzförmigen Fiederblättchen enthalten ein duftendes ätherisches Öl, außerdem Gerbstoffe, Flavone und viel Vitamin C. Ihr ausgeprägt würziger, aber dennoch milder Geschmack harmoniert gut mit anderen Kräutern.

Anbau: Das Kraut braucht im Freien einen trockenen, etwas kalkhaltigen Standort und Sonne. Da man pro Haushalt nur ein bis zwei Stöcke benötigt, lohnt es sich kaum zu säen. Kaufen Sie am besten junge Pflänzchen, und setzen Sie sie ins Freie um.

Ernte und Verwendung: Die zarten Blätter können Sie bis in den Herbst hinein frisch pflücken. Fein gehackt und erst zum Schluß an die Gerichte gegeben, kommt der Geschmack der Pimpinelle am besten zur Geltung. Auf keinen Fall sollten Sie sie mitkochen. Ihr Aroma paßt zu frischen Salat- und Kräutermischungen, aufs Butterbrot, zu Quark und Eierspeisen, auch zu Suppen und Saucen, zu Fisch, zu Geflügel und Spinat.

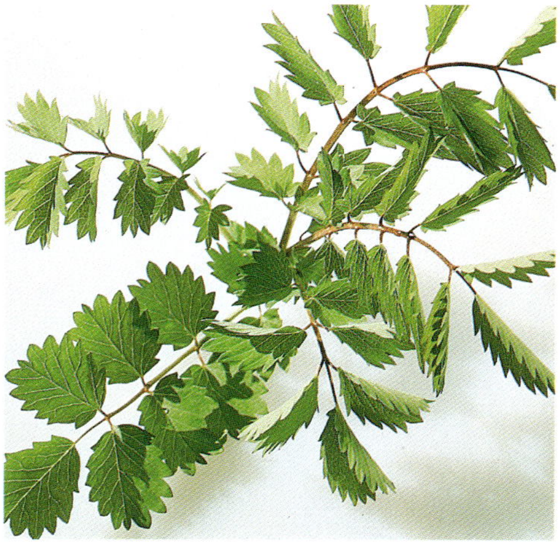

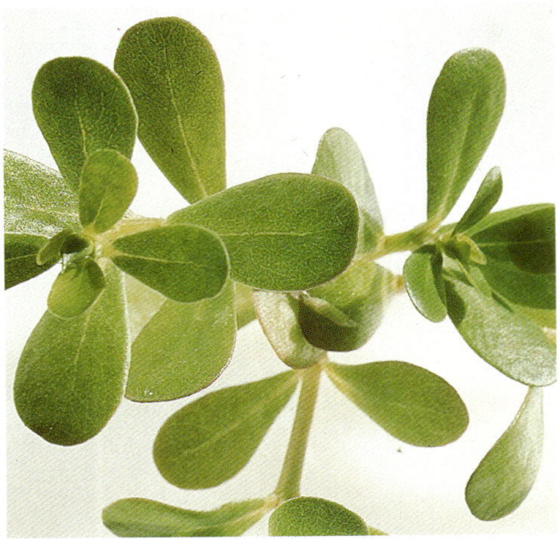

Portulak (Portulaca oleracea)

Zu Unrecht geriet die uralte Pflanze aus Vorderasien lange Zeit in Vergessenheit. Denn die jungen, fleischigen Blätter schmecken erfrischend säuerlich, leicht salzig und erinnern in ihrer Würze etwas an Brunnenkresse. Zudem ist Portulak reich an Vitamin C und wirkt blutreinigend.

Anbau: Das frostempfindliche Kraut braucht viel Wärme und Feuchtigkeit. Säen Sie es ab Mitte Mai an eine sonnige Stelle im Freien. Der Boden sollte etwas humusreich und sandig sein. Je nach Platz die Pflanzen vereinzeln oder eng sprießen lassen.

Ernte und Verwendung: Frischen Portulak kann man den ganzen Sommer über ernten, denn nach dem Schneiden treibt er wieder aus. Allerdings werden die Blätter nach der Blüte zäh und bitter, so daß eventuell Folgesaaten notwendig sind. Portulak verträgt sich gut mit gemischten Salaten, Quark, Kräutersaucen und -suppen. Er paßt zu Fleisch, Fisch und Gemüse. Hacken Sie die jungen Blätter fein, und geben Sie sie erst unmittelbar vor dem Servieren an die heißen Speisen, da sich sonst ihr Aroma verliert.

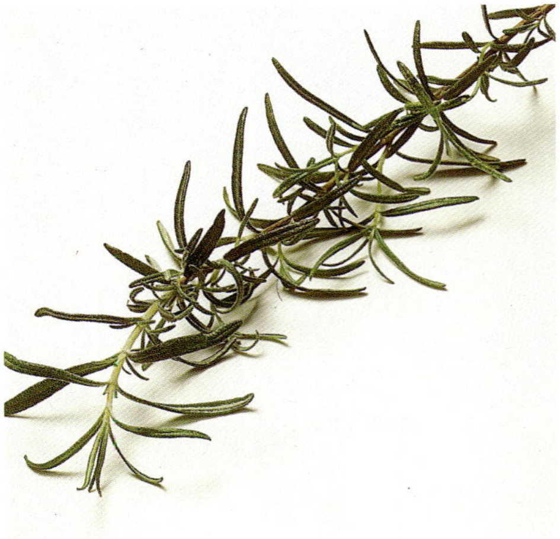

Rosmarin (Rosmarinus officinalis)

Kein anderes Kraut erinnert so sehr an Sonne und Süden wie der »duftende Busch« (so heißt er griechisch) aus dem Mittelmeerraum. Seine schmalen, nadeligen Blätter bestechen durch ihr herb-würziges, eukalyptusähnliches Aroma – resultierend aus ätherischem Öl mit Kampfer. Dazu kommen noch andere Öle, Harz, Gerb- und Bitterstoffe. Rosmarin wirkt anregend und kräftigend auf Kreislauf, Magen, Nerven.

Anbau: Der langlebige Strauch gedeiht ohne große Ansprüche. Geben Sie ihm einen sonnigen, windgeschützten Platz und humosen Boden. Besorgen Sie sich beim Gärtner eine winterharte junge Pflanze, die Sie ins Beet oder in einen großen Topf umsetzen.

Ernte und Verwendung: Rosmarin können Sie jederzeit ernten und frisch oder getrocknet nehmen. Ob mehrere Zweige um einen Schweinebraten gebunden oder nur einige »Nadeln« für ein Ratatouille – immer bringt er einen Hauch von Süden ins Spiel. Er paßt zu Lamm, Kalb- und Hackfleisch, Kartoffeln, Zucchini und Tomaten. Dank seiner robusten Natur eignet er sich vorzüglich zum Mitschmoren und -braten.

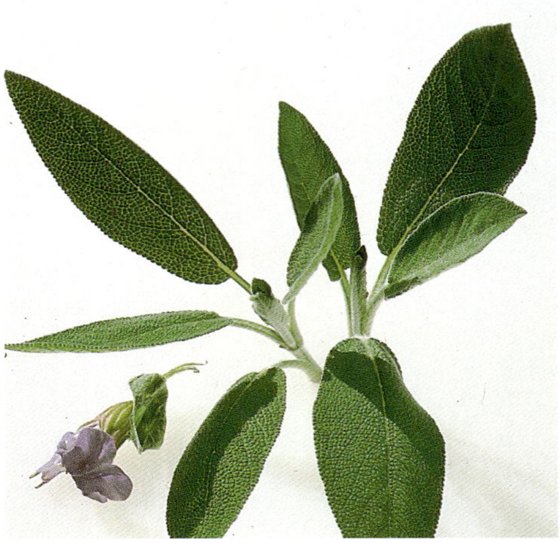

Salbei (Salvia officinalis)

Mit dem mehrjährigen Halbstrauch aus dem Mittelmeerraum muß man im wahrsten Sinne des Wortes erst warm werden. Denn im rohen Zustand schmecken die grau-grünen, filzigen Blätter würzig-bitter bis ein wenig streng, kurz in heißem Fett geschwenkt, entfaltet er erst sein angenehmes Aroma. Salbei wird viel angewendet bei Erkältung, Husten und Zahnfleischbluten. Seine kräftigenden und antiseptischen Eigenschaften beruhen auf ätherischen Ölen sowie Harz, Gerb- und Bitterstoffen.

Anbau: Salbei braucht einen sonnigen, geschützten Platz und trockenen, etwas kalkhaltigen Boden. Am besten kaufen Sie in der Gärtnerei eine Jungpflanze, denn mehr als eine Staude benötigt man nicht!

Ernte und Verwendung: Die jungen Salbeiblätter können Sie laufend ernten und wie die Italiener für »Saltimbocca«, zarte Kalbsschnitzel, zu Leber, Spaghetti und gegrilltem Fleisch verwenden. Ein Idealgewürz auch für andere südländische Gerichte mit Zwiebeln und Knoblauch, für Pasteten, Wild, Geflügelfüllungen und Kartoffeln.

Schnittlauch (Allium schoenoprasum)

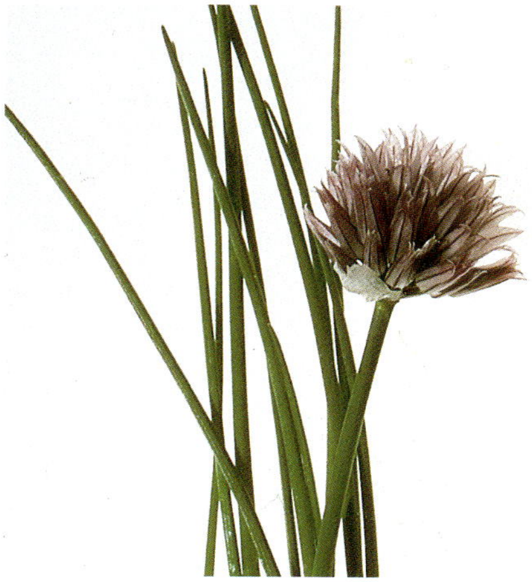

Er ist neben der Schalotte der feinste Vertreter aus der Zwiebelfamilie. Sein würziger und leicht knofeliger Geschmack hat ihm in unser Küche einen Stammplatz eingebracht. Dank seiner schwefelhaltigen Aminosäuren und ätherischen Öle hilft das Kraut gegen Magenbeschwerden, Blutarmut und hohen Blutdruck. Die »Röhren« sind reich an Mineralstoffen und den Vitaminen A und C.

Anbau: Ein halbschattiger Platz und ein feuchter, nährstoffreicher Boden sind der ausdauernden Pflanze am liebsten. Besorgen Sie sich im Frühjahr ein bis zwei vorgezogene Stöcke beim Gärtner – im Topf, Kasten oder Gartenbeet treibt er üppig aus.

Ernte und Verwendung: Von Frühling bis Herbst können Sie den Schnittlauch schneiden. Er ist ein typisches Frischgewürz: Kochen bekommt seinem Aroma nicht, deshalb wird er erst kurz vor dem Verzehr in feine Röllchen geschnitten und über die Speisen gestreut. Schnittlauch paßt aufs Butterbrot, an Eierspeisen und in den Quark ebenso wie in viele Salate, Suppen und Eintöpfe. Er würzt Gemüse, Fisch und Fleisch.

Thymian (Thymus vulgaris)

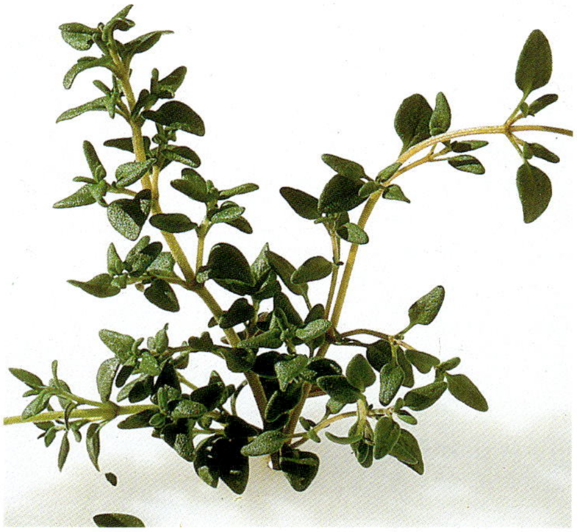

Neben Rosmarin und Salbei ist er der Dritte im Bunde der typischen Mittelmeer-Kräuter – »südländisch« duftend und intensiv würzig im Geschmack. Thymol im ätherischen Öl bestimmt hauptsächlich sein Aroma. Dazu kommen noch Saponine, Harz, Gerb- und Bitterstoffe. Die Zweige des verholzenden Halbstrauches wirken verdauungsfreundlich, entkrampfend, desinfizierend und stärken die Abwehrkräfte.

Anbau: Thymian gedeiht bei uns um so besser, je trockener und karger der Boden ist. Aber sonnig muß der Platz sein. Es gibt frostunempfindlichen Winterthymian.

Ernte und Verwendung: Frische Zweige können Sie bis in den Winter hinein ernten. Zum Trocknen eignet sich der Thymian so gut wie kein anderes Kraut, dabei steigert er sogar seine Würzkraft! Auch Hitze verträgt er prima: einige Zweige oder abgerebelte Blättchen in Eintöpfen, Suppe, Saucen und Marinaden mitkochen. Er paßt zu Schmorgerichten mit Geflügel, Fleisch und Wild, auch zu Kartoffeln, Nudeln und gebratenem Fisch. Neben dem Lorbeer und der Petersilie gehört er zum »Bouquet garni«.

Zitronenmelisse (Melissa officinalis)

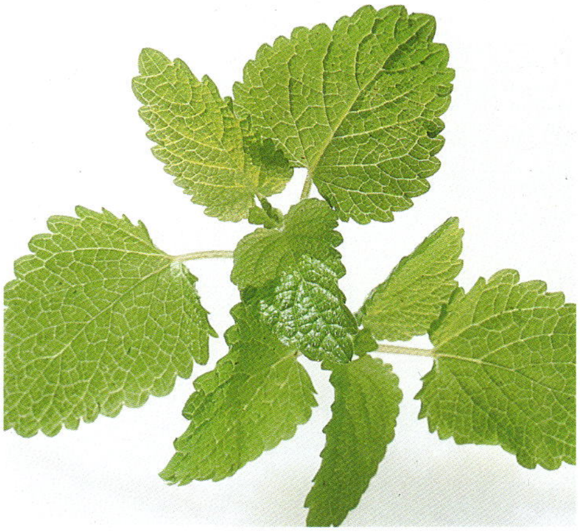

Sie hat unter dem Namen eines aus ihr hergestellten Allheilmittels Furore gemacht: Melissengeist. Die herz- und nervenberuhigenden sowie krampflösenden Wirkungen des Krauts beruhen auf reichlich ätherischen Ölen – Ursache auch für das frische Zitronenaroma der flaumig behaarten Herzblätter.

Anbau: Das Kraut aus dem Mittelmeergebiet liebt einen sonnigen, geschützten Platz und humusreichen Boden. Da es in kurzer Zeit üppig heranwächst, genügen ein bis zwei Stöcke für den Bedarf einer Familie. Vorgezogene Pflanzen bekommen Sie beim Gärtner – direkt ins Beet oder in einen großen Topf auspflanzen.

Ernte und Verwendung: Ab April/Mai können Sie die jungen Blätter (ältere Blätter werden hart und zäh!) ernten und frisch verwenden – erst vor dem Servieren feinstreifig schneiden oder hacken, sonst gehen Duft und Farbe verloren. Melisse verleiht vielen Speisen eine zitronenartige Note: Salatmarinaden, Kräutersaucen und Quark, Gemüsen wie Erbsen und Tomaten. Sie schmeckt zu Fisch, Leber , in Desserts, Drinks.

REGISTER

Sach-Register

Deutsche Gesellschaft für Ernährung 11, 178
Diäten 16
Energiebedarf 14
Entspannung 46
Ernährung, ausgewogene 23, 178
Ernährungskreis 23
Formula-Diäten 21
Gewichtsabnahme 15, 181
Grundumsatz 14
Herbalife-Shake, Zubereitung 32, 34
Kalorienzufuhr 15
Leistungsumsatz 14
Mineralstoffe 29
Nährstoffdichte 30
Nahrungsergänzung 33
Normalgewicht 11
Risikofaktoren, gesundheitliche 15
Sportarten 44
Spurenelemente 29
Übergewicht 11
Vitamine 26
Wohlfühlgewicht 11

Rezept-Register

Frühstück
Erdbeer-Bananen-Müsli 72
Honig-Brötchen mit Apfel-Nuß-Quark 69
Käse-Knäcke und Toast mit Himbeer-Minzmus 69
Kerniges Trauben-Müsli 72
Pfirsich-Mandel-Quark 71
Putenbrust-Sandwich 68
Radieschenbrot und Kiwi-Orangen-Schnitte 70
Roggenbrötchen mit Früchte-Aufstrich 69
Toast mit Lachsschinken-Tatar 68
Würzig-fruchtiges Käsebrötchen 68

Zwischenmahlzeiten
Aprikosen-Schnitte mit Sprossen 74
Champignon-Brot 76
Eierbrot mit Möhren 77
Früchte-Drink 76
Gemüse mit Joghurt-Dip 75
Käsebrot mit Melone 76
Krabben-Baguette 74
Möhren-Nuß-Rohkost 75
Obstsalat mit Minze 78
Paprika-Dill-Knäcke 77
Putenbrust-Brötchen mit Kürbis 78
Radieschen-Sandwich 78
Roastbeef-Orangen-Brot 76
Tomaten-Basilikum-Brot 75
Zucchini-Kapern-Brot 79

Shake-Variationen
Birnen-Schoko-Creme auf marinierten Orangen 40
Erdbeer-Brombeer-Shake 41
Erdbeer-Grapefruit-Drink 41
Erdbeer-Kiwi-Cocktail 41
Erdbeer-Minz-Drink 41
Erdbeer-Orangen-Drink 41
Schoko-Bananen-Mousse mit Pfirsichsauce 39
Schoko-Kaffee-Getränk 38
Schoko-Vanille-Eis auf Ananas-Kiwi-Salat 40
Vanille-Beeren-Kaltschale 36
Vanille-Brombeer-Shake 36
Vanille-Erdbeer-Drink 37
Vanille-Früchte-Mix 38
Vanille-Heidelbeer-Quark 37
Vanille-Pfirsichcreme 36

Mittagessen
Aprikosenknödel 84
Budapester Kalbsgulasch 92
Chinapfanne mit Glasnudeln 131
Chinesische Hühnerpfanne 119
Chicorée, gedünstet in Senfsahne 101
Fernöstliche Nudelpfanne 124
Filetstreifen mit Radicchio und Tomaten 111
Fischsuppe mit Fenchel 97
Fischtopf mit Gemüse und Safran 104
Fleisch-Gemüse-Spieß, gegrillt 114
Französischer Kirschauflauf 105
Gemüsezwiebeln mit asiatischer Füllung 82
Graupengemüsepfanne mit Kasseler 108
Grießklößchen mit Kirschkompott 90
Heidelbeerpfannkuchen 95
Heilbutt auf Basilikumtomaten 113
Hirsotto mit Geflügelleber und Basilikum 86
Hühnchen mit Ingwer, schwarzen Pilzen und Zuckerschoten 98
Hühnerbrüstchen mit Möhrensauce 103
Kabeljaukoteletts auf Lauchbett 129
Kalbsbraten mit Rosmarin 98
Kalbshaxe Mailänder Art 125
Kalbsschnitzel Florentiner Art 96
Kaninchentopf mit Schalotten, Gurken und Tomaten 84
Kräuterhackbraten 113
Laucheintopf mit Kasseler 80
Mangoldstrudel, gefüllt mit Gemüse und Grünkern 116

Nudeln mit Rindfleisch und Gemüse 93
Pichelsteiner Eintopf 89
Pizza mit Oliven und Sardinen 131
Putencurry 107
Putenleber in Portweinsauce 111
Putenragout mit Champignons und Sojasprossen 81
Reis, gebraten mit Rindfleisch 101
Reisauflauf mit Austernpilzen 109
Renke vom Rost mit Joghurt-Kräuter-Sauce 117
Rinderhacksteaks mit geschmorten Tomaten 128
Rinderhacksteaks mit Paprikasauce 86
Rinderlende, gesottene mit Gemüse-julienne 118
Risotto mit gemischtem Paprika 90
Risotto mit Vongole und Scampi 121
Rotbarschfilets mit Kapern, Sardellen und Tomaten 102
Russischer Rote-Beete-Topf mit Joghurt 103
Schellfisch in Tomatensauce 88
Schollenröllchen auf Kohlrabijulienne 130
Seezungenfilets, gedämpfte, auf Spargel 110
Spaghetti mit Meeresfrüchten 82
Spaghetti mit Zucchini und Tomaten 106
Spanischer Fischtopf 123
Süß-saures Schweinefilet 94
Thailändische Hühnersuppe mit Glasnudeln 107
Thunfisch-Steaks mit geschmorten Äpfeln 122
Tortellini mit Tomaten-Basilikum-Sauce 120
Vollkornliwanzen mit Topfen und Heidelbeeren 126
Vollkornpizza mit Thunfisch, Zwiebeln und Kapern 81
Zwetschgenauflauf 127

Abendessen

Äpfel mit Haselnuß-Baiser 166
Auberginenpfanne mit Knoblauch 168
Austernpilze, gebraten mit Tomaten-vinaigrette 138
Bohnensuppe, scharfe mit Zucchini 165
Broccolicremesuppe 153
Brunnenkresse mit Kohlrabi-Apfel-rohkost 138
Champignongratin mit Schinken 176
Chicorée, gedünstet, mit Ei und Kerbel 135
Chinesische Gemüsesuppe mit Huhn 175
Chinesischer Gemüsereis 140
Eier auf chinesische Art 175
Eier, pochiert, in Kräutersauce 161
Erbsensuppe mit Minze 143
Forellenmousse mit Lollo Rosso 173
Französische Gemüsepüreesuppe 163
Frühlings-Gemüsesuppe 158
Geflügelsalat 152
Griechischer Hirtensalat 142
Grünkernbratlinge 133
Hähnchenbrust mit Gemüse in Pergamentpapier 174
Hähnchenpaprikasch 177
Hühnerleber, gebratene mit Tomaten 171
Hühnersuppe mit Zuckerschoten und Fenchel 167
Kartoffeln, gebackene mit Pilzragout 169
Kartoffel-Porree-Suppe 164
Kartoffelsuppe mit Krabben 154
Kohlrabisuppe mit Bratspätzle 135
Kräuterquark-Terrine mit Pellkartoffeln 156
Linsencremesuppe 149
Mangoldstiel-Gratin mit grüner Sauce 164
Matjes-Tatar auf Apfelscheiben 141
Möhrenbratlinge 171
Möhrensuppe mit Joghurt 162
Mozzarella, mariniert, auf Radicchio 136
Mozzarella-Tomaten-Toast 143
Omelett Stefanie 176
Paprika-Pizza 157
Pellkartoffeln, gefüllt und gratiniert 147
Pilzcrêpes mit Kräutern 140
Pizza mit Krabben 162
Quark-Gratin mit Kiwis 159
Reissuppe mit Gemüsestreifen und Pilzen 138
Salat von Zuckerschoten mit Kirsch-tomaten 132
Scampi in Petersilien-Knoblauch-Butter 177
Spinatgratin mit Möhren 160
Staudensellerie mit Mozzarella 154
Tomaten, mit Schafskäse gefüllt 150
Tomatensuppe mit Fleischklößchen 145
Tortilla mit Frühlingsgemüse 144
Vollkorncrêpes mit Beerenragout 172
Vollkornnudeln mit Wildkräutern 146
Wirsing mit Sesam und Sojasprossen 170
Zitrus-Salat mit Oliventoast 137
Zucchini mit Hühner-Krabben-Füllung 173
Zucchini mit Tomatenfüllung 166
Zucchini-Püfferchen 169

Bildnachweis

A 63 Schilling und Schmitz Titelbild o.Mitte, 33, 36(2), 37, 38(2), 39, 40, 41(2), 60/61, 68/69(2), 70, 71(2), 72/73, 74/75, 75u., 76, 77, 78, 79(2), 188 Mitte
Benser 18/19
Blume 43
Bokelberg 66/67
Brauner 31, 54, 58, 65u., 80, 97, 100/101, 104, 114, 120, 121, 129o., 136/137, 153, 161, 165u., 166, 168/169, 170, 173, 179
Damm 26
Digul 11
Eising 53, 84, 89, 109, 110/111, 152, 155, 158/159
Feuz Titelbild re.u., 50, 64, 86/87, 93o., 98/99, 102/103, 127u., 137u., 140, 143, 149, 160, 164/165, 167, 176/177
Goldmann 51u., 59, 63u., 81, 82/83, 85, 88, 92/93, 94/95, 96, 106/107, 112/113, 115, 117, 118, 119, 122/123, 124, 128/129, 130, 131, 132, 133, 135, 141, 146/147, 148, 150/151, 154, 171, 174/175
Habel 32re., 47
Hackenberg 14
Harder Titelbild re.o. und 34/35
Herbalife 7, 24, 25, 32li., 180
Hurlebaus 17
Kerth 105, 108, 125, 142, 144/145
Koch 28
Madison Titelbild li.o.
Manheim 45
Meier 48/49
Norman 12
Pudenz 90/91, 91u., 116, 126/127, 134, 139, 156/157, 162/163, 172
Reinhard 182/183
Schnell 52o.
Schinharl Titelbild l.u. und 57, 61u.
Selma 13
Spitta 65o.
Teubner 8/9, 20, 22, 51o., 52u., 55, 56, 63o.
Teubner/ Mosny 184(3), 185(3), 186(3), 187(3), 188o. und u., 188(3)
Voigt 42
Welsh 62